津沽中医珍籍

第三辑

总顾问 张伯礼 张大宁

总主编 王栩冬 赵 强 郭利平

天津出版传媒集团

天津科学技术出版社

《津沽中医珍籍》系列丛书编委会

总 顾 问　张伯礼　张大宁
总 主 审　高文柱　于春泉
顾　　 问　吴仕骥　郭洪耀　郭洪图
总 主 编　王栩冬　赵　强　郭利平
副总主编　王　舒　张　磊　张勉之　刘　毅
　　　　　安世华　田　露　潘　东　陈景林
编　　 委（按姓氏笔画排序）
　　　　　马国海　王　蕾　王慧生　王耀光
　　　　　刘　晶　宋光明　张西波　张志国
　　　　　张朝晖　吴胜广　郝　征
秘　　 书　何　璇　张丽红　李珊珊　张润琛

第三辑　编委名单

主　　编　刘　毅　郭　义

副 主 编　袁志毅　李雪梅　安治印　高常柏
　　　　　　赵　晰

编　　委（按姓氏笔画排序）
　　　　　　马　菲　尹　奇　王冠然　王钰涵
　　　　　　刘　欢　刘远航　苗耀东　赵春杰
　　　　　　徐宇虹　郭永祥

《津沽中医珍籍》系列丛书序文

数百年的津沽大地，源远流长的中华文化在此汇聚，近一两百年来，华洋杂处，中西融汇，又成为中西汇通的发祥地。两种文化不断碰撞，不断积淀，形成了兼收并蓄的津沽文化。津沽中医文化亦然，历代南北医家云集于此，他们既勤求古训，博采众方，衷中参西，仁心济世，又著书立说，传承医粹，不仅成就了众多蜚声杏林的名医大家，也刊行了各类学科纷呈的医籍名著。

由于年代久远，大多津沽名医之医籍名著，或仅存其名，或残破不全，或鲜见于世。如何将散落的津沽中医文化碎片进行较为系统的收集与整理，是时代的需要，是事业的需要，也是我市中医文化保存和发展的需要。

习近平总书记在2020年6月2日主持召开的专家学者座谈会上指出："要加强古典医籍精华的梳理和挖掘。"作为当代中医工作者责无旁贷！我们要义不容辞地做好津沽中医文化"抢救性"工作，努力挖掘、梳理、传承其精华，戮力守正、创新、发展其国粹，使天津这座历史名城的文化遗产发扬光大。

由天津市中医药研究院、天津中医药大学等单位，收集了津沽自金代末年至民国时期的40余种医籍残本、珍本等，进行了整理、校正、点评，并出版《津沽中医珍籍》系列丛书。文化是一个民族的灵魂，一个民族，如果没有自己的文化，这个民族永远不会强大。

出版这套《津沽中医珍籍》，就是落实习总书记"保护好城市历史文化遗产"重要指示的一个举措。中医文献的价值非常重大，虽然文献年代久远，但历久弥新，学术长青。文献中的精华，不仅有传承，还能从中寻找到解决临床问题的思路和方法，其独特的理论方法和原创的思维模式，也为解决当前医学难题开拓新的路径，丰富当代医药领域研究内容。

现在，中医药文献的人才已经出现了断层，如何抢救、挖掘、整理津沽散落的中医药古医籍文献，也是当务之急。欣慰的是，本市有一批热衷于此的中医医史文献人才，如有老一辈专家高文柱、吴仕骥、郭洪耀等，他们富有学术责任感，学识渊博，经验成熟，有能力指导做好这件事。同时也在这个过程中带出一支青年医史文献研究队伍，在实践中培养，在实践中成长。所以，我们必须抓住这个有利时机，高质量地完成这套丛书，不给事业留遗憾，不给时代留遗憾。

这套丛书具有一定的历史文献价值和临床实用价值，希望能为天津中医药事业乃至全国中医药事业，传承创新发展作出应有的贡献！

中国工程院院士　国医大师
中国中医科学院　名誉院长　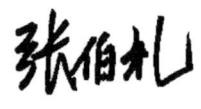
天津中医药大学　名誉校长
2024 年初冬于天津静海团泊湖畔

前 言

古往今来，医之大家灿若繁星，传世医籍浩如烟海，而今"要加强古典医籍精华的梳理和挖掘"，已是时代之需。

天津，自古因河而生，因河而盛，古时名为直沽，自明朝初年设为卫戍之地"天津卫"之后，也称"津沽"；因其位于渤海之滨，地处九河下梢，以独特的开放性地缘优势，使津沽文化具有鲜明的地域性、包容性和开放性。此品性，也沁润着不断传承与发展的津沽中医。

数百年来，中医在津沽大地生生不息，云集了大江南北的名家翘楚，吸纳了古今中西的医学精华。医家不仅仁心济世，技艺纷呈，而且著书立说，百家争鸣，逐渐形成了独具特色的"津沽医派""汇通学派"等彪炳于世。

津沽医家之医籍，上迄金元，下至民国，约有二百多种刊行，并流传于世。它见证了津沽中医的传承与发展脉络，记录了历代医家的学术思想和临床经验，传承了本地人民的养生与保健方法；它堪称是一座城市的历史文化遗产。然而，由于年代久远、天灾兵祸等因素，有些医籍，或鲜见于世，或仅存其名不知所处，或残缺不全而成残卷。

由于各种原因，以往全国各地尚未有全面地、系统性地挖掘和整理地方性中医古籍，本市亦然。

如何挖掘地方性中医古籍，我国医史文献一代宗师郭霭春教授在"地方志与医学文献整理"文中指出："至于民间医生所著医书大部分被遗漏了，不能不说这是作为医部专题书目的一大缺陷。地方志中有关医家书目，无论已经刊行，或家藏稿本，均加以著录。其书目之多，门类之全，都是以往书目所未见的。把这些书目分类甄录、汇集成编，不仅能显示出我国民间医学文献的光辉成就，补充以往书目的不足，而且有利于因地求书、因书知学"。

天津市中医药研究院，联合天津中医药大学郭霭春医史文献研究所等单位，组织全市有关专家，根据《中医古籍联合目录》《中国分省医籍考》等书籍的相关记载，并查阅地方志，确定收集与整理书目；收集范围主要是民国之前，由津门医家编著刊行或未刊行的；收集书籍主要源自国内中医药大学图书馆、省市图书馆等，甚至民间家藏；收集原书，或影印本，或抄本；整理人员本着固守底本原文，兼顾方便阅读，按照《中医古籍整理规范》要求进行整理，并完成文字由繁易简，版面竖排转横，且参照其他版本进行对校或他校。

本系列丛书涵盖了中医内科、外科、妇科、儿科、针灸、伤寒、疫病、养生、验方、中药、医话等类，共40多部书籍。其中《补注瘟疫论》《痧症传信方》《说疫》等书中对中医药防治瘟疫、鼠疫、霍乱、痢疾、天花等烈性传染病均有论述，能反映出天津地区自明代至民国时期防治疫病的整体水平，具有历史意义和现实意义。

《窦太师外科全书》《外科医镜》等书籍为自宋末元初至民国时期天津地区外科著作，书中对中医疮疡内外治疗诸法均有论述，对中医外科辨证论治的论述极为精当，详述中医外科器械，为中医外科著作中所不多见，反映出天津地区的外科发展史，具有极高的学术价值、文献价值和历史价值，也是本市中医疮疡学科在全国处于领先水平的根基；窦默所著《针经指南》，为中医学史上公认的具有极高价值的经典著作，与《针灸甲乙经》《针灸大成》齐名，其版本是目前保存最为完整的。

《医方丛话》《验方汇集》《三指捷编》《注礼堂医学举要》《经验良方》等书对中医内、外、妇、儿、眼各科皆有精当论述，并涉及养生和饮食，及畜病经验方等，尤其是《中西医话》《养生医药浅说》《国医正言》等，以中医为主，兼附西医之融合，可见天津地区当时中西医并用之端倪，其中西汇通之理念，至今历久弥新。

民国二十三年出版的《中华新药物学大辞典》，共收药品1500余种，以显微镜检查其内部构造，并分析其主要成分，测算其用量，试验其功效等，在我国率先开创了采用现代方法研究传统中药之先河。

为了便于了解津沽医家及其医籍的概况，在篇首对著书医家和专著内容进行了简介，在篇尾对其学术思想进行了注疏；同时，为了便于进一步研究该书籍，提供了藏书的主要线索。其用心之处，不可多见，如有失体，还望海涵。由于版式变更造成的文字变化，均已更正，底本中的异体字、俗写字、错别字均已修正，故均不出注。其中，生涩难懂之字词，生僻难见之术语，因现在查阅，随手可得，均不出注，还请包容。

张伯礼院士自2022年9月至今，多次对整理的书稿进行审阅，并从专业的角度进行指导，说"这对本市乃至全国中医是件好事，出版丛书，意义更大"，并作序以资勉励。

张大宁国医大师欣然写跋，认为此举"有助于深化中医学与地方传统文化交融互进，有助于推动本市中医药文化的创新性发展和创造性转化"。

高文柱研究员建议对津沽中医古籍无论刊行与否，有就皆收，它能更好地厘清津沽中医发生、传承、发展的脉络。

同时，此书还受益于医史文献专家的具体指教，受到了各级领导的高度重视与鼎力支持，得到了天津市中医药研究院，天津中医药大学暨第一、第二附属医院，南开区、北辰区、蓟州区、武清区、宁河区等医疗机构的专家参与，在此俯首致谢！

本系列丛书拟出版 20 余辑，以 5 辑为单元陆续整理与出版。因此，此次收集和整理是本市有史以来体量最大的中医文献整理工作的开始，更是一项极其重要的城市文化遗产保护工程。我们也期待古医籍藏家，共同参与挖掘与整理津沽中医珍籍之善事，不断地修补它的缺失。

由于编者水平有限，粗疏与错误之处在所难免，恳请同道，不吝斧正！

编者

2024 年 11 月

目 录

《验方汇集》………………………………………… 1
《验方汇集》简介……………………………………… 4
《验方汇集》注疏……………………………………… 411
《验方汇集》藏书线索………………………………… 421

驗方彙集

光緒十年九月鐫

验方汇集

清·戴绪安 撰

王耀光 安世华 何永生 审校

简 介

《验方汇集》为戴绪安撰。戴氏，名绪安，字筱轩，清末名医，生卒年月不详。祖籍安徽合肥。光绪间来津，服役于天津濒海小站兵营之华洋医馆。戴氏自幼习医，凡《素》《灵》经典及历代医家著作罔不研求，并注重收集整理临症验方，医术精湛，疗疾救人，为世所重。其主要著作有《验方汇集》《注礼堂医学举要》等。

《验方汇集》共八卷。卷一至卷四为内科验方，卷五为妇科验方，卷六为眼科验方，卷七为儿科验方，卷八为外科验方。《中医文献辞典》：此书"述古尽出心裁，列方概经手试"，可资临证选方参考。

本次点校整理以清光绪十年甲申（1884）天津文利堂刻本为底本，并以《医宗金鉴》等书进行他校。

《验方汇集》目录

孙序……………………………………………15
王序……………………………………………16
自序……………………………………………18
周序……………………………………………20
卷一……………………………………………21
  卒中暴厥………………………………21
  伤暑……………………………………27
  伤温……………………………………28
  伤饮食…………………………………28
  虚劳门…………………………………32
  传尸劳…………………………………37
  疟………………………………………39
  气………………………………………41
  郁………………………………………43
  痞………………………………………45
  水肿……………………………………48
  水气求脉法……………………………48
  水气脉并药……………………………49

胀满…………………………………………………53

卷二

积聚…………………………………………………57

痰饮…………………………………………………59

咳嗽…………………………………………………62

呕吐膈气……………………………………………65

反胃…………………………………………………67

霍乱…………………………………………………68

关格…………………………………………………70

呃逆…………………………………………………71

噫……………………………………………………71

诸逆冲上……………………………………………71

诸见血症……………………………………………72

溲血…………………………………………………78

下血…………………………………………………80

蓄血…………………………………………………82

心痛、胃脘痛………………………………………82

腹痛…………………………………………………84

胁痛…………………………………………………84

腰痛…………………………………………………85

臂痛…………………………………………………88

痹……………………………………………………88

行痹…………………………………………………89

痛痹…………………………………………………91

痿……………………………………………………92

脚气·· 94

卷三 ·· 98
  疠风·· 98
  鹤膝风··· 102
  痉··· 103
  瘈疭拘挛·· 104
  眩晕··· 106
  狂··· 108
  痫··· 108
  谵妄··· 110
  惊··· 111
  悸··· 113
  健忘··· 114
  自汗··· 115
  不能食·· 115
  喑··· 116
  消瘅··· 117
  黄疸··· 121
  泄泻··· 122
  痢··· 124
  大小便不通····································· 129
  大便不通·· 129
  小便不通·· 131

卷四 ··· 134
  淋··· 134

小便数	137
小便失禁	139
遗精	141
赤白浊	144
疝	148
脱肛	152
痔	154
耳聋	155
鼻	157
齿	160
耳	161
舌	162
咽喉	162
皮肤	164
髭发	164
腋气	165
蛊	166
虫	168
咽喉	168
药方	171
针法	177
走马牙疳	178
药方	179
舌疳	179
杂治方	180

卷五 …………………………………………………… 182
　　论室女经闭成损 …………………………………… 182
　　论月经不调 ………………………………………… 183
　　论暴崩下血 ………………………………………… 188
　　论带下 ……………………………………………… 193
　　虚劳门 ……………………………………………… 200
　　积聚症瘕门 ………………………………………… 207
　　证治诸方 …………………………………………… 209
　　求子门 ……………………………………………… 215
　　症治诸方 …………………………………………… 217
　　乳肿门 ……………………………………………… 220
　　治方 ………………………………………………… 221
　　前阴诸疾 …………………………………………… 222
　　症治诸方 …………………………………………… 223
　　胎前门 ……………………………………………… 225
　　论胎动不安 ………………………………………… 228
　　论胎漏 ……………………………………………… 229
　　论半产 ……………………………………………… 230
　　论子痫 ……………………………………………… 232
　　论临产将护法有四 ………………………………… 237
　　论产后发热 ………………………………………… 245
　　论产后身痛 ………………………………………… 247
　　论产后腰痛 ………………………………………… 248
　　论恶露不绝 ………………………………………… 248
　　论产后心腹诸痛 …………………………………… 249

论褥劳	250
论喘促	251
论产后乳疾	252
论乳痈乳岩乳卸	252

卷六 255

六脉论	255
八要论	255
眼科择要	263
虫星满目症	266
神水将枯症	267
瞳神返背症	268
眼科针灸要穴图像	276
验言汇集眼科附方	290

卷七 314

胎病论陈飞霞辑	314
胎毒	314
胎寒	315
胎热	315
胎搐	315
胎黄	316
胎肥	316
胎怯	316
盘肠气	317
脐突	317
不乳	317

指迷七气汤	318
助胃膏	318
痉	322
痉附方	322
暑症	325
痢疾	326
咳嗽	327
丹毒	329
痢疾证治	334
小儿吃生米茶叶	341
小儿两肿硬	341
脐风	341
脐突	342
脐湿不干	342
治小儿各症	342
小儿变蒸	342
小儿胎毒	342
小儿疮毒	343
小儿初生落地不啼	343
小儿脐风等症	343
小儿初生三急病	343
脐风	343
口噤撮口擦药	345
小儿病后不言	345
初生无皮	346

小儿虾蟆瘟 346
小儿夜啼症 346
小儿猝惊啼哭 347
小儿吐乳 347
小儿吃泥吃炭 347
初生小儿噘口脐风 348
赤游风 348
初生小儿口泡 348
小儿马牙 349
小儿重舌木舌 349
小儿牙疳 349
走马牙疳 349
小儿口疳 350
小儿疳症仙方 350
疳积生虫 351
疳积坏目 351
小儿腹内虫疼 351
小儿火丹 351
走马牙疳生肌 351
鹅口白疮 352
初生肛门封闭 352
小儿囊肿 352
三岁不能行走 352
小儿呕吐泄泻 353
小儿麦米食积 353

太和丸	353
囟门肿	354
小儿中恶	354
小儿肝脏受疳	354
小儿肾脏受疳	354
小儿痞块	355
小儿疟疾	355
小儿虫疾	355
小儿痘入眼	355
小儿防痘入眼	356
急惊痰迷	356
慢惊	356
急惊神方	356
小儿痰热方	357
小儿疳痢垂死	357
小儿冷疳	357
小儿脐肿	357
儿中蛊毒	357
小儿火毒	358
小儿秃疮	358
小儿肥疮	358
小儿痄腮	358
小儿耳烂	358
小儿重舌	359
小儿锁喉	359

急慢惊风…………………………………………………………………… 359

初生开乳药方………………………………………………………………… 359

月内胎惊……………………………………………………………………… 360

小儿迟语……………………………………………………………………… 360

小儿夜哭……………………………………………………………………… 360

小儿阳物受蚯蚓毒方………………………………………………………… 360

洗儿方法……………………………………………………………………… 360

卷八 ………………………………………………………………………… 362

肿疡门………………………………………………………………………… 362

溃疡门………………………………………………………………………… 370

孙 序

盖闻回春有术，草木效灵，寿世多方，苍生被福，甚矣，医之为益大矣哉。伊古以来，扁卢和缓，代不乏人，至我朝而医学尤盛，究之神圣工巧，各判其程，而通变化裁，贵妙其用，古人著书立方，流传奕祀，非不斟酌尽善，然时分今昔，人判弱强，往往泥古方以治今人，辄多不效者，非未神明于其道欤。

故夫读书宜富，临证尤宜多，汤剂征诸实功，补泻非同虚论，务使一方一药无不从经验中得之。时谓得医之意，察脉之真者，乃可以备良医焉，倘研磨未至，阅历未深，举不容出而问世，况欲以著作名家乎？同邑戴君筱轩，粹掌青囊，研心丹灶，举凡内外妇幼诸科，无不各精其诣，济人数十年，立方千万计，其中或因乎前人，或出于一己，要皆得心应手，实见功效者，择其优而录存之，积年遂盈篇帙，额之曰《验方类辑》，同人见之无不啧啧称道，促其寿诸梨枣，以济苍黎，而筱轩让未遑也。于辛巳夏月，偶游京都，留寓敝宅，筱轩出其书以相视，喜其抉择精详，斟调妥善，且又实见诸明效大验，非若世之瞽谈臆说，虚悬而无薄者，因极力怂恿以付剞劂，幸蒙其见纳焉，行见纸贵洛阳，先睹为快，书载岐伯，不胫而行，桐尺录耶，炎帝经耶，当与之共传不朽云。

光绪七年岁在丁巳五月中浣愚弟孙家鼐拜撰

王 序

医于事为仁术，习其业者，必先具有仁心，古名医殚格物致知之功，深有窥于穷理尽性之奥，如仓公、扁鹊之伦，举世未易多觏。若夫博考群书，备观成法，不师心信自用，毋执一以致偏，成功有所不居，而计过可以无憾，二者术之高下不必同，苟其心绝无网利徼名之见存，趋于仁者未尝异是。故由前之言，是庄子所谓技进乎道，神而明之，达天之智也，吾不得而见矣；由后之言，是韩子所谓业精于勤，思而得之，抑救时之良也，得见其人斯可矣，然而岂易觏哉。光绪壬午首夏，来舞畿辅，因缘旧谊，依同乡周薪如统帅军门，小住新农防次，偶于中帐接坐，晤寿春医士戴筱轩先生，觇其容温然以和，敛其言坦然以直，意其人庶几有道君子也，顷谭既洽，乃蒙出其手辑《验方汇编》见示，且索弁言，副克喤引，其书门分类聚，纲举目张，述古具出心裁，列方概经手试，盖积数十年之心力，先后采获而成者。

余于斯道素愧面墙，观是书而先生之勤信有征矣，业之精容待叩乎？且家表弟孙君爕臣既详叙于前，先生复自叙于后，余又奚以赘为。惟是天津濒海之区，历年民稀土旷，自军门随爵相驻防于此，联营开屯，凿河引洳，变斥卤为腴壤，度要害重建新城，兴学劝农，讴歌载路。间值时行疫疠，恻然轸念痌瘝，爰筹设药局，广招中外名医，分科授饩，凡军民之有恙者，概予施治。先生应聘来营，所治多随手效，军门敬礼有加焉，既而燮臣延请入都，见其书幅，以速付手民，乃叹斯编之显晦有时，曩蒙识于诸老而卒不免为含章之贞者，盖有待也。余老矣，抑何幸以衰病余生获于军门，亲睹仁人之功，益喜遇先生助以仁人之术，想燮臣亟欲观成，实亦动于仁心，而有不容已者，匪仅为先生争一家著述之名也，行见刊布流传，赞圣化咸跻仁寿，讵止穷乡僻壤偏霑响湿之润而已耶。遂不辞固陋，为这序云。

岁在光绪壬午夏月乡愚弟王南金拜手撰

自 序

韩子云：辞必己出。又曰：惟陈言之务去。著书立说家不能独标新义，但以钞录纂述为事，则其书不足重。独医学一道，则有不尽然者，自汉仲景创立诸方，后代名医率皆递相演述，而方书之传日增日伙，初不以陈因为病，此医家之书所以与他著作异也。予自弱冠后，即涉猎此道，凡《素问》《灵枢》及历代医家之集，罔勿研求，既而出以应世，临症之余，其古方之有效及增减古方之不谬者，恐其遗失，辄随登记，历年既久，渐成卷帙，初亦只欲备临时翻撷，固未暇分类编纂，为异日开雕计也。

同治壬申，合肥周军门总统防军于畿疆，即津郡之东鄙，大兴屯田之政，屯所濒海，堨水土舃卤。每春夏之交，军士多苦疾疫，总帅为置华洋医馆，捐资备医药以济军众，予以谫陋，得承乏其间，闲暇无事，辄检箧中旧稿删定之，因采取前人之论，足以阐发医理，开悟后人者，间亦参以鄙见，州分部居，析为卷数，而近年以来新得之方，亦以类附焉。今年春，因事至都中，同邑孙燮臣先生见而题之曰：子有此书而不公于世，毋乃近于固乎，为制序以遗之，从臾锓诸版。念往者咸丰丙辰，予随福大中丞于庐郡行营，彼时此书粗有头绪，中丞欲为付梓未果。后辛酉岁又随翁大中丞于寿春营中知交，此书呈于中丞，中丞亟命缮写付梓，旋以苗练之变，又未果。

城破后予往依袁钦帅于临淮，袁公素知予有此编，为捐金劝予刊之，时以稿底半存于家，道路梗阻，无由取致而止。今者覆瓿之编初就，而追忆三公知己之恩，不获呈而就正矣，既感孙公见待之厚，又不忍区区三十年之苦心终归沉没，乃复重加排纂，都为若干卷，题曰《验方汇辑》，强颜付诸手民。然是编也，聊备穷乡僻壤延医不便者翻阅取用可耳，若谓著书自见，欲妄列于医家之林，则吾岂敢，是为序。

时光绪七年，岁在辛巳秋下浣，寿春戴绪安书于渤海军次。

周 序

寿阳戴氏，多以文章博仕宦通名誉者，惟余戚小轩，甫童稚时，慨然以济世为心，不屑于章句，以医可活人，遂研《灵》《素》，旁及于三世四家之书，如是者有年，嗣又橐笔四方，藉谘有道。凡海内高人畸士怀异方者，咸折节而辱教焉，总其廿载，辛勤倒屣负笈，得方几以万计，择其尤神奇切用者，制以疗人，辄施辄效，于是汇编成集，欲问诸世也久矣。会吾父督军海上，余以省亲北来，小轩适出此集，吾父喜其能济世也，助资嘱梓，俾广流传，并命余为序，弁诸简首，余亦喜其集中方剂，大都祖述《内经》，羽翼《本草》，足补针石桥，引案杭毒熨之所不及，倘异日是集广行，凡山林川泽，索良医而不得者，按集而斟酌自药焉，则亦活人之一助也。是为序。

光绪甲申秋，合肥周家驹拜撰

卷 一

寿春戴绪安筱轩选注　平阿宋之炎灼午会参

卒中暴厥

苏合香丸

疗传尸，骨蒸，殗殜，肺痿，疰忤鬼气，卒心痛，霍乱吐利，时气，鬼魅瘴疟，赤白暴痢，瘀血月闭，痃癖，疔肿，惊痫，鬼忤中人，小儿吐乳，大人狐狸等病。

白术　青木香　乌犀角　香附子去毛　朱砂水飞五钱　诃梨勒煨去皮　白檀香　安息香酒煮膏　南沉香　丁香　川荜茇各二两　龙脑香　熏陆香另研一两　苏合油入安息膏各一两

上为细末，用安息香膏并炼白蜜为丸，如梧桐子大，每早取井华水，化服四丸，老人小儿化服一丸，温酒化服亦可。

易简三生饮

治卒中昏迷，不知人事，口眼㖞斜，半身不遂，咽喉作声，痰气上壅，无问外感风寒，内伤喜怒，或六脉沉浮，或指下浮盛，并宜服之。

南星三钱　川乌头去皮　生附子各一钱半　广木香七分

上药加生姜十片，煎六分去渣温服。或口噤不省人事者，用细辛、皂角末少许，以芦管吹鼻中，得嚏少省，然后进药。痰涎壅盛者，每服加全蝎四枚，仍用养正丹镇坠之。

一方，气盛者，止用南星五钱 木香一钱，加生姜七片，名曰星香散。

一方，气虚人，用生附子并木香如前，数煎服，名曰附香饮。亦有天雄代附子者，并治卒中始作，无不立效。

小续命汤

通治八风、五痹、痿厥等疾。以一岁为总，六经为别，春夏加石膏、知母、黄芩，秋冬加官桂、附子、白芍。又于六经别药内，随症细分加减。

麻黄去节一钱 党参 黄芩 白芍 甘草炙 川芎 杏仁 防风 官桂各二钱 防己钱半 附子五分 姜五片为引

上除附子、杏仁外为粗末，后入二味和匀。每服五钱，水一盏半、生姜五片、煎至一盏、去滓、稍热服食前。

附云岐子加减法：如精神恍惚加茯苓、远志，心烦多惊加犀角，骨节烦痛有热，去附子倍白芍，骨节冷痛倍用桂附，烦闷大便涩者去附倍白芍加竹沥一合，脏寒下痢去己芩倍芍加白术，脚弱加牛膝、石斛，周身疼痛加秦艽一钱，腰痛加桃仁、杜仲，失音加杏仁一钱，歌笑谵语倍麻黄、参、桂、白芍，去附子、防风、生姜，加当归，自汗者去麻黄、杏仁，加白术，春倍麻黄，夏倍黄芩，秋加当归，冬倍附子。

大秦艽汤

治同前。

秦艽 石膏各三钱 甘草炙 川芎各一钱半 当归 白芍 羌活 独活 防

风 黄芩 白术 白芷 茯苓 生地 熟地各二钱 细辛三分

如天阴加生姜七片，心下痞加枳实，此秋冬药，春夏加知母。

天麻丸

风能动而多变，故热胜则动。宜以静胜躁，是养血也。宜和，是行荣卫，壮筋骨也，非大药不治。

附子一两 天麻酒浸三宿 牛膝酒浸一宿 草薢另研 玄参各六两 杜仲七两 当归十两 羌活八两 独活五两 生地一斤

上为末，炼蜜丸，桐子大，每服五七十丸，空心食前温酒或白汤下。

至宝丹

治卒中不语，中恶气绝，中诸物毒，中风中热，疫毒阴阳二毒，山岚瘴毒，蛊毒，水毒，产后血晕，口鼻出血，恶血攻心，烦燥气喘，吐逆，难产闷乱，死胎不下。以上诸症并用童便一合，姜汁少许，入便内温化，下三五丸神效。又疗心肺积热，伏暑呕吐，邪气攻心，大肠风秘，神魂恍惚，头目昏眩，眠睡不安，唇口干燥，伤寒狂语。

人参 犀角屑 朱砂各三钱 明雄 玳瑁屑 琥珀末 元寸各五分 泥片三分 西牛黄 胆南星各五分 金箔 银箔各十五片 安息香二钱五分

为末，以无灰酒搅澄，滤去沙土熬成膏。

上将犀、玳为细末，余药研匀，将安息膏重汤煮，烊入诸药，和丸如桐子大，参汤化下三丸，又疗小儿诸痫症，急惊心热，卒中客忤，不得卧，烦燥风涎搐搦，小儿服二丸。

活命金丹

治中风不语，半身不遂，肢节顽麻，及一切酒药毒。发热腹胀，大小便不利，胸膈痞满，上实下虚，汗后余热不退，劳病诸药不治，男女皆可服。

贯众 甘草 板蓝根 干姜 甜硝各一两 川军一两五钱 珍珠粉 生犀角 薄荷各五钱 桂心 青黛各三钱 泥片五分 元寸五分 辰砂四钱为末

上为末，蜜水浸蒸，每两作十丸。朱砂为衣，就湿再用，真金箔为衣，腊月修合瓷器收贮。如风毒茶清化下，药毒新汲水下，余用薄荷汤下，量大小加减。

牛黄散

治心脏中风。恍惚恐惧，闷乱不得安卧，语言错杂。

牛黄一钱另研 麝香一钱另研 真犀角 龙齿另研 防风 羚羊角 明天麻 升麻 独活 台党参 粉甘草炙 沙参 茯神 白鲜皮 远志肉 竺黄各二钱半 朱砂水飞 铁华粉另研 麦门冬去心各五钱 龙脑一钱

上为细末，每服二钱，麦冬汤调下。

犀角丸

治同上。

犀角 羚羊角 明天麻 防风 远志肉 升麻 川羌活 茯神 葳蕤 北沙参 玄参 天门冬各七钱五分 牛黄二钱五分 当门子二分五厘 铁华粉 龙齿 朱砂一两水飞 金箔 银箔各十五片

上为细末，炼蜜丸，捣千余下，丸如桐子大。每服五十丸，薄荷汤下。

萆薢散

治肾经受病，则多汗恶风面庞浮肿，脊骨痛不能行立，肌肤变色，但坐而腰痛，此风中肾经也。视胁下左右有赤黄色如饼者可治，急灸肾腧穴百余壮，齿黄面如土色者不治。

萆薢酒浸 狗脊 杜仲去皮 白茯苓各一两 天雄泡去皮脐 泽泻 首乌各五钱

上为细末，米饮汤下二钱，不拘时服。

藿香正气散

治伤寒头疼，憎寒壮热，或感湿气，霍乱吐泻，常服除山岚瘴气，伏暑转筋。

大腹皮　白芷　白茯苓　紫苏叶　藿香各三钱　陈皮　川厚朴　甜桔梗　法半夏　白术各二两　炙甘草一两

生姜三片、红枣三枚为引，分两随症下。

本方加香薷、扁豆、黄连，名薷藿汤。

虎胫骨酒

治中风偏枯不随，一切风症挛拳。

钗石斛去根　石楠叶　防风　虎胫骨　全当归　茵芋叶　杜仲　川牛膝　抚川芎　金毛狗脊去毛　巴戟　川续断各一两

上碾碎，装绢袋内，以酒一斗浸十日，每服一盅。

治半身不遂无上妙方

白术　川芎各一钱五分　南星　半夏　白芍　茯苓　天麻各一钱　牛膝　生地　熟地　枣仁　黄芩　橘红各八分　羌活　防风　桂心各六分　红花　炙草各四分　黄柏三分

竹沥、姜汁各一匙为引，水煎晨服。

铁弹丸

治卒暴中风，神志昏愦，牙关紧闭，目睛直视，瘛疭拘挛，瘫痪，麻木偏枯及打扑损伤。

乳香　没药各一两　川乌一两五钱　灵脂四两酒浸　元寸三分

上将乳没二味研细末，次入元寸，次入药末，再研匀，滴水和丸弹子大，每服一丸，薄荷汤下。

排风汤

治男妇风虚冷湿，邪气入脏，狂言妄语，精神错乱。肝风发则面青，心闷呕，吐涎沫，偏枯曲拳。心风发则面赤，悲怒目张，呼唤。脾风发则面黄，身体不仁，梦寐与亡人相随。肺风发则面白，咳逆咳唾脓血。肾风发则面黑，手足痛楚，腰膝不能俯仰，若有此症，令人心惊多忘恍惚，服之除五脏风疾。

白鲜皮　当归酒浸　肉桂　白芍　杏仁　甘草　防风　川芎　白术　独活　麻黄去根节　茯苓

生姜三片为引。

四生丸

治左瘫右痪，口眼㖞斜，中风涎急，半身不遂，悉疗之。

五灵脂　骨碎补　川乌　当归各等分

上为细末，用无灰酒和丸如桐子大，每服七丸加至十五丸，以温酒下。

伏虎丹

专治左瘫右痪。

干生地　蔓荆子　白僵蚕　灵脂五钱　踯躅花　天南星　白胶香　草乌各一两

上为细末，酒煮半夏末为丸，如龙眼大，每丸分作四服，酒下，日二服。

换腿丸

治肾经虚弱，腰膝为贼风所乘，筋脉挛痛，移步迟缓，脚心隐疼，有妨履地，并治脚气。

薏苡仁　石楠叶　南星　川牛膝酒浸　上肉桂　当归身　天麻　白附子　川羌活　钗石斛　防风　川萆薢　炙黄芪　川续断各一两　槟榔五钱　川

木瓜四两 苍术米泔水浸，三伏时晒，二两五钱

上为细末，面糊为丸，梧子大，每服三十丸至五十丸，空心温酒或木瓜汤下，日三二服。舒筋轻足，永无脚气之患。

追风如圣散

治男妇诸般风证，左瘫右痪，半身不遂，口眼歪斜，腰膝疼痛，手足顽麻，遍身疮癣，上攻头目，痰涎不利，偏正头风及破伤风，角弓反张。诸方莫救，蛇犬咬伤，金刃伤，血出不止，敷之立效。

川乌 草乌 防风 麻黄 荆芥 全蝎 天麻 藁本 细辛 当归 苍术 金钗斛 川芎 白芷 首乌 甘草 党参 两头尖

汤丸散随意服。

豨莶丸

治中风口眼㖞斜，时吐涎沫，语言蹇涩。

豨莶草一味

以五月五日，六月六日采叶，不拘多少，九蒸九晒，每蒸用酒蜜洒之，蒸一饭顷，晒干为末，炼蜜为丸桐子大，每服百丸，空心温酒或米饮任下。

一方用豨莶草一斤，加四物汤药料各五钱，川乌一钱五分，羌活、防风各二钱，丸散同上。

伤　暑

香薷丸

治大人小儿伤暑，伏热燥渴烦闷，头昏目眩，呕哕恶心，口苦舌干，肢体困倦，不思饮食，或霍乱转筋，吐利不止。

香薷去根一两 紫苏 干木瓜 苏藿香 茯神各五钱 檀香 公丁香 炙

甘草各二钱五分

上为细末，炼密和丸如小豆大，每服三丸，温白汤送下。

伤　温

败毒散

治风痰、风温、伤寒、瘟疫。

羌活　独活　前胡　柴胡　川芎　枳壳　茯苓　桔梗　党参各一钱　甘草五分

姜三片为引，如烦热口干加黄芩。

桂枝汤

桂枝　白芍　生姜三钱　甘草二钱　大枣十二枚

水煎温服。

伤饮食

瓜蒂散

治大满大实，上气冲逆，上部有脉，下部无脉，填塞闷乱者用之，如尺寸俱盛者，宜用备急丸。

瓜蒂炒　赤小豆各等分

上药共为细末，每服二钱，温浆水调下，以吐为度，若不至，两尺脉绝者，不宜便吐。此药恐损元气，令人胃气不复，若止胸中密塞，闷乱不通，以物投之，得吐则已。如探不去，方以此剂吐之。

易简红丸子

治大人小儿脾胃之症，极有神效。

莪术　三棱　橘皮　青皮　胡椒　干姜　阿魏胶　红矾

上研细末，滴水为丸秫米大，每服六十丸，姜汤下。但三棱、莪术本能破症消痞，其性猛烈，人不以此为常服之剂。然今所用者，以生产之处隔绝；二药不得其真，乃以红蒲根之类代之，性虽相近，而功力不同。若修合之时，本方去阿魏、红矾，名小橘皮汤。治寻常饮食中脘痞满，服之应手而愈。

一脾寒疟疾，生姜橘皮汤下。

一心腹胀痛，紫苏橘皮汤下。

一酒疸、谷疸，遍身昏黄、大麦汤下。

一两胁牵引乳痛，沉香汤下。

一酒积、食积，面黄腹胀，时或干呕，煨姜汤下。

一产后状如癫疾者，此乃败血上攻心神所致，以热醋汤下，其效尤速。

一妇人脾血作楚及血症气块，经血不调，或月事不来，并用醋汤咽下。

一凡男子妇人疾患癫痫，未必皆由心经蓄热，亦有因胆气不舒，遂致痰饮上迷心窍，故成斯疾。若服凉药过多，则愈见昏乱。当以此药衣以朱砂，用橘叶煎汤送下，名曰镇心丸。

一凡妊妇恶阻，呕吐，全不纳食，百药不治，惟此最妙，乃佐二陈汤服之，众人疑其堕胎，必不信服，易名用之，时有神效，但恐偶尔损动归于药耳。

枳术导滞丸

治伤热食，痞闷兀兀欲吐，烦乱不安。

黄芩_{二两}　川黄连_{一两}　升麻　北柴胡_{各三钱}　枳实_{三钱}　粉甘草_{二钱}

上为末，汤浸蒸饼丸，如梧子大，每服五七十丸，白汤下。

保和丸

治积酒积食。

焦楂肉二两 法半夏 化橘红 麦芽 六神曲 白茯苓各一两 萝卜子 连翘 黄连 黄芩各五钱

上研细末，滴水为丸，加白术二两，名大安丸。

枳术丸

治痞积，消食强胃。

枳实 白术各一两

共为细末，荷叶裹烧饭为丸，桐子大，每服五十丸，煎汤送下。

木香枳术丸

此丸破滞，消食开胃。

木香 枳实各一两 白术二两

丸服同上。

槟榔丸

消宿食，破滞气。

槟榔三钱 木香 党参各五钱 陈皮五钱 甘草一钱

三黄枳术丸

治伤肉食，湿面辛辣厚味之物，填塞闷乱，胸膈不快。

条芩 川黄连 锦大黄 六神曲 白术 广陈皮各一两

上为细末，滴水为丸，绿豆大，每服五十丸，白汤下。

木香干姜枳术丸

破滞气，消寒饮食。

木香三钱 枳实一两 干姜 白术各五钱

上为末，薄荷烧饭为丸，食前五十丸，白汤下。

雄黄圣饼子

治一切酒食所伤，心腹胀满，胃气疼痛诸疾，并五种肿胀。

巴豆一百粒去油膜 明雄黄 细白面十两

上药研细末，同面和匀，用新汲水搅和饼如手大，以水再煮，候浮于汤上，晒干研为细末，水叠为丸，蒲黄为衣，每服二分。

木香槟榔丸

治一切气滞，心腹痞满，胁肋胀闷，大小便涩滞不快利者。

广木香 槟榔 广陈皮 小青皮 广茂 炒枳壳 川黄连各一两 香附米 川大黄 黄柏各三两 黑牵牛四两

上药共研细末，滴水为丸，如豌豆大，每服三五十丸，食后姜汤送下。

备急丸

治心腹百病，卒痛如锥刺，及胀痛下气。

川大黄 干姜 巴豆霜各等分

上药研为细末，入白内杵千百下，丸如小豆大，夜卧温水下一丸，如下气，实者加一丸，卒病不拘时，妇人有胎勿服。

法制槟榔

治酒食过度，胸膈鼓满，口吐清水，一切积聚膨胀

尖槟榔 大砂仁 白蔻仁 丁香 粉甘草各一两 金橘皮 鲜生姜各八两 食盐二两

上药用河水两碗，浸一宿，次日入砂锅内，用文火煮干，焙，研细末，酒下一撮或白汤亦可。

虚劳门

十全大补

治男妇诸虚及五劳、七伤、不进饮食,久病虚损,时发潮热,骨脊拘痛,夜梦遗精,脚膝痿弱,喘嗽中满,五心烦闷,并皆治之。

肉桂 甘草 白芍 黄芪 当归 川芎 党参 白术 茯苓 熟地

上分两随定,以生姜三片,大枣二枚为引。

圣愈汤

治一切失血或血虚,烦渴燥热,睡卧不宁,或疮症脓水出多,烦渴等症。

熟地 生地 当归各一钱 党参 黄芪 川芎各二钱

水煎服。

黑地黄丸

治阳盛阴衰,脾胃不足,房室虚损,形瘦无力,面多青黄,此补气益胃药也。

苍术 熟地各一斤 五味子半斤 干姜春七钱、夏五钱、秋冬一两

上为细末,枣肉和丸,如梧子大,食前米饮或酒下百丸,治血虚久痔甚妙。

还少丹

大补心肾脾胃一切虚损,神耗精衰,腰脚沉重,肢体倦怠,小便浑浊。

怀山药 牛膝 远志肉 山萸肉 五味子 茯苓 巴戟天 肉苁蓉 石菖蒲 楮实 川杜仲 舶茴香各一两 甘枸杞 熟地各二两

上捣罗为末,炼蜜丸如桐子大,每服三十丸,温酒或盐汤下。

只三五服，五日有力，十日精神爽，半月气足，三十日目明，一月夜思饮食。冬月手足常暖，如有热，加山栀，心气不宁加麦门冬，少精神倍五味，阳弱加续断，常服固齿，无瘴疟，妇人服之容颜悦泽，暖子宫，去诸病。

羚羊角散

治肝劳实热，两目赤涩，烦闷热壅。

羚羊角　春柴胡　黄芩　当归身　决明子　川羌活　赤芍　炙甘草各等分

生姜引，水煎服。

远志饮子

治心劳虚寒，梦寐惊悸。

远志　茯神　肉桂　党参　枣仁　黄芪各二钱　当归二钱半　甘草五分炙

生姜五片为引，水煎温服。

酸枣仁汤

治心肾水火不交，精血虚耗，痰饮内蓄，怔忡恍惚，夜卧不安。

枣仁一钱半　远志　黄芪　莲肉　党参　当归　茯苓　茯神各一钱　陈皮　粉草各五分

生姜三片　红枣二枚为引。

黄芩汤

治心劳，实热，口疮烦渴，小便不利。

泽泻　栀仁　黄芩　麦冬去心　木通　生地　黄连　甘草炙　各等分

生姜五片煎服，不拘时刻。

白术散

治脾寒虚劳，呕吐不食，腹痛泄泻，胸满喜噫。

白术　党参　草果仁　川厚朴　陈皮　麦曲　广木香各一钱　粉甘草五分　肉豆蔻面裹，煨熟去

生姜五片、红枣三枚为引。

小甘露饮

治脾劳。实热，身目悉黄，舌干，咽喉肿痛。

黄芩　升麻　茵陈　栀子　桔梗　生地　石斛　甘草炙　各等分

生姜为引，水煎温服。

温肺汤

治肺劳。虚寒心腹冷痛，胸胁逆满，饮食即吐，虚乏不足之症。

党参　钟乳粉　制半夏　上肉桂　干姜　化橘红各一钱　广木香　炙甘草各五分

生姜五片　红枣三枚为引，水煎温服。

地黄汤

治肾劳，实热腹胀，耳聋，常梦大水。

生地　赤茯苓　玄参　石菖蒲　党参　箭黄芪　远志甘草煮炙　炙甘草各等分　生姜五片

水煎服不拘时。

木瓜散

治筋虚极。好悲思，脚手拘挛，伸动缩急，腹内转痛，十指甲痛，数转筋，甚则舌蜷囊缩，唇青面色苍白，不得饮食。

川木瓜　虎胫骨酥炙　五加皮　当归酒浸　桑寄生　酸枣仁　高丽参　黄芪　柏子仁各一两　炙甘草五钱

上咀，每服四钱、水一盏半、姜五片，煎至八分、去滓、温服不拘时候。

五加皮汤

治筋实极。咳则两胁下痛，不可转动，并足心痛不可忍，手足爪甲青黑，四肢筋急。

羌活 羚羊角 赤芍药 防风 五加皮 秦艽 枳实 炙甘草各五钱

上咀，每服四钱、水一盏半、姜五片，煎至八分、去滓、温服不拘时候。

茯神汤

治脉虚极。咳则心痛，喉中介介如梗状，甚则咽肿有妨饮食。

茯神 远志 通草 党参 麦冬 黄芪 桔梗 甘草炙 各等分

生姜五片为引。

麦门冬汤

治脉实极，气衰血焦，发落好怒，唇口青赤。

麦冬 远志 党参 黄芩 生地 茯神 石膏各一钱 甘草五分炙

煎服同前。

半夏汤

治肉虚极。体重，连肩胁不能转动，动则咳嗽，胀满痰饮，大便不利。

制半夏 白术 台党参 白茯苓 广陈皮 附子 广木香 大腹皮 炙甘草 肉桂

煎服同煎。

清骨散

专治骨蒸劳热。

银柴胡一钱半 胡黄连 秦艽 鳖甲醋炙 地骨皮 炙甘草 知母 青蒿各一钱

上药以水二盅，煎八分食远服。血虚加当归、白芍、生地，咳嗽加阿胶、麦冬、五味子。

秦艽扶羸汤

治肺痿。骨蒸已成劳嗽，或寒或热，声嘎不出，体虚自汗，四肢怠惰。

柴胡　党参　鳖甲醋炙　秦艽　当归　紫菀　半夏各一钱　骨皮一钱五分　甘草五分

热甚加青蒿，汗多加黄芪去半夏，用生姜为引，或加乌梅、红枣更妙。

三才封髓丸

降心火，益肾水，滋阴养血，润补不躁。

天门冬　大熟地　潞党参各五钱　缩砂仁一两　黄柏三两　炙甘草七钱五分

上为末，面糊和丸，桐子大，每服五十丸，用肉苁蓉五钱切片，酒浸一宿，次日煎三四沸，去渣空心食前送下。

天真丸

治一切亡血过多，形槁肢羸，饮食不进，肠胃滑泄，津液枯竭，久服生血养气，暖胃驻颜。

肉苁蓉　怀山药各八两　当归十二两　天冬一斤

用净羊肉七斤批开入药末，裹里缚无灰酒四煮，令酒干再入水煮，候肉烂加黄芪五两，党参三两，白术二两，熟糯米饭焙干作饼，将前后药共捣和丸，如梧子大，每服百五十丸，温酒下二服。

柴胡饮子

解一切肌骨蒸热，寒热往来，及伤寒发汗不解，或汗后余热劳复，或妇人经病不快，产后但有此症并宜治之。

黄芩　大黄　白芍　柴胡　党参　当归　炙甘草各等分

每服四钱，姜汤送下。

麦煎散

治少男室女，骨蒸黄瘦，口臭，肌热盗汗，妇人风血攻疰四肢。

赤茯苓 当归 干漆 鳖甲 川大黄 常山 柴胡 大生地 煅石膏 白术各一钱 甘草五分

上药以小麦五十粒水煎，卧时服。若有虚汗，加麻黄根一钱。

秦艽鳖甲散

治骨蒸壮热，肌肉消瘦，舌红颊赤，气粗困倦，盗汗。

鳖甲醋炙 柴胡 地骨皮各一两 秦艽 知母 当归各半两 青蒿五叶 乌梅一个

上为粗末，每服半两，用水煎，卧时服之。

传尸痨

茯神散

不问远年近日取效，下虫红色便可治，肚下黑次之，肚下白色是食髓也，万一不瘥，补方服此，可见功效。

茯神 茯苓 党参 远志 龙骨 肉桂 陈皮 甘草各等分 当归 五味子 黄芪

上以生姜五片，红枣七枚，水煎空心服。

地骨皮散

治壮热作渴。

地骨皮 白茯苓 甘草 银柴胡 法半夏 人参 知母各等分

上为细末、每服二钱，姜汤送下。

巴戟丸

治肝肾俱虚，收敛精气，补真戢阳，充悦肌肤，进美饮食。

白术　五味子　川巴戟　舶茴香　党参　覆盆子　大熟地　肉苁蓉　龙骨　菟丝子　益智仁　骨碎补　牡蛎

上各等分为末，用蜜丸桐子大，每服三十丸，食前米饮下，日三服。

神珠丹

治下焦元气虚弱，小腹疼痛，皮肤燥涩，小便自利，足胻寒而逆。

杜仲　萆薢　巴戟天各二两　龙骨一两　诃子五个　砂仁五钱　破故纸三两　胡桃仁进二十个　朱砂一钱

上为细末，酒糊丸桐子大，朱砂为衣，每服三十丸，温酒或盐汤送下。

铁刷汤

治积寒痰饮，呕吐不止，胸膈不快，不思饮食，皮肤受寒。

半夏四钱　草蔻仁　公丁香　干姜　诃子各三钱　鲜生姜一两

水煎服，如大吐不止，加附子三钱、生姜五钱。

二气丹

助阳退阴，正气和中。治内虚里寒，冷气攻心，胁满胀痛，泄痢呕吐，小便不禁，阳气渐微，手足厥逆，及伤寒阴症，霍乱转筋，久下冷痢，少气羸困，一切虚寒痼冷。

硫黄　肉桂各二钱五分　炮姜　朱砂各二钱　附子制五钱

为细末，面糊为丸梧子大，每服三十丸，空心艾盐汤下。

大己寒丸

治脏腑受寒，心腹疼痛，泄泻肠鸣，自利自汗，米谷不化，手足厥冷。

荜拨 肉桂各四两 干姜炮 良姜各六两

为细末，水煮面糊为丸，梧子大，每服二十丸，米饮下，食前服之。

疟

小柴胡汤

治伤寒四五日，往来寒热，胸滞，心烦喜呕，少阳发热。

柴胡 黄芩 党参 甘草 半夏

上药生姜、大枣水煎，日三服。

柴胡散

治症同煎。

柴胡 黄芪 赤茯苓 西党参 白术 枳壳 地骨皮 苦桔梗 赤芍 生地 桑白皮 寸麦冬 甘草

以上分两，量病加减，姜五片煎服。

治瘴木香丸

治瘴疟。

牵牛一斤另研 鸡心槟 陈橘红各二两 青木香 川芎 台党参 熟附子 川厚朴 官桂 京三棱 川羌活 炙甘草 独活 炮干姜 杭白芍 肉豆蔻六个 川军一两

上药共为细末，磁器收贮。临用称二丑末各二两和匀，炼蜜为丸，桐子大，每服二十丸，橘皮汤下，以通利为度。

清脾饮

治瘴疟，脉弦数，但见热不寒，或热多寒少，口苦咽干，小便赤涩。

小青皮　川厚朴　白术　草果仁　春柴胡　法半夏　黄芩　炙甘草　茯苓各等分

上药以生姜五片、枣三枚，水煎服，忌生冷油腻。

柴朴汤

治症同上。

柴胡　独活　前胡　黄芩　苍术　川朴　陈皮　建曲　茯苓　藿香各一钱　甘草三分

上以生姜五片，水煎服。气弱加人参、白术。食积加神曲、麦芽、山楂。

祛疟饮

三发后可用，因其衰而减之立效。

知母五钱盐水同酒炒　贝母九分去心　陈皮　楂肉　枳实各一钱五分　槟榔一钱　柴胡七分　紫苏一钱　炙草三分

上以水二盏煎一盏，渣二盏，煎八分，俱露一宿，临发日大明服头汁，未发前一个时晨服二汁。

四逆汤

治阴证脉沉，身痛而厥。

炙甘草二两　炮干姜一两五钱　大附子一枚去皮破八斤生用

上药捣碎，以水三升煮取一升二合，去渣候温服，强壮人可用大附子、干姜三两。

升阳泄火汤

羌活　黄芪　甘草炙　苍术各一钱半　党参　黄芩各一钱　柴胡二钱　升麻五分　黄连八分　石膏少许

上以水煎温服，早饭后午饭前，间日服。

气

沉香降气散

治阴阳壅滞,气不升降,胸膈痞塞,喘促短气,又治脾胃留饮,噫醋吞酸,胁下妨闷。

沉香二钱八分 大砂仁七钱五分 粉甘草五钱五分 香附六两二钱二分

上为细末,每服二钱,盐汤调服,不拘时分,或用淡姜汤调下亦可。

苏子降气汤

治虚阳上攻,气不升降,上盛下虚,痰涎壅塞,胸膈噎闷,并久年肺气至效。

苏子二钱五分 半夏二钱五分 前胡 甘草 陈皮各一钱 当归一钱五分 沉香七分

上以生姜三片,水煎服,虚冷人加肉桂五分,黄芪一钱。

秘传降气汤

治症同前。

桑白皮二钱 枳壳 春柴胡 广陈皮 粉甘草各一钱 桔梗 五加皮 骨碎补去毛 地骨皮 诃子 草果仁 法半夏姜汁各八制分

上以苏叶、生姜为引,痰咳加半夏曲,心肺虚加党参、茯苓,上热加黄芩。

木香流气饮

治诸气痞塞不通,胸膈膨胀,面目虚浮,四肢肿满,口苦咽干,大小便秘。

半夏 小青皮 川厚朴 紫荷叶 蓬术 香附 粉甘草 广陈皮 上

油桂　木通　丁香皮　大腹皮　尖槟榔　寸麦冬　广木香　草果仁　白术　藿香叶　赤茯苓　香白芷　党参　干木瓜　石菖蒲

上以生姜、大枣为引，水煎服。

蟠葱散

治男妇脾胃虚冷，气滞不行，攻刺心腹，痛连胸胁，膀胱小肠肾气，及妇人血气刺痛。

延胡索三两　上肉桂　干姜炒各二两　苍术　京三棱　缩砂仁　丁香皮　甘草　槟榔各四两　白茯苓　青皮各六两

共为细末，每取二钱，上以连须葱为引，水煎空心服。

分心气饮真方

治忧思郁怒诸气，痞满停滞，噎塞不通，大小便虚秘。

紫苏茎叶　法半夏　枳壳各一钱半　小青皮　陈橘红　桑白皮　木通　大腹　赤茯苓　广木香　蓬术　槟榔　大麦冬　辣肉桂　藿香　香附各一钱　粉甘草一钱二分

上以生姜、红枣、灯心为引，水煎服。或为散，每服三钱，亦用前引。

木香槟榔丸

此丸疏导三焦、宽利胸膈、破痰逐饮、快气消食。

广木香　尖槟榔　枳壳　小青皮　杏仁各一两　半夏曲　皂角　郁李仁各二两

上为细末，另以皂角四两，用浆水一碗，搓揉熬膏，更入熟蜜少许，和丸梧子大，每服五十丸，食后姜汤送下。

清咽屑

治喉中如有物咯之不出，咽之不下，俗名梅核气。但汤药入咽即过，今推广为屑，取其缓下。

半夏　化橘红　锦大黄各五钱　茯苓　紫苏叶　真僵蚕　风化硝　桔梗各二钱五分　连翘　诃子肉　粉甘草　杏仁各一钱二分

上为末，姜韭汁和匀，捏成饼晒干，筑如小米粒大，每用少许，置舌上，干咽之，食后临卧为佳。

郁

湿郁汤

治因雨露所袭或岚气所侵，或坐卧湿地，或汗出衣衫，皆为湿郁。其状身重而痛，倦怠喜卧，遇阴寒则发，脉沉而细缓者是也。

苍术三钱　白术　香附子　化桔红　川芎半夏　川厚朴　白茯苓　羌活　独活各一钱　粉甘草五分

上以生姜五斤为引。

祛痛散

治诸般心气疼痛，或气滞不行，攻刺心腹，痛连胸胁，小肠吊疝，及妇人血气刺痛，此方屡用，无不神效。

青皮　灵脂　楝肉　炮甲　大茴各二钱　良姜炒　元胡　没药　槟榔各钱半　沉香一钱　木香一钱二分　砂仁少许

上咀，用木鳖子仁一钱二分，同前药炒令焦燥，去木鳖不用，共为细末，每服一钱，加盐一星，用酒或滚水送下。

丹溪六郁汤

能解诸郁。

香附二钱　橘红　苍术　抚芎　半夏各一钱　栀子　赤苓各七分　炙草　砂仁各五分

水二盅，姜三片，煎八分温服。气郁加乌药、木香、槟榔、紫苏、干姜、倍砂仁、香附。湿郁加白术。热郁加黄芩、倍栀子。痰郁加南星、枳壳、小皂荚。血郁加桃仁、红花、丹皮。食郁加山楂、神曲、麦芽。

越鞠丸

治六郁胸膈痞满，或吞酸呕吐，饮食不和，疮疥等证。

香附 山楂 神曲 麦芽 抚芎 苍术 栀子各等分

上为末，水调神曲糊为丸桐子大，每服五七十丸，滚水下。丹溪越鞠丸无山楂、麦芽。

流气丸

治五积六聚，癥瘕痞块，留饮之痰，是皆郁气于肠胃之间，皮肤之下，久而停留，变而为痞，此药能通滞气，和阴阳，消旧饮，虽年高气弱，亦可缓缓服之。

木香 小茴 橘红 菖蒲 青皮 广茂 槟榔 莱菔子 神曲炒 枳壳大炒 补骨脂炒 砂仁 荜澄茄各一两

上为末，水糊丸，桐子大，每服五十丸，细嚼白豆蔻仁一枚，食后白汤下。

凡五气之郁则诸病皆有，此因病而郁也。至若情志之郁则总由乎心，此因郁而病也。第自古言郁者，但知解郁顺气，通作实邪论治，不无失矣。兹予辨其三证，庶可无误，盖一曰怒郁，二曰思郁，三曰忧郁。如怒郁者，方其大怒气逆之时，则实邪在肝，多见气满腹胀，所当平也；及其怒后，而逆气已去，惟中气受伤矣。既无胀满、疼痛等证，而或为倦怠或为少食，此以木邪克土，损在脾矣，是可不知培养而仍加消伐，则所伐者其谁乎？此怒郁之有先后亦有虚实，所当辨治者如此。

怒郁之治，若暴怒伤肝，逆气未解，而为胀满或疼痛者，宜解肝煎、神香散，或六郁汤，或越鞠丸。若怒气伤肝，因而动火以致烦热、胁痛胀满，或动血者，宜化肝煎。若怒郁不解或生痰者，宜温胆汤。若怒后，逆气既散，肝脾受伤，而致倦怠食少者，宜五味异功散或五君子煎，或大营煎、归脾汤之类调养之。

虞搏云：一男子年二十九岁，三月间房事后骑马渡溪，过深渊沉没，幸马健无事，连湿衣行十五里抵家。次日憎寒，壮热、肢节烦疼、似疟非疟，一医作虚症，用补气血药服之月余不效。又易一医一作劳瘵治，用四物加知、柏、地骨皮之类，及丹溪大补阴丸之类倍加紫河车服，服至九月，反加满闷不食，乃雇乳媪在室，每日只吃乳四五杯，不吃米粒、后召余诊，视六脉皆洪缓，重按若牢，右手为甚，予作湿郁，治之用平胃散倍苍术，加半夏、茯苓、白术、川芎、木通、香附、砂仁、防风、羌活，姜引，黄昏服一贴，一更时又进一贴，至半夜遍身发红丹如瘾疹，片时随没而大汗，索粥，与稀粥二碗，由是前病除减，仍与前方服三贴后，以茯苓渗湿汤倍白术，服二十余贴平安。

痞

伊尹甘草泻心汤

治伤寒中风，医反下之，其人下利日数十行，米谷不化，腹中雷鸣，心下痞硬而满，干呕心烦不安。医见心下病痞，谓病不尽，复下之，其痞益甚，此非结热，但以胃中虚，客气上逆，故使硬，以此汤治之。

粉甘草　法半夏各二钱　黄连八分　黄芩　干姜　西党参各一钱

上加大枣一枚，水五杯，煎一杯，渣再煎，取一杯半，服三贴。

大消痞丸

治一切心下痞满，积年久不愈者。

白术 姜黄各两 黄芩 黄连各六钱 枳实五钱 半夏 陈皮 党参各四钱 泽泻 厚朴 砂仁各三钱 猪苓二钱五分 干姜 神曲 炙草各二钱

上为末，汤浸蒸饼为丸，如桐子大。每服五七十丸，加至百丸，食前白汤下。

黄连消痞丸

治心下痞满，壅塞不散，烦热喘促不宁。

黄连一两 黄芩二两 半夏九钱 枳实七钱 橘红五钱 猪苓五钱 茯苓 白术 炙草三钱 泽泻 姜黄一钱 干姜一钱五分

丸服法同上。

葶苈丸

一名人参顺气引子，治心下痞，胸中不利。

半夏 厚朴 石膏 青皮各五分 当归 白蔻 缩砂 茵陈 干葛各一钱 炙草 羌活 黄芩酒洗炒 葶苈 党参 柴胡 独活各三钱

上为细末，汤浸蒸饼，以筛子搓如米大，每服二钱，临卧白汤一口送下。

木香宽中散

治七情伤于脾胃，以致胸膈痞满，停痰气逆，或成五膈之症。

青皮 陈皮 丁香各四两 厚朴一斤 甘草五两 白蔻二两 香附 砂仁 木香各三两

上为细末，每服二钱，姜盐汤调下，若脾胃虚损之症，不可多服，当与六君子兼服之。

三脘痞气丸

治三焦痞滞，水饮停积，胁下虚满，或不时刺痛。

木香　白蔻　青皮　三棱　橘红　半夏各一两　槟榔　砂仁　沉香　枳实各五钱

上为末，神曲糊丸，梧子大，每服五六十丸，食后陈皮汤下。

半夏汤

治胸痹，心下坚痞，急痛彻背，短气烦闷，自汗出。

半夏二钱五分　蒌仁一钱　薤白十余个　姜三片

上以水煎，日服三次。

吴茱萸散

治胸痹，咽喉不能下食，噎塞之症。

吴茱萸　半夏　赤茯苓　鳖甲　京三棱　前胡　小青皮　白术　川厚朴　桂心　尖槟榔各一两　枳壳五钱

上剂分作三服，每服以姜片，枣二枚为引。

豆蔻汤

治胸痹，心下坚痞。

白蔻　官桂　木香　党参各六钱　三棱　神曲各九钱　陈皮　麦曲各九钱　干姜　甘草各三钱

上分三服水煎，不用引。

半夏汤

治胸痹短气。

法半夏　银柴胡　赤茯苓　前胡　真官桂　西党参各一钱半　甘草七分

上以姜五片，枣二枚水煎，不拘时温服。

透膈汤

治脾胃不和，中脘气滞，胸膈满闷，噎塞不通，噫气吞酸，胁肋刺痛，呕逆痰涎，食饮不下。

木香　白蔻　砂仁　槟榔　枳壳　川朴　半夏　青皮　陈皮　川军　朴

硝 甘草各一钱

姜三片、枣一枚为引。

水　肿

海藏水气问难

经云："以诸水身半以下肿者，当利小便，身半以上肿者，当发汗。盖云身半以上天气主之，身半以下地气主之，天气主之者其在皮也，其在皮者，故汗而去之。地气主之者，其在脏也，其在脏者，故利而下之。"

问曰："肌肉之外，皮肤之里，首至足一身皆肿者，当作何治？"答曰："亦宜汗之也，与身半以上同法，身半以上汗之者，尺寸之天地也，故汗之。肌肉之外，皮肤之里，一身皆肿者，从天而汗之，此表里之浮沉，凡治之法，当如是也。肺、心、肝、肾、中州以上，俱宜汗。中州以下，皆宜下。如小便利而渴，不宜汗，不宜下，以其重亡津液之故也。"

水气求脉法

有沉而有力，有沉而无力，有浮而有力，有浮而无力，中得之亦有有力，亦有无力。

水气脉并药

肺沉大肠浮应用之药

大腹皮 白茯苓 甘遂 大戟 芫花 旋覆花 紫菀 广陈皮 桑皮 杏仁 木香 葶苈子 麻黄 栀子 白术 白芍 姜皮

心沉小肠浮应用之药

桂心 枳实 牵牛子 白芍 木通

脾沉胃浮应用之药

白术 白芍 生姜 赤小豆 元红枣 槟榔 黄芪 甘草 石膏

肝沉胆浮应用之药

川芎 白芍 细辛

肾沉膀胱浮应用之药

猪苓 泽泻 茯苓 白术 木通 灯心 通草 牡蛎 滑石 泽兰 附子 葶苈子 瞿麦 扁蓄 防己 车前子

海藏集仲景水气例

高低、内外，轻重表里，随经补泻，要当谨察肺胃肾三经，病即瘥矣。

仲景葶苈大枣泻肺汤

治喘咳痰涎面目浮肿。

甜葶苈 苦葶苈

上各等分，以大枣五枚煎服。

楮白皮散

楮白皮 猪苓各二钱 陈皮一钱 紫苏茎叶 桑白皮 木通各三钱

生姜为引，水煎服。

木香丸

苦葫芦子 乳香 广木香各二钱五分 尖槟榔二枚，一枚生用，一枚炮熟用之 甘遂 朱砂研细各五分

上为细末，饭和分四十丸，用水煮熟，令患人和汁吞之，以尽为度。

五皮散

治风湿客于脾经，气血凝滞，以致面目虚浮，四肢肿满，心腹膨胀，上气促急，并治皮水，兼治妊娠胎水。

五加皮 地骨皮 生姜皮 大腹皮 茯苓皮

上各等分为末，每服三钱，白汤调下。

又五皮散

治病后或疟痢后，四肢浮肿，小便不通，脉虚而大。此由脾肺虚弱，不能运行诸气，诸气不理，散漫于皮肤肌腠之间，故令肿满也，此药最宜。

大腹皮 赤茯苓皮 生姜皮 嫩桑白皮 广陈皮

上各等分，为细末，每服五钱，白汤送下。

疏凿饮子

治水气通身浮肿，喘呼气急，烦燥多渴，大小便不利，服热药不效者，宜此。

泽泻 商陆 赤小豆 川羌活 椒目 木通 大腹皮 茯苓皮 秦艽 槟榔

上分两，量病加减姜五片，水煎温服。

实脾饮

治阴水发肿，用此先实脾土。

川厚朴姜汁制 白术 川木瓜 大腹皮 炮大附子 干姜炮 广木香 草果仁 白茯苓各一钱 甘草炙五分

上以姜一片 枣一枚，水煎，不拘时温服。

复元丹

治脾肾俱虚，发为水肿，四肢虚浮，心腹坚胀，小便不通，两目下肿。

附子炮二两 木香 茴香炒 川椒炒出汁 厚朴姜汁制 独活 白术 陈皮 吴萸炒 桂心各一两 泽泻一两半 肉蔻煨 槟榔各五钱

上为细末，蜜和丸，如桐子大，每服五十丸，不拘时，紫苏汤送下。

分气香苏饮

治症同前。

桑白皮 广陈皮 枳壳 白茯苓 大腹皮 香附子各一钱 紫苏一钱五分 草果仁七分 五味子十五粒 甜桔梗六分

上以水二盅，姜三片，煎八分，入盐少许，食后服。

胃苓汤

治同前。

苍术 厚朴 陈皮 白术 茯苓 泽泻各一钱五分 猪苓一钱 官桂五钱 甘草六分

上以水二盅，姜三片，煎八分温服。

加味五皮汤

此方即五皮散，如脚肿加五加皮、木瓜、防己，不服水土，入胃苓汤。

加减金匮肾气丸

治肺肾虚腰重脚肿，小便不利，或肚腹胀肿，四肢浮肿，或喘急痰盛，已成蛊症，其效如神。此症多因脾胃虚弱，治失其宜，元气复伤而变症者，非此药不救。

白茯苓三两 大附子五钱 川牛漆 官桂 建泽泻 车前子 山萸肉 山药 牡丹皮各一两 大熟地四两

上为细末，炼蜜和熟地杵匀为丸，桐子大，每服七八十丸，空心白汤送下。

汉防己煮散

治水肿上气方。

汉防己 泽漆叶 石苇 桑白皮 建泽泻 白茯苓 丹参 广桔皮 鲜生姜 郁李仁 白术 木通

上味或散或煎，引与分两，量病加减用之。

调荣饮

治瘀血留滞，血化为水，四肢浮肿，皮肉赤纹，名曰血分。

蓬术 正川芎 当归 延胡索 香白芷 赤芍 槟榔 广陈皮 瞿麦 桑白皮 官桂 大腹皮 甘草 赤茯苓 葶苈各一钱 北细辛五分 川军二钱

上以姜三片，枣二枚，水煎食后服。

当归散

水肿之疾，多由肾水不能摄养心火，心火不能滋养脾土，故土不制水，水气盈溢，气闭脉塞，渗透经络，发为浮肿之症，心腹坚胀，喘满不安。

当归 桂心 木香 赤苓 木通 槟榔 赤芍 陈皮 丹皮各一钱五分 白术二钱

上以紫苏叶五茎，木瓜一片为引。

乌鲤鱼汤

治水气四肢浮肿。

乌鲤鱼一尾 赤小豆 桑白皮 白术 广陈皮各三钱 老葱白五茎

上用水三碗同煮，不可入盐，先吃鱼，后服药。

防己散

治皮水肿，如里水在皮肤中，四肢习习然，动若水里行。

汉防己　桑白皮　箭黄芪　桂心　赤茯苓　炙甘草

上药分两，量症用之，水煎不拘时服。

沉香琥珀丸

治水肿一切急难症，小便不通。

琥珀　杏仁　紫苏　泽泻　赤茯苓各五钱　李仁　沉香各一两半　陈皮　防己各七钱　葶苈子一两三钱

上研细末，炼蜜为丸，桐子大，麝香为衣，每服二十五丸，渐加至五十丸，空心参汤送下。

胀　满

中满分消丸

治中满热胀，有寒者不治。

黄芩一两二钱　黄连五钱　姜黄　白术　党参　甘草　猪苓各一钱　茯苓　干姜　陈皮　砂仁各二钱　枳实　半夏五钱　厚朴一两　泽泻　广皮各三钱　知母炒四钱

上研细末，蒸饼为丸，桐子大，每服百丸，白汤送下，食后服量病大小加减。

木香顺气汤

治浊气在上，则生䐜胀，两胁刺痛，脉弦而细者。

广木香五分　益智仁三分　苍术　草蔻仁各五分　川厚朴一钱　青皮　广陈皮　建泽泻　白茯苓　干姜　法半夏　吴萸肉各三分　当归身　升麻　潞党参各八分　银柴胡一钱二分

上水三盅煎一盅,温服,忌生冷硬物。

《元戎》木香塌气丸

治单腹胀。

丁香 胡椒各三钱 郁李仁四钱 蝎尾 广木香 槟榔五钱 炒枳实 白丑各二两

上为末,饭丸绿豆大,每服一二十丸,生姜、陈皮煎汤送下。

香砂调中汤

治饮食伤脾胃,呕吐胸满嗳噫,或胸腹胀痛。

藿香 砂仁 苍术各二钱五分 川朴 陈皮 半夏 茯苓 青皮 枳实各一钱 甘草五分

以生姜三片,水三杯,煎到八分,温服,如大便泻去枳实、青皮,加神曲、焦楂、黄连、肉果。

人参芎归汤

治烦燥喘急,虚汗厥逆,小便赤,大便黑,名曰血胀。

西党参 辣桂 五灵脂炒各二钱半 乌药 广木香 蓬术煨 砂仁 炙甘草各一钱半 川芎 当归 半夏各二钱

上以生姜五片,大枣二枚,紫苏四叶,水煎空心服。

七气消聚散

治症同前。

香附一钱五分 青皮 蓬术醋炒 三棱醋炒 枳壳 木香 砂仁各一钱 厚朴姜制 陈皮各一钱二分 甘草八分炙

上以生姜三片,水煎食前服。

参术健脾汤

治症同前。

党参 茯苓 陈皮 半夏 砂仁 厚朴各一钱 白术二钱 炙草五分

上服同前，若加神曲，楂肉，消胀尤妙。

化滞调中汤

治症同前。

白术一钱五分 茯苓 厚朴 半夏 神曲 麦芽 党参各一钱 陈皮 楂肉各八分 砂仁七分

上以生姜三片水煎，食前服，如胀甚加萝卜子一钱。

加味枳术汤

治气为痰饮所隔，心下坚胀，名曰气分。

枳壳 辣桂 苏叶 陈皮 槟榔 桔梗 灵脂 白术 木香各二钱五分 半夏 茯苓 甘草五钱

生姜三片煎服。

沉香散

治腹胀，气喘，坐卧不得。

沉香 广木香各二钱五分 枳壳 萝卜子各三钱

上作一服、水二盏、生姜二片，煎至一盏、不拘时服。

甘露饮

治肿胀，用下药得利后，以此补之。

党参 白术 茯苓 猪苓各五钱 滑石 泽泻 甘草各一钱

上为细末，每服二钱，食前白汤调下。

敷药方

治腹满坚硬如石，或阴囊肿大，先用甘草嚼敷后，再用此药敷之。

大戟 芫花 甘遂 海藻各等分

上共为细末，用醋调面和药，摊于绵纸上，贴肿处，仍以软绵裹住。

积块丸

治症瘕积聚痞块，一应难消难化，腹中饱服，或虫积疼痛，皆效如神，不伤元气。

京三棱　莪术　自然铜各二钱　蛇含石醋煅　明雄黄　蜈蚣各一钱五分　广木香　铁华粉各一钱　盔沉香　辰砂各八分　大泥片五分　天竺黄　真阿魏　芦荟　全蝎各四钱

上为细末，用雄猪胆汁、黑狗胆汁和丸，梧子大，每服七八分，重者一钱，块消即止，不必尽剂。

卷 二

积 聚

鳖甲丸

治肥气，体瘦无力，少思饮食。

鳖甲一个四两　荆三棱炒　枳壳各三两　锦大黄二两　桃仁另研如膏　广木香各一两五钱。

上除鳖甲共为细末，泥一风炉，上开口，可安鳖甲。取前药末并桃仁膏入甲中，用好米醋二升，时时旋取入甲内，以慢火熬令稠，取出药，将甲上之泥洗净，焙干捣为末，和前药为丸，梧子大，每服二十丸，空心温酒下。

加减息贲丸

仲夏合此。其积为病，寒热喘咳，气上奔，脉涩，失精亡血。气滞则短气，血凝则寒热相参。气分寒，血分热，治宜益元气，泄阴火，破滞气，削其坚也。

川乌　干姜　白蔻　桔梗各一钱　紫菀　厚朴　川椒　天冬　三棱　茯苓　党参各一钱五分　桂枝二钱　陈皮八钱　黄连一两　巴霜四分　红花　青皮各七分

上为末，汤泡蒸饼为丸，桐子大。初服二丸，一日加一丸，二日加二丸，至大便微溏为度。再从二丸加服。生姜汤送下。食前忌酒腥辣一切生冷之物。

伏梁丸

治心之积，起脐上，大如臂，上至心下，久不愈，令人心烦，其脉沉而芤。

黄连_{一两五钱} 党参 丹参_{各一钱} 川乌 厚朴_{各五钱} 干姜 红豆 菖蒲_{各五分} 巴霜_{五分另研}

上除巴霜为细末，炼蜜和丸，桐子大。服法如前，秋冬加厚朴五钱，减黄连五钱，黄芩不用。

治伏梁气

治伏梁气在心下，结聚不散。

桃仁_{三两}

上为末，每服三钱，空心温酒调下。

木香槟榔散

治积气不散，结伏奔豚，发即上冲心胸，令人喘逆，骨痿少力。

木香 槟榔_煨 磁石_{火煅醋淬} 河藜勒_{去核} 牡蛎 核心_{去粗皮} 怀香子_炒 川芎 沉香 百芷_{炒各半两} 陈橘皮_{汤渍去白七钱半}。

上为细末每服二钱，炒生姜，盐汤下。

散聚汤

治九气积聚，状如癥瘕，随气上下，发作心腹绞痛，攻刺腰胁，小腹䐜胀，大小便不利。

半夏 槟榔 当归_{各七钱半} 陈皮 杏仁 桂心_{各三两} 茯苓 炙草 附子_{炮去皮脐} 川芎 枳壳 厚朴_{姜制} 吴茱萸_{各两二钱}

共捣碎，每服四钱，姜三片为引，水一盏，煎七分，食前温服。大便不利加大黄。

宣明三棱汤

治癥瘕痃癖，积聚不散，坚满痞膈，饮食不下，腹胀如鼓。

三棱三两 白术一两 蓬术 当归各五钱 槟榔 木香各七钱五分

上为细末，每服三钱，沸汤调下。

当归丸

治妇人月经不调，血积证。

当归 赤芍 川芎 熟地 广术 三棱各五钱 神曲 百草霜各二钱五分

上为细末，酒和丸，桐子大，温水送下。

牡丹散

治妇人久虚羸瘦，血块走注，心腹疼痛。

牡丹皮 桂心 当归 玄胡索 莪术 牛膝 赤芍 荆三棱

上为细末，每服三钱，黄酒调下。

痰 饮

玉粉丸

治气痰咳嗽。

南星 半夏各一两 橘皮二两

上为末，汤浸为丸，桐子大，每服五七十丸，食后用党参、生姜煎汤送下。

姜桂丸

治寒痰咳嗽。

南星 官桂 半夏 干姜各一两

上为细末，蒸饼为丸，桐子大，每服三五十丸，食后生姜汤下。

大五饮丸

治痰火咳嗽。

远志 苦参 藜芦 白术 乌鱼骨 甘遂 大黄 石膏 桔梗 五味子 半夏 紫菀 前胡 芒硝 瓜蒌仁 桂心 贝母 芫花 党参 肉苁蓉 当归 茯苓 白芍 大戟 葶苈子 黄芩各一两 常山 甘草 薯蓣 厚朴 细辛各七钱五分 巴豆三十粒以绵纸去净油

上为末，炼蜜和丸，桐子大，酒下三十丸，日三服，忌肉食、生物、饧饴、冷水。

导痰汤

治痰涎壅盛，胸膈留饮，痞塞不通。

半夏 南星 枳实 赤茯苓 橘红 甘草

生姜三片为引，分两，随症酌用。

六君子丸

治气虚，痰壅胸膈，痞塞不通。

党参 白术 干姜各一钱 甘草五分 茯苓一钱半 半夏一钱

上共为末，水滴丸，桐子大，每服四五十丸，白沸汤送下。

橘皮汤

治胸膈停痰。

橘皮 茯苓 半夏 青皮 旋覆花 桔梗 枳壳 细辛 党参 甘草

上分两，随症用生姜五片为引。

枇杷叶散

治痰逆，此药温胃，可思饮食。

枇杷叶去毛炙 青皮 草蔻各七钱半 前胡 半夏 茯苓 党参 大腹皮 白术 厚朴姜汁炙各一两

捣碎，每服四钱，生姜五片为引。

旋覆花散

治心胸痰热，头目作痛，饮食不下。

旋覆花 甘草 枳壳 石膏 赤茯苓 麦冬 柴胡 党参各一钱半 犀角 防风 黄芩各一钱

生姜为引煎服。

辰砂化痰丸

治风痰，安神志，利咽嗝，清头目。

辰砂研飞为衣 白矾枯研 南星炮 半夏曲

上各等分，为末，煮面糊为丸，桐子大，辰砂为衣，每服三十丸，食后姜汤送下，糖水调下。

半夏利膈丸

治风痰壅盛，头疼目眩，咽嗝不利，涕唾稠粘，并治酒后停饮，呕逆恶心，胸腹引痛，腹内有声。

半夏三两 白附子二两 白矾 白茯苓 白术 党参 滑石 贝母各一两 南星一两五钱

上为末，面糊和丸，梧子大，每服三十丸，食后生姜汤送下。

飞矾丹

治症同前化痰。

白矾二两 僵虫一两五钱 半夏一两 南星一两五钱 切片，用皂角一两五钱去皮弦，同星片入沙锅内，添水一杯，熬去水，候干去皂角不用

共研细末，用姜汁和丸，如桐子大，每服十五丸，加至二十丸，生姜汤送下。

又治喉闭，用薄荷两叶，以新汲水浸少时，嚼薄荷吞药，以水送下。咽不得下，即用十五丸，捣细末，皂角水调之，徐徐灌下。

兼治小儿急慢惊风，牙关紧闭，牢不可开者。亦用皂角水调涂

牙龈上，入咽即活矣。

舟车神佑丸

甘遂 芫花 大戟各一两 青皮 陈皮 木香 槟榔各五钱 大黄二两 轻粉一钱 黑丑四两 取蛊加芫荑五钱

上为末，水滴为丸，空心服十丸。河间依仲景十枣汤倒制此方，主疗一切水湿为病。

大圣浚川散

大黄 二丑 郁李仁各一两 木香三钱 芒硝三钱 甘遂五分

评曰，此药下诸积之圣剂也。诸湿为土，火热能生湿土，故夏热则万物热，秋凉则湿复燥干。湿病本不自生，因于火热怫郁，水液不能宣通，停滞而生水湿也。凡病湿者，多自热生，而热气多为兼病。《内经》云。明知标本，正行无间者是也。夫湿在上者，目黄而面浮。在下者。股膝肿厥。在中者，肢满痞膈痿逆，在阳不去者，久则化气。在阴不去者，久则成形。世俗不详。《内经》所言留者攻之，若服补燥之剂，怫郁转加而病愈甚也。法当求病之所在而治之，泻实补虚，除邪养正，以平为期而已。

咳　嗽

易简杏子汤

治咳嗽，不问外伤风寒，内伤生冷，及虚劳咯血，痰饮停积，皆疗之。

党参 甘草 半夏 茯苓 细辛减半 干姜减半 桂枝减半 白芍 五味子各等分

上以杏仁五枚，生姜五片煎服。

麦冬汤

治火热乘肺，咳嗽有血，胸膈胀满，五心烦热。

麦冬 桑白皮 生地各一钱 半夏 紫菀 桔梗 淡竹叶 麻黄各七分 甘草 五味子各五分

生姜为引煎服。

应梦人参散

治伤寒体热头痛，及风壅痰嗽咯血。

甘草炙、六两 人参 桔梗 青皮 白芷 干葛 白术各三两 干姜炮、五钱半

各服三钱，水一盏，入姜二片，枣二枚，煎七分，不拘时热服。

清音丸

治咳嗽失音等证。

桔梗 诃子各一两 甘草五钱 硼砂 青黛各三钱 冰片三分

上为末，炼蜜丸，如龙眼大，每服一丸，噙化。

橄榄丸

治咽喉干燥，咳嗽。

川百药煎 乌梅 甘草 石膏

上等分研末，炼蜜丸，弹子大，卧时噙化一丸。

清咽宁肺汤

治咳嗽，咽痛。

桔梗二钱 山栀 黄芩 甘草 桑白皮 前胡 知母 贝母各一钱

以水二盅，煎八分温服。

蛤蚧汤

治咳嗽，吐脓血，及肺痿羸瘦，涎涕稠黏。

蛤蚧一对，用尾 知母 贝母 鹿角胶炒珠 枇杷叶炙去毛 葛根 党参

桑白皮各五分 甘草 杏仁各三钱 百合二钱

水二盅，煎入分服。

贝母散

治暴发咳嗽，多日不愈。

贝母 杏仁 桑白皮各二钱 五味子 知母 甘草各一钱 款冬花一钱五分 姜三片为引。

葶苈散

治咳嗽，面目浮肿，不得安卧，涕唾稠黏。

甜葶苈 郁李仁 桑白皮各一两 紫菀 槟榔 旋覆花 木通各五钱 大腹皮七钱五分

上为细末，每服三钱，生姜汤调下。

天冬丸

治肺脏壅热，咳嗽痰唾稠黏。

天冬五钱 百合 前胡 贝母 半夏 桔梗 桑白皮 防已 紫菀 茯苓 生地 杏仁各七钱五分

上研细末，炼蜜和捣二三百杵为丸，桐子大，每服二十丸，不拘时，姜汤送下。

大菟丝子丸

治肾气虚损，五劳七伤，脚膝痠疼，面色黎黑，目眩耳鸣，心忡气短，时有盗汗，小便滑数。

菟丝子酒浸 泽泻 鹿茸酥炙去毛 石龙芮 肉桂 附子炮各二两 石斛 熟地 白茯苓 牛膝酒浸 续断 山萸肉 肉苁蓉酒洗 防风 杜仲 补骨脂 毕澄茄 沉香 巴戟 茴香各五两 五味子 桑螵蛸 覆盆子 川芎各一两

上共研末，酒煮，面糊和丸，桐子大，每服二十丸，空心用温酒或盐汤送下。

清金汤

治男妇远年近日咳嗽，逆气急喘，喉中涎声，胸满上气，坐卧不宁，饮食不下。

陈皮　薏苡仁　五味子　阿胶珠　白茯苓　紫苏　桑白皮　杏仁　贝母　款冬花各一钱　半夏曲　百合各一钱　粟壳　党参　甘草各五分

上用姜三片，枣二枚，乌梅一枚，水二盅，煎八分服。

人参半夏丸

化痰坠涎，止嗽定喘，疗风痰，食痰，一切痰逆呕吐，痰厥，头痛，或风气偏正头痛，或风壅头目昏弦，或耳鸣，鼻塞，咽干，胸膈不利。

党参　白茯苓　南星　薄荷各五钱　寒水石　白矾　半夏　姜屑各一两　蛤粉二钱　藿香二钱五分

上研细末，面糊丸，桐子大，每服二十丸，食后姜汤下，日三服。一方喘黄连黄柏尤效，能治酒病、和脏腑。

加味控痰丸

治风热上攻壅盛，中脘停痰，留饮喘急，四肢浮肿，脚气入腹，及腹中诸气积而结聚，烦闷，服之即效。

大戟　芫花醋炒　甘遂　苦葶苈三钱　二丑头末一两　巴豆霜去油，一钱

上为细末，水滴为丸，粟米大，每服三丸，清茶白水送下。

呕吐膈气

橘皮半夏汤

治积气痰痞，不下饮食，呕吐不止。

陈皮　半夏各二两　生姜一两五钱

上用水五盅，煎二盅，分三服。

丁香吴萸汤

治胃寒呕吐。

吴萸 草蔻 党参 苍术 黄芩 柴胡各一钱 升麻七分 当归二钱 半夏 茯苓 干姜 丁香 甘草各五分（柴胡宜减半）

上用水煎，食前服，忌生冷。

新法半夏汤

治胃脾气弱，痰饮不散，呕逆酸水，腹胁胀痞，头旋恶心，不思饮食。

缩砂仁 神曲 陈皮 草果仁各一两 白蔻仁 丁香五钱 甘草二两，生一两、炙一两 大半夏四两，洗七次，切片，白矾末一两沸汤浸一昼夜，洗去矾再切，姜汁浸一昼夜，焙干为末，姜汁拌和，作饼炙黄用

上为细末，每服二钱，先用姜汁调成膏，入炒盐汤，不拘时服。

桔梗汤

治上焦气热上冲，食已暴吐，脉浮而洪。

桔梗 白术各一钱半 半夏曲二钱 陈皮 枳实 厚朴 白茯苓各一钱

上用水二盅，煎八分。

紫沉丸

治中焦吐食，由食积与寒气相格，故吐而疼。

砂仁 半夏曲各三钱 乌梅去核 丁香 槟榔 白术各一钱 沉香 杏仁 木香各一钱 陈皮五钱 白蔻仁 巴霜各五分

上研细末，入巴霜，再研匀，醋和丸黍米大，每服五十丸，姜汤下，愈则止，小儿另丸。一法，反胃吐食，用橘子一个，浸少时去白，裹姜一块，面包纸封，烧令熟，去外面，煎汤下百丸，日二服，以大便通至不吐为度。此主寒积气病外剂。一方有代赭石、

肉果，无白术。

神术丸

治停饮成癖，久则呕吐酸水。吐已停久复作、如潦水这有科臼，不盈科则不行也，脾土恶湿，而水则流湿，莫若燥脾以胜湿，崇土以堆科臼，则疾当去矣。

苍术一斤米泔浸　生芝麻五钱 用水二杯研取浆　大枣十五枚 煮去皮核捣烂

上以苍术，焙干为末，后入麻酱、枣肉和匀，杵为丸，梧子大，每服五十丸，温汤。忌桃、李、雀、蛤。初服觉燥，以山栀末一钱煎水，调服即愈。

反　胃

香砂宽中汤

治气滞，胸痞，噎塞，或胃寒作痛者。

木香五分　白术　陈皮　香附各一钱半　白寇仁　砂仁　青皮　槟榔　半夏曲　白茯苓各一钱　厚朴一钱二分　甘草三分

生姜三片为引。

滋血润肠汤

治血枯，及死血在膈，饮食不下，大便燥结。

当归酒洗三钱　白芍　生地各一钱半　红花　桃仁　大黄酒煨　枳壳各一钱

上入韭菜汁，半盅水煎服。

丁香透膈汤

治脾胃不和，痰逆恶心，或时呕吐，饮食不进，十膈五噎，痞塞不通，并皆治之。

白术二钱　香附子　缩砂仁　党参各一钱　丁香　麦曲　肉蔻　木香　白

蔻 青皮各七分 沉香 厚朴 藿香 陈皮 甘草稍 半夏 神曲各一钱 草果仁五分

上以生姜五片,枣三枚为引。

五膈宽中汤

治七情四气,伤于脾胃,以致阴阳不和,胸膈痞满,停痰气逆,遂成五膈,并治冷气。

白蔻二两 甘草炙五两 木香三两 厚朴姜汁一斤 砂仁 丁香 青皮 陈皮各四两 香附炒一斤

上为细末,每服四钱,生姜三片,盐少许,不拘时,开水冲服。

秦川剪红丸

治膈气成翻胃,服此,吐出瘀血及下虫而死。

雄黄 木香各五钱 槟榔 三棱 蓬术 贯仲 干漆炒烟尽 陈皮各一两 川军一两半

上研末,面糊丸,梧子大,每服五十丸,食前米饮送下。

水煮金花丸

治风痰。

半夏 南星 寒水石煅 各一两 天麻五钱 雄黄钱半 飞罗面四两

上为末,滴水为丸,桐子大,每服百丸。服法,先煎沸水,下药煮,令浮出即捞起,食前姜汤送下。

霍　乱

加减理中汤

党参 干姜 白术 甘草

各等分,水煎,不拘服。

如为寒湿气所中者，加附子一钱，名附子理中汤。

如霍乱吐泻者，加橘红、青皮各一钱，名治中汤。

如霍乱心腹作痛，先以盐汤少许，频频饮之，候吐出令透，即进此药。此条系干霍乱法

如呕吐者，用治中汤，加丁香、半夏各一钱，生姜十片。

如泄泻者，再加橘红、苓各一钱，名补中汤。不止，更加附子一钱。不喜饮食，水谷不化，加砂仁一钱。呕吐，心腹作痛，手足逆冷，于本方去白术，加熟附子一钱，名四顺汤。

二香散

治暑湿相搏，霍乱转筋，烦渴闷乱。

藿香　白术　厚朴　陈皮　茯苓　半夏　紫苏　桔梗　白芷　香薷　黄连　扁豆各一钱　大腹皮　粉甘草各五分

上以生姜五片，葱白三根为引。

桂苓甘露饮

流湿润燥治痰涎，止咳嗽，调脏腑寒热呕吐，服之令人气液宣平，及治水肿泄利。

肉桂　藿香　党参各五钱　木香二钱半　茯苓　白术　甘草　泽泻　葛根　石膏　寒水石各一两　西滑石二两　泽泻

上为细末，每服三钱，白水调下。

活命散

治脾元虚损，霍乱不吐不泻，腹胀如鼓，心胸烦闷，痰涎壅塞之症。

丁香　菖蒲根五钱　甘草一钱炙　生姜五钱　盐一撮

上用童便一盅半，煎一盅温服。

人参散

治脾胃虚寒,霍乱吐泻,心烦,腹痛,饮食不下。

党参 厚朴 橘红各一钱 当归 炮姜 炙甘草各五分

大枣三枚为引。

木瓜煎

治霍乱转筋,吐泻闷乱。

吴茱萸 生姜 木瓜各等分

水煎服。

关 格

既济丸

治关格,脉沉细,手足厥冷者。

熟附子 党参各一钱 元寸少许

上为末,水和丸,桐子大,麝香为衣,每服七丸,灯心汤下。

导气清利汤

治关格,吐逆,大小便不通。

猪苓 泽泻 白术 党参 藿香 柏子仁 半夏姜制 茯苓 陈皮 甘草 木通 栀子 槟榔 黑丑 枳壳 川军各一钱 厚朴姜制五分 麝香少许

上以生姜为引,煎服,兼服木香和中丸,吐不止,灸气海、天枢二穴,如又不通,用蜜导。

呃　逆

大补阴丸

降阴火，益肾水。

黄柏　知母各四两　熟地　败龟板各六两

上研细末，猪脊加蜜为丸，桐子大，每服五十丸，空心姜盐汤下。

丁香柿蒂散

丁香　柿蒂　青皮　陈皮各等分

上为细末，每服三钱，滚水送下。

噫

星夏香附饮

治噫气，胃中有痰，有火。

南星　半夏　石膏　香附各等分

水煎服。

诸逆冲上

黑锡丹

治痰气壅塞，上盛下虚，心火炎炽，肾水枯竭，一应下虚之症，及妇人血海久冷，赤白带下。

沉香　葫芦巴酒浸炒　附子　阳起石各一两　肉桂五钱　破故纸　舶茴香

肉蔻 木香 金铃子蒸去皮核各一两 硫黄 黑锡二两

上用新铁锅一口，入锡烧化，下硫黄炒成砂子，地上出火毒，研极细末，合前药末，和匀，再研，由朝至暮，见黑光色为度，酒和为丸，梧子大，阴干入布袋内，擦令其光莹，每服四十丸，空心盐姜汤随下，女人用艾枣煎汤送下。

诸见血症

生地黄饮子

治吐血，下血，溺血，衄血。

生地 熟地 枸杞子 地骨皮 天门冬 黄芪 白芍 甘草 黄芩

上分两，随症用水煎服。

柏皮汤

治诸血，及失血虚损，形气不理，羸瘦不能食，心忪少气，燥渴发热。

生地 甘草 黄柏 白芍

上用醇酒三升，渍一宿，以铜器盛，米饮饭上蒸一炊时久，渍汁半升，食后服。

三黄补血汤

熟地 川芎各二钱 生地三钱 当归 柴胡各一钱五分 丹皮 黄芪 升麻各一钱 白芍五钱

上不用引，水煎服。

犀角地黄汤

两手脉芤、两头则有，中间全无而虚曰芤，血气胸中，或衄血、吐血，犀角地黄汤主之。

犀角　白芍　生地　丹皮

上等分，量病用之，水煎服。

黄芪白芍汤

治鼻衄血，面多黄，眼涩多眵，手麻木。

黄芪　甘草　升麻　葛根　羌活　白芍

上分两，量病加减水煎服。

生料鸡苏散

治鼻衄血，初出多不能止，用黄丹吹入鼻中。乃肺经受相火所制然也。

苏叶　黄芪　生地　阿胶　麦冬　白茅根　桔梗各一钱　蒲黄　贝母　甘草炙五分

上以生姜三片为引。

地黄散舌衄

治衄血往来，久不愈。

熟地　生地　地骨皮　枸杞子

上各等分，焙干为末，每服二钱，蜜汤调下。

香参丸

治心脏热盛，舌上出血。

党参　生蒲黄　麦门冬　当归各五钱　生地一两　甘草二钱五分

上为细末，炼蜜和丸，小弹子大，每服一丸，温水化下，一日三四服，不拘时。

升麻汤

治心脏有热，舌上血出如涌泉。

升麻　小蓟根　茜草根各一钱半　寒水石三钱　艾叶八分

上用生地汁一盏为引，水煎服。

寸金散

治心经烦热，血妄行，舌上出血不止。

新蒲黄　新白面各三钱七分　牛黄　龙脑各五分七厘

上共研匀，每服一钱，藕汁调下。

紫霜丸

治舌上出血，窍如针孔。

紫金砂（即露蜂房顶上实处）研细，一两　芦荟三钱　贝母四钱

上为末，炼蜜丸，樱桃大，每一丸，用水一盏化开，煎五分，温服。

治舌上出血如簪孔方

黄连五钱　黄柏三两　栀子二十个

上三味，以酒二升，浸一宿，煮三沸，顿去渣服。

雄黄麝香散 齿衄

治牙断，肿烂出血。

雄黄一钱五分　麝香一分　铜绿　轻粉　黄连　黄丹各一钱　血竭　白矾各五分

为细末，用少许搽患处。

神效散

治牙缝出血。

草乌　青盐　皂荚各等分

上入瓦器内，烧灰存性，用少许揩齿立效。

柴胡清肝散 耳衄

治肝胆、三焦风热，疮疡，或怒火，憎寒发热，或疮毒结于两耳前后，或身外侧至足，或胸乳小腹下，或两股内侧至足等症。

柴胡　黄芩　党参　山板　川芎　连翘　桔梗各一钱五分　甘草八分

水煎服。

石膏散 吐血

治症同前。

石膏 麦门冬各二钱 黄芩 生地 升麻 竹茹 葛根 蒌仁各一钱 甘草炙五分

水煎，不拘时服。

龙脑鸡苏丸

治胸中郁热，肺热咳嗽，吐血，鼻衄，血崩，下血血淋，凉上膈虚劳烦热。

柴胡二两同木通以沸汤浸一二宿，绞汁用 阿胶 蒲黄 党参各二两 木通二两同柴胡浸 麦冬四两 黄芪一两 甘草一两五钱 鸡苏净叶一斤 干生地末六两，另研

上为细末，以蜜二斤，先炼一二沸，下生地末，不住手搅，徐徐下柴胡、木通汁，慢火熬成膏，勿令焦，后将其余药末同和为丸，如豌豆大，每服二十丸，用温水送下。

天门冬汤

治思虑伤心，吐血，衄血。

天冬 远志 黄芪 白芍 麦冬 藕节 阿胶 生地 当归 党参 没药 炙甘草各一钱

生姜五片为引。

百花煎

治咳嗽不止，吐血，大能补肺。

生地汁 藕汁 黄牛乳汁 胡桃仁 姜汁 干柿 大枣以上酒煎 黄明胶 秦艽 杏仁各三两 清酒一升

将前七味同酒入银锅内煎沸，方下后三味再煎。右相次下锅煎，

减一半，入蜜四两，徐徐着火，养成膏，入磁器中收贮，每服一匙，糯米饮调下，日三服，如有糯米饮更妙，酒亦可。

大阿胶丸

治肺虚客热，咳嗽咽干，多唾涎沫，或有鲜血，并劳伤肺胃，吐血呕血。

麦冬 丹参 贝母 防风各五钱 山药 五味子 熟地 阿胶 茯苓各二两 茯神 柏子仁 百部五钱 远志 党参各二钱半 制杜仲五钱

上为末，蜜丸，弹子大，每服一丸，用水一杯煎服。

四生丸

治吐衄，血热妄行。

生荷叶 生艾叶 侧柏叶 生地黄各等分

上捣烂为丸，鸡子大，每服一丸，用水二杯，煎一杯。

百花膏

百合 款冬花

上等分为末，炼蜜为丸，龙眼大，每服一丸，临卧细嚼，姜汤送下。

五味子黄芪散

治因嗽咯血成劳，眼睛疼痛，四肢困倦，足膝无力。

黄芪 麦冬 熟地 桔梗各五钱 甘草二钱半 白芍 五味子各一钱五 党参三钱

水煎服。

人参黄芪散

治虚劳客热，肌肉消瘦，四肢倦怠，五心烦热，咽干颊赤，潮热盗汗，减食，咳嗽脓血。

党参 桔梗各一钱 秦艽 鳖甲酥炙 茯苓各二钱 知母一钱 半夏一钱

半 桑白皮 紫菀 柴胡各二钱半 黄芪三钱

服如前法。

滋阴保肺汤

黄柏盐水炒 知母 当归 白芍 生地 阿胶 橘红 紫菀各一钱 天冬 枇杷叶 桑白皮各一钱五分 麦冬三钱 五味子十五粒 甘草七分

水煎服不用引。

人参救肺散

治咳嗽吐血。

党参 黄芪 归尾 熟地各二钱 升麻 桑白皮 白芍 柴胡各一钱 苏木 陈皮 甘草各五分

上不用引，水煎，食送服。

劫劳散

治肺痿，痰嗽，痰中有血如红线，及盗汗发热，热后即冷，饮食减少，一切等症。

白芍 黄芪 党参 当归 茯苓 熟地 阿胶各二钱 半夏 五味子各一钱半 甘草一钱

上以生姜三片，大枣三枚为引。

噙化丸

治同前症。

香附米童便浸透 巴旦杏仁童便浸去皮尖炒 青黛 山栀仁 海粉 瓜蒌仁 诃子肉 马兜铃

上分两量病，共为细末，入白硼少许，炼蜜，少加姜汁和丸，弹子大，每晚噙化一丸。

天一丸

此壮水之主，以制阳光剂也，与前方兼服，治阴虚火动，咳血等症。

熟地三两 丹皮 黄柏 知母 枸杞 五味子 麦冬 牛膝 茯苓各一两

上为末，炼蜜丸，桐子大，空心，白汤吞入九十丸。

白芨枇杷丸

白芨一两 枇杷叶去毛 藕节各五钱

上为细末，另以阿胶五钱，蛤粉炒成珠，生地自然汁调之，火上炖化入药，为丸，龙眼大，每噙化一丸。

白芨莲须散

白芨一两 莲花须 侧柏叶 沙参各五钱

上为末，入藕汁，磨京墨，调药末二钱，如稀糊，啜服时用白汤冲下。

溲 血

小蓟饮子

治下焦结热，尿血成淋。

生地三钱 小蓟根 滑石 通草 淡竹叶 蒲黄各二钱 藕节二个 当归 山栀各二钱半 甘草一钱

水煎服。

当归散

治妇人小便出血，或时尿血。

当归四钱 羚羊角一钱半 赤芍 生地 大蓟叶各二钱

上以水二盅，煎八分，食前服。

治血淋效方

牛膝 黄柏 知母 泽泻各一两 麦冬 天冬 山栀各一两半 生地二两

上为末，粥和丸，梧子大，每服八九十丸，空心，白水送下。

又方

丹皮 当归 生地 山栀 白芍 草稍 滑石 茯苓 生姜皮各一钱

上用灯心一分为引。

柿蒂散

治血淋。

方用干柿蒂，烧灰存性为末，每服二钱，空心米饮调下。

治血淋神效方

海螵蛸 干生地 赤茯苓

上各等分，为末，每服一钱，柏叶、车前子煎汤送下。

蒲黄丸

治虚劳损肾，膀胱有热，尿血不止。

蒲黄 葵子 赤茯苓 黄芪各一两 车前子 当归 荆芥穗各七钱半 麦冬 生地各二两

上为细末，炼蜜丸，桐子大，每服三十丸，米饮下。

牡蛎散

治劳损，伤中，尿血。

牡蛎粉 车前子各一两 龙骨五钱 熟地两半 黄芩四钱 桂心三钱

上为细末，每服三钱，食前米饮调下。

如神散

治心脏有热，热乘于血，血渗小肠，故尿血。

阿胶珠 山栀仁 车前子 黄芩各一两 甘草三钱

上为细末，每服一钱五分，井花水调下。

治小便频数，卒然下血不止，并不疼痛，此缘心中积恶，机谋奸险，长怀嫉妒，多积忿气，伤心肝正气，又因色伤，小肠气虚，血乘虚妄行，故有此疾，宜此方。

桑寄生　熟地　茯苓　党参各三钱　川芎　独活　蒲黄　甘松各二钱　沉香一钱

上以水三杯，煎一杯，空心服。

赤豆当归散

赤小豆　当归各等分

上为细末，每服一钱五分，浆水调下，日三服。

下　血

平胃地榆汤

苍术　升麻　黑附子各一钱　地榆七分　白术　陈皮　茯苓　厚朴　干姜　葛根各五分　甘草　当归　神曲炒　白芍　益智仁　党参各三分

上以生姜三片，大枣二枚，水煎，食前服。

连蒲散

黄连　蒲黄各一钱半　黄芩　当归　生地　枳壳　槐角　白芍　川芎各一钱　甘草五分

上水煎，食前服，如酒毒，加青皮、干葛。湿毒，加苍术、白术各一钱。

乌荆丸

治诸风纵缓，言语謇涩，遍身麻痛，皮肤瘙痒，并妇人血风，头痛眼晕，及肠风脏毒，下血不止，有病风挛搐，头颔宽軃不收，六七服即瘥矣。

川乌去皮脐一两　荆芥穗二两

上为末，醋和丸，桐子大，每服二十丸，酒汤任下，不拘时刻，日三四服。

臭樗皮散

治痔漏，下脓血不止。

臭樗皮　石榴皮　黄连　地榆　阿胶各一两　艾叶三分

上为细末，每服二钱，食前米饮调下。

槐角散

治脾胃不调，胀满下血。

槐角二两　枳壳　当归　苍术　陈皮　厚朴各二两　乌梅　甘草各五钱

上为细末，每服二钱，食前白汤调下。

胜金丸

治肠风下血，溺血不止，及脏毒，或便血。

百药煎三两，一两生用一两炒焦一两烧灰存性

上研细末，米饮和丸，桐子大，每服五十九，空心米饮下。

肠风黑散

治脏毒下血。

荆芥　枳壳另用　乱发各一钱　槐花　槐角　猬皮各七分半　甘草五分

上同入砂罐内，泥封固，烧存三分性，倾湿地，出火气，同枳壳、炙馒头为末，每服二钱，食前温酒调下。

黄连散

治肠风下血，疼痛不止。

黄连　贯众　鸡冠花　乌梅　大黄各一两　甘草三分

上各等分，为末，每服二钱，不拘时，米汤调下。

卷柏丸

治脏毒。

卷柏　黄芪

上等分，为末，每服二钱，米汤调下。

蓄　血

通真丸

妇人通经，男子破血。

川芎_{去皮,米醋煮烂}　桃仁_{各四两}　益元散_{四两}　干漆_{烧存性}　杜仲_炒　牛膝_{各二两}

上为末，醋丸，桐子大，每服六七十丸。

大内伤丸

治瘀血停留脏腑。

白术_{黄土炒}　枳壳　黄芩_{各六钱}　厚朴_{姜汁炒}　香附_{童便炒}　苍术_{葱汁炒}　草果　木瓜　赤曲　三棱_{蜜汁炒}　蓬术_{蜜水浸炒各七钱}　青皮　川芎　白芍_{酒炒}　神曲_{另研}　枳实　石菖蒲　小茴香　上肉桂　甘草　乳香_{去净油各一两}

上研细末，留神曲末煮糊和为丸，弹子大，朱砂为衣，汤酒任下。多不过二丸。

心痛、胃脘痛

金铃子散

治热厥心痛，或作或止，久不愈者。

金铃子　玄胡索_{各一两}

上为末，每服三钱，温酒调下，痛止即服枳术丸。

煮黄丸

治饮食过多，心腹胀满，胁肋走气，痃癖刺痛，如神。

雄黄一两　巴豆五钱

上入白面二两，同研匀，滴水丸，如桐子大，滚水煮十二丸，滤入冷浆水内，令沉冷。每服时，用浸药冷浆下一丸，日十二时，下十二丸，以微利为度，不必尽剂。

妙香散

治心气不足，精神恍惚，虚烦少睡，夜多盗汗，常服补益气血，安镇心神。

山药姜汁炒　茯苓　远志　黄芪各一两　党参　桔梗　甘草各五钱　木香煨二钱半　辰砂三钱　元寸一分同辰砂另研

上为细末，每服二钱，不拘时，温酒调下。

失笑散

治妇人心气刺痛，不可忍。

五灵脂　蒲黄等分

共研细末，每用二钱，黄醋一勺，熬成膏，入水一杯，煎七分，热服。

大沉香丸

治冷气攻冲，心腹刺痛，及暴卒心痛。

沉香　干姜　姜黄　辣桂　檀香各四两　甘松　乌药　白芷　甘草各八两　香附一斤　白蔻仁二两

上为末，炼蜜丸，弹子大，每服一丸，食前细嚼，生姜汤下。

灵脂酒

治热气乘心作痛。

五灵脂　玄胡索　没药各等分去油

上研细末，每服二钱，温酒调下。

腹　痛

苦楝丸

治冷气奔腾，小腹疼痛，神效。

川苦楝子二两半　茴香二两　附子一两

上三味用酒二升，煮尽为度，焙干为末，每秤药末一两，入玄胡末五钱，全蝎十八个，炒丁香十八粒，为末和匀，酒糊丸桐子大，酒下五十丸，空心服，痛甚者，用当归一钱，煎酒送下。

胁　痛

复元活血汤

治从高坠下，恶血流于胁间，及疼痛不能忍者。柴胡五钱　蒌根　当归三钱　红花　甘草　穿山甲二钱　大黄一两　桃仁五十个酒浸

上以水三分，酒一分，煎服，以利为度，得利后痛，或不止，加乳香二钱，神效。

补肝散

山茱萸　柏心　薯蓣　天雄　茯苓　党参各五分　川芎　白术　独活　五加皮　川军各七分　防风　干姜　丹参　厚朴　细辛　桔梗各一钱半　甘草　菊花　贯众　陈曲　大麦蘖各一钱　橘皮三分

共为细末，每服二钱半，白汤调下，日二服。

气针丸

治久积风壅,心胸筑痛,两胁心胸似有针刺,六脉沉伏,按之手不可近,此方屡试神验,常服疏滞气,止刺痛。

木香 槟榔 青皮 陈皮 大黄各四两 二丑半斤生熟各半

上研细末,炼蜜为丸,梧子大,每服三十丸,姜汤送下,食前服,量虚实加减。

木通散

治男子妇人胁肋苦痛。

木通 青皮 萝卜子 小茴香各一两 川楝子一两,取肉,用巴豆半两同炒黄色去巴豆 滑石 莪术 木香半两

上研细末,每服三钱,不拘时,葱汤调下,甚者,不过三服。

芍药散

治妇人胁痛。

白芍 玄胡索 肉桂各一两 香附二两,醋一斤、盐半斤同煮干

上为细末,每服二钱,不拘时,白汤调下。

腰 痛

独活寄生汤

治肾气虚弱,冷卧湿地,腰腿拘急,筋骨挛痛,当风取凉过度,风邪流入脚膝,为偏枯、冷痹、缓弱疼痛,或腰痛牵引,脚重行步艰难。

独活 桑寄生 川杜仲 牛膝 细辛 秦艽 茯苓 桂心 防风 川芎 党参各一钱半 甘草 当归 白芍 熟地各一钱

上分两,量病加减,生姜为引。

牛膝酒

牛膝　川芎　羌活　地骨皮　五加皮　甘草　薏苡仁各一两　海桐皮二两　生地三两

上以绢袋装，用好酒二斗，浸二七日，开坛，每服十杯，日三次。

生附汤

治受湿腰痛。

附子生用　白术　茯苓　牛膝　厚朴　干姜　甘草各一钱　苍术　杜仲各一钱半

上以姜三片，枣二枚，水三杯，煎三杯，食前服。

摩腰膏

治老人腰痛，妇人白带。

附子尖　草乌尖　南星各二钱　朱砂　雄黄　樟脑　丁香一钱半　干姜一钱　元寸一分

上为末，蜜丸，龙眼大，用时取一丸，姜汤化开，如稠粥，火上烘热，放掌上，摩腰中，药尽贴腰上，即烘绵衣缚定，腰热如火。间二日用一丸。

乳香趁痛散

治打跌腰痛。

虎胫骨酒炙　败龟板酒炙各二两　麒麟竭　赤芍　当归　没药　防风　自然铜醋淬　白附子　辣桂　白芷　苍耳子炒　牛膝各三两　骨碎补　天麻　槟榔　五加皮　羌活各一两半

上为细末，每服一钱，温酒调下，若再加全蝎十枚，尤妙。

青娥圆

治肾虚腰痛。益精助阳，乌须壮足。用安胎饮送下，其效如有神助。

破故纸四两 杜仲四两，用生姜二两五钱捣汁拌炒

上为末，用胡桃三十个，研如膏，入少许炼蜜和丸，桐子大，每服五十丸，食前如调气散送下。

熟大黄汤

治坠堕闪锉，腰痛不能屈伸。

大黄 生姜各五钱

上同炒焦黄色，以水一盏浸一宿，去渣服。

无比山药丸

治诸虚百损，五劳七伤，肌体消瘦，目暗耳鸣。

赤石脂 茯神 山萸肉 熟地 巴戟天 牛膝去苗，酒浸 泽泻各一两 川杜仲姜炒汁 菟丝子酒浸 山药各三两 五味子六两 肉苁蓉四两酒浸

上为末，炼蜜丸，桐子大，每服三十丸，空心温酒或盐汤下。

橘香丸

橘核 茴香 葫芦巴 附子 庵䕡子 破故纸各等分

上药共研极细末，酒煮，面糊和丸，梧子大，每服三四十丸，用盐汤送下。

二至丸

治老人虚弱，肾气亏损，腰痛不可屈伸。

附子 桂心 杜仲 补骨脂各一两 鹿角 麋角各二两 鹿茸 青盐五钱

上为末，酒煮，面糊为丸，桐子大，每服七十丸，空心胡桃肉细嚼，盐汤或盐酒送下，如恶热药者，去附子，加肉苁蓉一两。

臂痛

舒经汤

治臂痛不能举。有人常苦左臂痛，或以为风为湿，诸药悉投，继以针灸、俱不得效，用此方而愈，盖是气血凝滞，经络不所致，非风非湿、腰以下食前服，腰以上食防服。

片姜黄二钱 赤芍 当归 海桐皮 白术一钱半 羌活 甘草各一钱

用生姜三片，水煎，磨沉香汁少许，冲服。

痹

加味五痹汤

治五脏痹症。

党参 茯苓 当归 白芍 川芎各一钱 五味子十五粒 白术一钱 细辛七分 甘草五分

用生姜三片，水煎，食远服。

肝痹，加枣仁、柴胡。

心痹，加远志、茯神、麦冬、犀角。

脾痹，加厚朴、枳壳、砂仁、神曲。

肺痹，加半夏、紫菀、杏仁、麻黄。

肾痹，加独活、官桂、杜仲、牛膝、黄芪 萆薢各一钱。

巴戟天汤

治冷痹，脚膝疼痛，行履艰难。

巴戟天 附子各二钱 五加皮 牛膝 钗石斛 萆薢 茯苓 防风各一

钱半 甘草五分

用生姜三片为引，水煎，空心服。

黄芪丸

治脾痹，肌肉消瘦，心腹胀满，水谷不化，食即欲呕，饮食无味，四肢怠惰，或时自利。

黄芪 石斛 附子 肉苁蓉（酒浸） 益智仁 白术 党参各一两 厚朴姜炙 桂心各一两半 五味子 当归 白蔻仁 枳实 盔沉香 良姜各七钱半 诃黎勒二两 吴萸各五两 丁香各五钱

上为末，煮枣肉，捣和为丸，梧子大，每服三十丸，空心温酒下。

紫苏子汤

治肺痹，胸心满塞，上气不下。

苏子 半夏 陈皮 桂心 党参 白术各一钱半 甘草八分

以姜五片，枣二枚为引。

舒筋丸

治筋骨不能屈伸。

海桐皮 没药 血竭 木香各二钱 肉桂 牛膝 虎骨 防风 木瓜 天麻各二钱半 乳香三钱 甜瓜仁五钱 沉香 楮实各一钱半 自然铜 当归各一钱

上为末，炼蜜丸弹子大，每服一丸，细嚼，温酒送下。忌热物。先饮酒，后服药。

行　痹

虎骨散

治风毒走注，疼痛不定，不得安卧。

虎胫骨二两　败龟板二两　麒麟竭　没药　自然铜醋淬　赤芍　当归　苍耳子炒　骨碎补去毛　防风　牛膝　天麻　槟榔　五加皮　羌活各十钱　桂心五钱　白附子　白芷各五钱

上为末，每服二钱，温酒调下，不拘时候。

桂心散

治风走注疼痛。

桂心　漏芦　灵仙　川芎　白芷　当归　木香　僵蚕　地龙各等分

上为末，每服二钱，温酒调下，不拘时候。

没药散

治遍身百节风虚冷劳，麻痹困弱，走注疼痛，日夜不止。

没药二两　虎骨四两醋炙

上为末，每服五钱，温酒调下，不拘时。日进二服

没药丸

治风毒走注疼痛，四肢麻痹。

没药　五加皮　怀山药　桂心　防风　羌活　白附子炮　白芷　骨碎补　苍耳子炒　自然铜各五钱醋淬　血竭二钱半　虎胫骨　败龟板各一两，醋炙

上为末，酒煮，面糊为丸，梧子大，每服二十丸，空心，温酒送下，日进二服。

十生丹

治风湿，走注疼痛。

天麻　防风　羌活　独活　川乌　草乌　首乌　当归　川芎　海桐皮

上各等分，研末，炼蜜为丸，重一钱，每服一丸，细嚼，清冷茶下。

八神丹

治风虚，走注疼痛，昏迷，无力，四肢麻木。

地龙　灵脂　威灵仙　防风　木鳖子各一两　白胶香　乳香各三钱　草乌一两

上为末，酒煮，面糊为丸，桐子大，每服五七丸，加至十丸，温酒送下。

一粒金丹

治腰膝风，走注疼痛。

草乌　五灵脂各一两　地龙　木鳖子各五钱　白胶香　当归各一两　细墨煅　乳香　没药各五钱　麝香一钱另研

上研末，糯米和丸梧子大，每服二三丸，酒送下。服药罢遍身微汗为效。

控涎散

治身及胁走痛。痰挟死血，加桃仁泥为丸，治走注疼痛。

威灵仙　栀子　当归　苍术各一钱　川芎七分　桃仁七粒　肉桂五分　甘草六分

上生姜五片，水二盅，煎八分，入童便半盏，竹沥半盏。煎沸热服，忌鸡肉、面食。

痛　痹

二妙散

治筋骨疼痛，因湿热者。如有气，加气药。如血虚，加补血药。如痛甚，以姜汁热辣服之。

黄柏　炒苍术等分

上为末，沸姜汤调下。如表实，气实者，加酒少许佐之。

一方，二妙为君，加甘草、羌活各二钱，陈皮、白芍各一钱，酒炒威灵仙五分为末服之。

乌头汤

治历节，不可伸屈，疼痛难禁。

麻黄　白芍　黄芪各三钱　甘草一钱　川乌五个捣碎，以蜜二升煎至一升，去乌用蜜

上以水三升，煎一升，滤去渣，入蜜再煎，每服七合，不拘时候，服尽为度。

痿

加味二妙丸

治两足湿痹疼痛，或如火疗，从足跗热起，渐至腰胯，或痹麻痿软，皆是湿病，此药主之。

苍术四两，米泔水浸　黄柏二两酒浸晒干　川牛膝　归尾　萆薢　防己　龟板各一两

上研细末，酒煮，面糊为丸，梧子大，每服百丸，空心姜盐汤任下。

王启玄《传玄珠》，耘苗丹三方，序曰：张长沙戒人妄服燥烈之药，谓药势偏有所助，胜克流变，则真病生焉，犹悯苗之不长而揠之者也，若禀气血不强，合服此丹而不知服，是不耘苗者也，故名耘苗丹。

上丹

养五脏，补不足，秘固真元，均调二气，和畅荣卫，保神守中，久服轻身耐老，健力能食，明目，降心火，交肾水，益精气，男子绝阳，庶事不兴，女子绝阴，乃不能妊，以致腰膝重痛，筋骨衰败、

面色黧黑，神志昏愦，寤寐恍惚，烦劳多倦，余沥梦遗，膀胱邪热，五劳七伤，肌肉羸瘦，上热下冷，服之半月，阴阳自和，肌肉光润。开心意、安魂魄，消饮食，养胃气。

五味子　百部　菟丝子　肉苁蓉各六两　杜仲　远志　枸杞子　白茯苓各四两　巴戟天　蛇床子　防风　山药　柏子仁各三两

上为末，炼蜜丸，桐子大，每服五十丸，食前温酒、盐汤任下。

春，煎干枣汤下。

夏，加五味子四两。

四季月，加肉苁蓉六两。

秋，加枸杞子六两。

冬，加远志六两。

食后，兼服卫生汤。

卫生汤

补虚劳、强五脏、除虚烦、养真气、退邪热、顺血脉、安和神志、润泽容色、常服通畅血脉，不生痈疽、养胃益津、自汗盗汗、并宜服之。

中丹

补百损，体劣少气，善惊昏愦，上焦客热，中脘冷痰，不能多食，心腹痞满，脾胃气衰，精血妄行。

黄芪　白芍　当归四两　茯苓　党参　桂心各二两　川椒　附子　黄芩各一两

上为末，粟米饮和捣千余下，为丸桐子大，每服五十丸，温酒送下，食前服。

小丹

补劳益血，去风冷百病，诸虚不足，老人精枯神耗，女子绝经断产，久服益寿延年，安神志定魂魄，流滋气血脉络，开益智慧，释散风湿，耳目聪明、皆功强壮，肌肤悦泽，添精补髓，活血驻颜。

熟地　肉苁蓉各六两　五味子　菟丝子各五两　柏子仁　天冬　巴戟　蛇床子　覆盆子　石斛各三两　续断　泽泻　人参　怀山药　山萸肉　桂心　石菖蒲　茯苓　杜仲各二两　天碓一两

上为末，炼蜜丸，梧子大，每服三十丸，食前温酒下，加至五十丸为度。忌五辛、生葱、芜荑、饧、鲤鱼。虚人加熟地。多忘，加远志、茯苓。少气神虚，加覆盆子。风虚，加天雄。虚寒，加桂心。小便赤浊，加茯苓、泽泻。吐逆，加党参。

续骨丹

治两脚软弱，虚羸无力，及小儿不能行。

天麻　附子　牛膝　木鳖子各五钱　草乌一钱　羌活五钱　乳香　没药各二钱　地龙一分

上为末，以生南星一两，无灰酒煮，糊为丸，鸡头子大，朱砂一钱为衣。薄荷汤磨一丸，食前服。

脚　气

第一竹沥汤

治两脚痹弱，或转筋皮肉不仁，腹胀起如肿，按之不陷，心中恶不能食，或患冷方。

竹沥一杯　甘草　秦艽　葛根　黄芩各二钱　麻黄三分　防己八分　细辛五分　桂心　干姜　防风各一钱　升麻六分　茯苓　附子　杏仁各一钱二

水七升，合竹沥煮取三升、分三服、取汗。

《千金方》无茯苓、杏仁，有白术。

乌头汤

治脚气疼痛，不能屈伸，方见痛痹。

大料神秘左经汤

治风寒、暑湿，流注足三阳经，手足拘挛疼痛，行步艰难。憎寒发热，自汗恶风、或无汗恶寒，头眩腰重，关节掣痛，或卒中昏塞，大小便秘涩，或腹痛，呕吐下痢，恶闻食臭，髀腿顽疾，缓纵不随，热闷惊悸，心烦气上，脐下冷痹，喘满气粗。

麻黄去节 干葛 细辛去苗 厚朴姜汁炒 茯苓 防风 枳壳 桂心 羌活 防己 柴胡去芦 半夏 黄芩 干姜炮 麦冬去心 甘草炙各等分

上以姜五片，枣一枚为引。

如自汗，去麻黄，加白术、牡蛎。肿满，加泽泻、木通。热甚无汗，减桂心，加橘皮、前胡、升麻。腹痛吐利，去黄芩，加白芍、附子。大便秘，加大黄、竹沥。喘满，加杏仁、桑白皮、紫苏。

四蒸木瓜丸

治肝肾脾三经气虚，受风寒暑湿搏着，流走经络，远年近日，或顽痹憎寒壮热，呕吐自汗，治疗不瘥，凡遇元气更变，七情心神不宁，必然动发或肿满。

大木瓜四个 威灵仙甜葶苈同入 黄芪续断同入 苍术橘皮同入 乌药黄松节同入

上各半两，将木瓜切盖去瓤，填药在内，盖定，酒洒蒸熟，三蒸三晒，取药出，焙干为末，研瓜为膏，和捣千余下为丸，梧子大，每服五十丸，空心温酒、监汤下。

续断丸

治肝肾风虚气弱，脚不可践地，腰脊疼痛，风毒流注下经，行上艰难小便余沥。此药补五脏内伤，调中益气，凉血，强筋骨，益智，轻身耐老，一切等症。

杜仲五两　五加皮　防风　薏苡仁　羌活　川续断各三两　萆薢四两　生地五两　牛膝三两半

上为末，好酒三升，化青盐三两，木瓜半斤，去皮、子，用盐酒煮成膏，和药末，杵千余下，丸如梧子大，每服三五十丸，空心食前，温酒盐汤任下。

薏苡仁酒

治脚痹。

薏苡仁二两　牛膝二两　海桐皮　独活　五加皮　防风　杜仲各一两　熟地各一两半　白术五钱

上杵碎，入绢袋内，用好酒五升浸之。春、秋、冬二七日。夏五日。每空心温服一杯，日三四次。

木香散

治脚气，心腹胀满，坚硬不消。

木香　诃黎勒皮　槟榔各三钱　桂心一钱　大黄煨　鳖甲各三钱

生姜五片为引。

大腹皮散

治风毒脚气，头面脚膝浮肿，心腹痞闷。

大腹皮　桑白皮　赤茯苓　郁李仁　槟榔　枳壳　紫苏各一钱　防风　木香　羌活各五分　木通　羚羊角各七钱半

姜五片为引。

泽泻散

治脚气，大小便秘涩，膀胱气壅，攻心腹痞闷。

泽泻　赤茯苓　枳壳各七钱半　木通　猪苓　槟榔各一两　二丑二两

上为末，每服二钱，生姜葱白汤调下，日二三服，以利为度。

活络丹

丈夫无脏气虚，妇人脾血久冷，诸般风邪，湿毒之气，留滞经络，流注脚手，筋脉挛拳，或发赤肿，行步艰辛，腰腿沉重，脚心吊痛，及上冲腹胁膨胀，胸膈痞闷，不思饮食，冲心闷乱，及一切痛风走注，浑身疼痛。

川乌　草乌　地龙　南星各六两　乳香三两　没药三两二钱

上为末，酒面和丸，梧子大，每服二十丸，空心，日午冷酒送下荆芥茶下亦得。

大圣散

治脚心冷痛。

木香　党参　甘草　茯苓　川芎　麦冬　黄芪　当归各一两

上为末，每服二钱，姜汤调下，不拘时。

鸡鸣散

治脚气第一品药，不问男女，皆可服。如感风湿流注、脚痛不可忍，筋脉浮肿者，并宜服之，其效如神。

槟榔三钱　陈皮　吴萸　木瓜各一两　苏叶三钱二分　桔梗　干姜各五钱

用水三大碗，煎一大碗，置卧处，次日五更分作三五次服，此剂只宜冷服，冬月略温。

卷 三

疠 风

桦皮散

肺壅风毒、遍身瘾疹瘙痒。治肺脏风毒，遍身疥疮，及瘾疹瘙痒，搔之成疮，又治面上风刺，及妇人粉刺。

荆芥穗　杏仁去皮，水一小盏煎半分，取出令干各二两　枳壳烧存性　桦皮烧成灰各四两　灸甘草五钱半两

上为末，每服二钱，温酒调下。

醉仙散《宝鉴》

治疠风遍身麻木。

胡麻子　牛蒡子　枸杞子　蔓荆子　白蒺藜　苦参　防风　瓜蒌根各五钱

上为细末，每一两五钱入轻粉二钱拌匀，每服一钱，清茶调下，辰午各服。至五七日，于牙缝中出臭涎令人如醉或下脓血，病根乃去，仍量人病之轻重虚实用药，病重者须先以再造散下之，候元气将复方用此药。忌一切炙爆厚味，只可食淡弱时菜。诸蛇以淡酒蒸熟食之，可以助药势。

宝鉴换肌散

治疠风久不愈，或眉毛脱落，鼻梁崩坏，其效如神。

白花蛇 黑花蛇各三两酒浸 地龙 当归 细辛 白芷 天麻 蔓荆子 威灵仙 荆芥穗各一两半 白菊花 苦参 紫参 沙参 木贼 白蒺藜炒 不灰木 甘草 天冬去心 赤芍 九节菖蒲 川乌 定风草 何首乌 胡麻子 草乌头泡去皮脐 苍术 木鳖子各一两

上各另为末，每服五钱，温酒调下，食后，酒多尤妙。

秦艽地黄汤

治风热血燥，筋骨作痛。

秦艽 生地 当归 川芎 羌活 防风 荆芥 甘草 白芷 升麻 白芍 大力子 蔓荆子各一钱

上水煎服。

海藏愈风丹

治癞病手足麻木，眉毛脱落，遍身生疮。及疠风瘾疹，皮肤燥痒，搔破成疮，并皆主之。

苦参一斤取末四两 皂角一斤剉碎、酒浸一宿，加水一碗，绞成汁入砂器内熬膏 土花蛇 白花蛇 乌稍蛇各一条去肠阴干，酒浸取净肉晒干为末

上药以苦参十二两为末，同蛇末和皂角膏为丸，梧子大，每服六七十丸，空心通圣散送下，干物压之，日进三服。间日浴之，汗出为度。

大白膏方

白芷 白术 前胡 吴茱萸一斤 川芎二斤 蜀椒 细辛各三两 当归 桂心各二两 苦酒四升

上药以苦酒浸药经一宿，取不中水，入铜器中煎去渣，下前药熬至白芷色黄膏成，贮瓶中，随病摩之即愈。

大黑膏方

治遍体生疮，脓血溃坏。

乌头　川芎　雄黄　胡粉　木防己　升麻　黄连　雌黄　藜芦　矾石各半两　杏仁　巴豆各十粒　黄柏二钱　松脂乱发各如鸡子大

上为末，以猪脂二斤合药煎，乱发消尽膏成，贮磁器内。先以盐汤洗，取膏涂之，日三次，勿令小儿妇人及鸡犬见。

浸酒法

苦参去上黄皮薄切曝干，捣令散，莫使作末，秤取三十斤，取不津瓮受两斛者，瓮底钻作孔，瓮底着二三十青石子，如桃李大鸡子许者，盖丸过底孔上二三寸，然后下消石末、苦参、酒一时着瓮中，卒孔入清酒二斛，以绵纸五六重扎紧，用小瓮口合上泥固，莫泄气。取酒服时，去卒酒从孔出，随量饮之，日一服，仍卒好，酒尽开瓮取渣，以干为度。若患不瘥者，皆由年多，十年者更作此药酒至两剂，无有不愈。

白花蛇丸

防风　金银花　枸杞子　槐花　苦参各二两　生地二两　荆芥穗一两半　川芎　黄芩　黄连　山栀子　黄柏　全蝎醋浸各一两　蝉蜕去净土二两　漏芦　乌药　首乌　牛膝　牛蒡子　连翘　天花粉　白蒺藜　威灵仙　细辛　狗脊　胡麻仁　蔓荆子各一两　白花蛇　乌稍蛇各一条去头连骨生用

如上头面者，加香白芷一两，如肌肉溃烂，加大皂角一两，一僧加海风藤一两。共为末，米糊和丸梧子大，每服五六十丸，清茶下。空心、午后、临卧各一服。

行药方

大黄　白牵牛　槟榔各一两　甘草三两　轻粉五分

共为末，每服二钱，白蜜三匙，姜汁二匙调服五更时进。病势重者七日行一次，稍轻者半月一次，轻者，一月一次或二十日一次，以三五遍为度。

防风天麻丸

治疠风及癞病均效。

防风 天麻 升麻 白附子 定风草 细辛 川芎 人参 丹参 苦参 玄参 紫参 蔓荆子 威灵仙 穿山甲 何首乌各二两 蜈蚣一对

上研细末，炼蜜为丸，分作九十丸，每服一丸，细嚼，温浆水送下，不拘时候，日三服，宜食淡白粥一百二十日，大忌房劳。将息慎口。

歙墨丸

治疠风神效。

歙墨烧存性 两头尖 甘草炙 香白芷 防风各二两 乳香三钱 川芎一两 五灵脂三两 麝香三分

酒糊丸，每两作十丸。每服一丸，食后细嚼，温酒送下，茶清亦得，日进二服。

八金散

金精石 银精石 玄精石 阳起石 磁石 滑石 石膏 禹余粮石各等分

共为末，入金银钳锅子内，以盐泥封口，文武火煅红候冷，研成粉，入水银半两、轻粉一钱，研令不见星，却入余药再研匀，令患人先洗疮擦干，用小磨香油调稠作剂子，于有疮处擦之，此药兼治疙瘩，擦药之后，大忌饮水，至三日，口中涎出为度，二次药了，宜用贯众汤漱口，不可咽下药汁，第四日一伏时，依前上药，第七日不可更用，见效即止。

贯众汤

漱口安牙

贯众四两

用净黑豆半升，水三碗者软，用前药毕，以此急漱口去毒，恐伤牙齿也。

又方加黄连一两。

治疠风须眉已落，却令再生

乌芝麻油一斤 丁香一两 姜汁 铁生末各一合 附子 木香 诃黎勒皮 垣衣七钱半 羊粪十粒

上为细末，入油及姜汁，以不津器盛中封固，于马粪中埋三七日，药成。以中指点于生铁器内，摩三七下，即涂要生处熟揩之，以干为度，十五日内，眉发即生。

鹤膝风

伊祁丸

治鹤膝风及腰膝风缩，风痓，手足指节，皆如桃李痛不可忍。

伊祁一条全者 白附子 阿魏 桂心 香白芷各一两 乳香七钱半 当归 北漏芦 芍药 威灵仙 地骨皮 牛膝 羌活 安息香各一两 桃仁同安息香研 没药七钱半

上为丸，如弹丸大，空心暖酒化下一丸。以童便并酒二升炒熟，炼蜜和丸弹子大，每服一丸，空心温酒化下。

经进地仙丹

治男子五劳七伤，肾气虚惫，精神耗减，徒步艰辛，饮食无味，眼昏耳焦，面色黧黑，皮肤枯燥，女人血海虚冷，月经不调，脏寒少子，下部秽恶。又治诸痔瘘疮，肠风泻血，诸风诸气，并皆疗之。

人参 黄芪各一两半 附子炮 川椒 苁蓉 川乌炮 茯苓白 甘草 白术各二两 菟丝子 覆盆子 天南星 防风 白附子 何首乌 牛膝 狗脊 赤小豆 骨碎补 乌药 羌活 萆薢各二两 木鳖子 地龙各三两

上为末，煮酒面糊为圆，如梧桐子大，每服三十圆，加至四十圆，空心，温酒吞下。

大防风汤

治足三阴亏损，寒湿外邪乘虚内侵，患鹤膝，附骨等疽，不问已溃未溃，宜先用此。用三五服后更用调补之剂。

川芎一钱半 辣桂 黄芪 杜仲 熟地 炙甘草各五分 白芍 附子 牛膝各一钱 白术 羌活 人参 防风各一钱

水煎服。

痉

麻黄加独活防风汤

刚痉，发热无汗，恶寒。

麻黄八分 桂枝 杏仁三钱 甘草五分 独活 防风各一钱

水二盅煎半，温服。

白术汤

上解三阳，下安太阴。主伤风寒。

白术 防风各三钱

如发热引饮者，加黄芩、生甘草各一两，头痛恶风者加羌活散三钱半、川芎、细辛，身热目痛者加石膏、知母、白芷，往来寒热而呕吐者加柴胡、半夏，心下痞者加枳实，有内症者加大黄，量虚实加减之。

桂枝加川芎防风汤

治发热自汗而不恶寒，名曰柔痉。

桂枝　白芍　生姜各一钱半　防风　川芎各一钱　甘草六分

大枣三枚为引。

防风柴胡汤

治汗下后不解，乍静乍燥，目直视口噤，往来寒热，脉弦，此少阳风痉。

柴胡　防风各二钱　半夏　党参　黄芩各一钱半　甘草一钱

生姜、大枣为引。

附子散

治伤寒阴痉手足厥冷，筋脉拘急，汗出不止，颈项强直，头摇口噤。

桂心　川芎各三钱　独活五钱　附子　白术各十钱

共研细末，每服三钱，用大枣汤冲下。

瘦疯拘挛

防风散

治风虚劳，筋脉拘挛，腰膝疼痛。

防风　五加皮　萆薢酒浸　薏苡仁　海桐皮　枳壳　赤芍　桂心　熟地　黄芪　杜仲　牛膝各一两　续断　鼠黏子　羚羊屑各七钱半

共为细末，每服三钱，温酒调下，日进三服，忌生冷油腻、青滑鱼肉。

三黄汤

治中风，手足拘急，百节疼痛，烦热心乱，恶寒，不欲饮食，并治贼风，偏风腲腿，猥退风半身不遂，失音不言。

麻黄_{去节} 独活_{各一两} 黄芩_{七钱半} 黄芪_{五钱} 细辛

分作五剂，右用水煎服。

若心热加大黄半两，胀满加枳实一分，气逆加人参三分，心悸加牡蛎三分，渴加瓜蒌根，寒加附子一枚，炮熟入。

木瓜散

筋虚极，好悲思，脚手拘挛，伸动缩急，腹内转痛，十指甲痛，数转筋，甚则舌卷囊缩，唇青，面色苍白，不得饮食。

木瓜 虎胫骨_{醋炙} 五加皮 当归 桑寄生 人参 酸枣仁 柏子仁 黄芪_{各一钱} 甘草_{五分}

生姜五片为引。

百倍丸

治腰膝疼痛，筋脉拘急，行步艰难。

败龟板 虎骨粉 肉苁蓉 牛膝 没药 乳香 木鳖子 骨碎补 破故纸 自然铜_{各等分}

为细末，酒煮面糊为丸，梧子大，每服四五十丸，空心温酒送下，日二次。

续断丹

治中风寒湿，筋挛骨痛。

续断 萆薢 牛膝 木瓜 杜仲_{各二两}

上研末，炼蜜为丸，每两分作四丸，每服一丸，细嚼温酒送下，不拘时候。

眩　晕

钩藤散

治肝厥头晕。

钩藤　陈皮　半夏各一钱　麦冬　茯苓　石膏　党参　甘菊　防风各一钱半　甘草八分

上以生姜七片煎服。

羌活汤

治风头眩，筋脉拘急，痰涎壅滞，肢节烦痛。

羌活　前胡　石膏　白茯苓　川芎　枳壳　黄芩　甘菊花　防风各一钱　细辛　甘草　蔓荆子　麻黄　鸡苏三叶各五分

上以生姜三片为引。

防风通圣散

汗法，如涎嗽，加半夏五钱，生姜制过。

防风　川芎　当归　白芍　大黄　薄荷　麻黄　连翘　芒硝各五钱　石膏　黄芩　桔梗各一两　滑石三两　甘草二两　荆芥　白术　栀子各二钱半

上以生姜三片为引。

贾同知通圣散

无芒硝、缩砂。

崔宣武通圣散

加缩砂。

刘庭瑞通圣散

有缩砂，无芒硝，其余皆同。

若劳汗当风，寒薄为皶，郁乃痤，此劳汗出于玄府，脂液所凝，去芒硝，倍当芍，发散玄府之风。当调其荣卫俗云风刺，或生瘾疹，或赤或白，倍麻黄、盐豉、加葱白，出其汗，麻黄去节，亦去芒硝，咸走血而内凝，故不能发，汗罢依前方加四物汤、黄连解毒汤三药合而饮之，日二服。故内经曰：以苦发之，谓热在肌表连内也。小便淋闭，去麻黄加滑石、连翘，煎调木香末服之。

麻黄主表，不主于里，故去之。腰胁痛走注疼痛者，加硝石、当归、甘草水煎，调车前子末、海金砂各一钱。

内经曰：腰者肾之府破伤风者，如在表则辛以散之，在里则苦以下之，兼散之，汗下后，通利血气、祛逐风邪，每一两内加荆芥穗、大黄各二钱水煎，调全蝎，羌活末各一钱。诸风潮癎潮搐，小儿急慢惊风，大便秘结，邪热暴甚，肠胃干燥，寝汗切牙上窜睡语，如肌肉蠕动者，调羌活末一钱，故经曰肌肉蠕动，命微风，筋转惊悸，肌肉蠕动，加大黄、栀子、茯苓、羌活。风伤于肺，咳嗽喘急者，每一两加半夏、桔梗、紫菀。如打扑伤损，肢节疼痛，腹中恶血不下，加当归、大黄各三钱半，调乳香、没药末各二钱。饮酒中风，身热头疼如破者，加黄连须二钱、葱白十茎，依法服之立愈。慎勿用桂枝麻黄解之，头旋脑热，鼻塞，浊涕时下，每一两加黄连，薄荷各二钱半，如气逆者，调木香末一钱服之。

沉香磁石丸

治上盛下虚，头目眩晕，耳鸣耳聋。

沉香　蔓荆子　青盐　甘菊花　巴戟天　葫芦巴　山药　川椒　磁石　山茱萸　附子　阳起石各一两

上研细末，酒煮，米糊为丸，梧子大，每服五十丸加至七十丸，空心盐汤送下。

狂

牛黄膏

治妇人热入血室，发狂不认人者。

牛黄二钱半 朱砂 郁金 丹皮三钱 樟脑 甘草一钱

共为细末，炼蜜和丸，皂角子大，每服一丸，新汲水化下。

朱砂圆

镇心神，化痰涎，退潮热，利咽膈，止烦渴。

硼砂一分 朱砂五十两 麝香 梅花脑各半两 脑子 牙硝各一两 甘草五斤 寒水石四两 上研匀，用甘草膏和，每两作一百圆。每服一圆，含化。小九夜啼，薄荷水化下。

上研末，水和为圆，分作六百个，每服一圆至五圆。疼盛潮热用薄荷、沙糖、生葛、自然汁、井水下。狂言谵语，涎壅膈上，地龙三两 薄荷及沙糖水研服。心神不宁，金银箔、薄荷汤化下。

痫

龙脑安神丸

治男妇小儿五积癫痫，无问远年近日，发作无时，但服此药，无不愈者。

桑白皮 地骨皮 粉甘草各一两 犀角屑 台人参 寸麦冬 明朱砂 茯神各二两 脑香 当门子 西牛黄各三钱 金箔三十五片 马牙硝二钱

上研细末，炼蜜和丸，如弹子大，金箔为衣，如有风痫病岁久冬月温水化下，夏月用凉水化下，不拘时候。如病二三年者，日进三服，小儿一丸分作二服。又治男女妇虚劳发热喘嗽，新汲水一盏化下。

杨氏五痫丸

治癫痫潮发，不问新久均效。

白附子五钱炮 半夏二两汤洗 皂角二两（捣碎，用水二升，揉汁去渣，入白矾于汁内，熬干为度） 天南星 生白矾各一两 乌梢蛇一两酒浸 白僵蚕一两五钱 全蝎二钱 蜈蚣半条 上元寸三分 明朱砂二钱 雄黄一钱五分 麝香

上研细末，生姜汁煮，面糊丸梧子大，每服三十丸，温生姜汤下。食后服。

胜金丸

治风痫有惊骇，不时眩晕潮搐，口吐痰沫，忽然扑地，不省人事。

天南星 皂角 川乌 细辛 桔梗 威灵仙 何首乌 白矾 白僵蚕 乌蛇各一两 荆芥穗二两 川芎二两

上研细末，酒和丸，桐子大，每服二十丸，温酒下，日进二服。

雌雄丸又名（六诊丹）

治风痫失性，颠倒欲死，或作牛吼马嘶，鸡鸣，羊叫猪声，脏腑相引，气争瘈疭，吐沫流涎，久而方苏。

雌黄 雄黄 真珠各一两 青铅二两 朱砂五钱 水银一两半

上为细末，炼蜜和丸，梧子大，每服三丸加至五丸，用姜枣煎汤送下。

远志汤

治心虚烦热，夜卧不宁及病后虚烦。

远志 黄芪 当归 麦冬 酸枣仁 石斛各一钱半 人参 茯神七分 甘草五分

烦甚者加淡竹叶、知母食远服。

济生小草汤

治虚劳忧思过度，遗精白浊，虚烦不安。

小草 黄芪 当归 麦冬 石斛 酸枣仁 人参各一钱 甘草炙五分

以生姜五片为引，不拘时服。

分气饮

治脾胃虚弱，气血不和，胸膈不利，或痰气喘嗽，饮食少思一切等症。

陈皮 茯苓 半夏 桔梗 大腹皮 紫苏梗 枳壳 白术 山栀各一钱 甘草炙五分

上用姜三片枣二枚为引。

谵 妄

桃奴汤

治中恶诸尸蛊疰，心腹卒绞痛方。

桃奴 当归 人参 干姜 川芎 甘草 桂心各二钱 鬼箭羽 犀角屑各一钱 元寸一分 丹砂一两

如腹胀加大黄。

茯神散

治心脏风邪，见鬼妄语，有所见闻，心悸恍惚。

茯神一两 远志 黄连 沙参五钱 人参 石菖蒲 羚羊屑各七钱半 赤小豆 甘草各三钱

上为细末，每服三钱。

夺命散

治产后血晕，入心经，语言颠倒，健忘失志。

没药　血竭

上二味等分，共为极细末，用童便、细酒各半煎二三沸，调下二钱，良久再服，其恶血自下行。

调经散

治产后心中烦燥，起卧不安，乍见鬼神，言语颠倒，此药主之。每服加龙胆一捻，得睡即安。

没药　琥珀　桂心各一钱　白芍　当归各二钱　细辛五分　麝香少许

上为细末，每服五分，温酒姜汁调下。

半夏汤

治胆腑实热，精神恍惚，寒湿泄泻。或寝汗憎风，善太息。

半夏一钱半　黄芩　远志各一钱　秫米一撮　生地二钱　酸枣仁三钱　宿姜一钱半

长流水煎服。

惊

温胆汤

治心胆虚怯，触事易惊，或梦寐不祥，遂致心惊胆慑。气郁生涎，涎也气搏，变生诸证，或短气悸立，或复自汗。

半夏　枳实　竹茹各一钱二　甘草四分　白茯苓一钱　橘皮六分

上用姜枣为引，分两量病加减。

平补镇心丹

治心血不足，时或怔忡，夜多异梦，如堕崖谷，常服安心肾益荣卫。

酸枣仁二钱五分 车前子 白茯苓 麦冬 茯神 五味子 肉桂各一两二钱五分 龙齿 熟地 天冬 远志 山药各一两五钱 人参 朱砂各五钱

上为细末，炼蜜为丸，梧子大，每服三十丸，空心米汤温酒送下。

琥珀养心丹

治心血虚，惊悸，夜卧不宁，或怔忡心跳者。

琥珀二钱另研 龙齿一两另研 远志 石菖蒲 酸枣仁 茯神 人参各五钱 当归 生地各七钱 柏子仁五钱 牛黄一钱 黄连 朱砂各三钱另研为衣

上研细末，将牛黄、朱砂、琥珀、龙齿研极细，以猪心血和丸米大，金箔为衣，每服五十丸，用灯心汤送下。

定志丸

治心气不足，惊悸恐怯。

石菖蒲 远志二两 茯神 人参三两

上为细末，炼蜜丸桐子大，每服五十丸，用米汤下。

一方、去茯神研末，名开心散，每服二钱。

宁志丸

治心虚血少，多惊。

人参 茯苓 茯神 柏子仁 远志肉 琥珀 酸枣仁 当归各五钱 乳香 朱砂 石菖蒲各二钱五分

上为细末，炼蜜为丸，梧子大，每服三十丸，食后枣汤送下。

人参远志丸

治心气不安，惊悸恍惚。

人参 远志 酸枣仁 黄芪各五钱 桔梗 官桂 丹砂各二钱半 天冬 茯苓 菖蒲各七钱五分

上研细末,炼蜜为丸桐子大,每服三十丸,空心米汤送下。

茯神散

治风惊,心神不定,常多恐怖。

茯神 生干地黄 人参 石菖蒲 沙参各一两 天冬一两半 甘草 远志 犀角屑各五钱

上为细末,每服三钱,赤小豆二十粒,煎汤送下。

金箔散

治风惊,手足颤掉,神昏错乱。

金箔 银箔各五十片 铁粉二两 人参 琥珀 酸枣仁 犀角屑各一两 龙齿一两五钱 牛黄五分 茯神 麦冬一两五钱 防风 葳蕤 玄参 露蜂房各七钱五分

上为细末,入牛黄、金银箔,更研令匀,每服一钱,薄荷酒调下,不拘时服。

悸

半夏麻黄丸

半夏 麻黄各等分

上研细末,炼蜜为丸,小豆大,每服三丸,日三次。

《济生》益荣汤

思虑过多,耗伤心血,心血既伤,神无所守,是以怔忡恍惚,善悲忧,少颜色,夜多不寐,小便或浊。

当归 黄芪 小草 酸枣仁 柏子仁 茯神 木香 白芍 人参 麦冬 紫石英 甘草各一钱

姜枣为引。

八物定志丸

补益心神，安定魂魄，治痰，去胸中邪热。

人参一两五钱 菖蒲 远志 茯神 茯苓各一两 朱砂 白术 麦冬各五钱

上为末，炼蜜丸梧子大，大米饮下三十丸，不拘时。

天地丸

治心血燥少，口干咽燥，心烦喜冷，怔忡恍惚，小便黄赤，或生疮疡。

天冬二两 熟地一两

上为末，炼蜜丸梧子大，每服百丸，人参汤送下。

健 忘

归脾汤

治思虑过度，劳伤心脾，健忘怔忡。

人参 茯神 龙眼肉 黄芪 酸枣仁 白术各钱半 木香 炙甘草各五分

上以姜五片，枣二枚煎服。

薛新甫方，加远志肉 当归身各一钱。

大益智散

治心志不宁，语言健忘。

熟地 人参 茯苓 肉苁蓉各二两 菟丝子 远志各七钱五分 蛇床子二钱五分

上为末，每服一钱，米饮调下，日二服，忌猪肉。

不忘散

石菖蒲 茯苓 茯神 人参各一两 远志一两七钱五分

上为末，每服一钱，食后温酒下。

自 汗

正元散

治下元气虚，脐腹胀满，心胁刺痛，泄痢呕吐，自汗，阳气甚微，手足厥冷及伤寒阴证，霍乱转筋，久下冷痢，少气羸困及一切虚寒之症。

红豆 干姜 陈皮各三钱 人参 白术 甘草 茯苓各二两 肉桂 乌头各五钱 附子 山药 川芎 乌药 干葛各一两 黄芪一两钱

上为末，每服三钱，生姜三片、大枣五三枚、盐少许煎汤调服。

大补黄芪汤

黄芪蜜炙 防风 山茱萸 当归 白术 肉桂 川芎 炙甘草 人参各一钱 五味子十粒 茯苓一钱半 熟地二钱 肉苁蓉三钱酒浸

上以姜枣为引，分两量症加减。

不能食

和中丸

治久病恹恹日久，而脏腑或秘、或结、或溏、此皆胃虚所致也，常服和中温气，消痰去湿，浓肠胃，进饮食。

白术二两四钱 厚朴二两 陈皮一两六钱 半夏一两 槟榔 枳实各五钱 甘草炙四钱 木香二钱

上为细末，姜汁蒸饼为丸梧子大，温水送下，每服三十丸。

启脾丸

治脾胃不和，气不升降，中满痞塞，心腹膨胀，肠鸣泄泻，不思饮食。

人参　白术　青皮　陈皮　神曲　麦曲　砂仁　干姜　厚朴_{姜汁制各一两}　灸甘草_{六钱}

上为细末，炼蜜丸弹子大，每服一丸，食前细爵，用米饮送下。

和胃丸

治脾胃虚冷，食即呕逆，水谷不化，时泄痢。

厚朴_{姜汁灸四两}　干姜_炮　当归_{一两}　白术　半夏　陈皮_{各二两}　诃梨勒皮_{七钱半}　槟榔　桔梗　人参　甘草_{各五钱}

上为末，酒和丸桐子大，每服十五丸，姜枣汤下，米饮亦可，此丸不拘时服。

健脾丸

治一应脾胃不和，饮食劳倦。

白术_{一两半}　木香　黄连_{酒炒}　甘草_{七钱半}　茯苓_{二两}　人参_{一两半}　神曲　陈皮　砂仁　麦芽　山药　肉豆蔻_{去油各一两}

上为细末，蒸饼和丸如绿豆大，每服五十丸，下午一次用陈米煎汤送下。

喑

诃子汤

治失音，不能言语。

诃子_{四个}　桔梗_{一两半}　甘草_{二寸半}

上三味，俱用半生半熟为细末，每服二钱，童便一盅，水一盏前五七沸调服，甚者不过三服。

发声散

治咽喉语声不出。

瓜蒌皮 僵蚕 甘草各五等分

上为细末，每服三钱，温酒或生姜汁调下，再用五分绵裹噙化，咽津亦得，日二三次。

治暴嗽失音语不出方。

杏仁 姜汁 砂糖 白蜜 五味子 紫菀各三两 通草 贝母四两 桑白皮五两

上用水五升，煮五味子、桑白皮、紫菀、通草、贝母，取三升去渣，入杏仁泥、姜汁、白蜜和匀，微火煎取四升，初服四合，日二服、夜一服，后稍加焉。

消　瘅

加减地骨皮散

治上消

知母 柴胡 甘草 半夏 白芍 地骨皮 赤茯苓 石膏 黄芩 桔梗各等分

为末，每服三钱，姜汤调下，不拘时。

宣明黄芪汤

治心寒移于肺，为肺消，饮少溲多，当补肺平心。

黄芪三钱 五味子 人参 桑白皮 枸杞子 麦冬各二钱 熟地一钱半

水煎温服。

钱氏白术散

治虚热而渴。

人参 白术 茯苓各二钱 藿香一钱半 木香 甘草各八分 干葛一钱。

宣明麦冬饮子

治心移热于肺，传为膈消，胸满心烦，精神短少。

人参 茯神 麦冬 五味子 生地 炙草 知母 葛根 瓜蒌根

上各等分，淡竹叶十四片，水煎服。

易老门冬饮子

治老弱虚人大渴。

人参 枸杞 茯苓 甘草各七钱半 五味子五钱 麦门冬去心，五钱

生姜为引煎服。

乌金散

治热中，多因外伤燥热，内用意伤脾，饮啖肥腻，热积胸中，致多食数溲，小便过于所饮，亦有不渴，而饮食自消为小便者。

黄丹 烧存性各一两 细墨

上为末，每服三钱，食后先用水嗽口，待心中热渴欲饮水，便以冷水调下。

参蒲丸

治食，胃中结热，消谷善食，不生肌肉。

人参 赤茯苓 石菖蒲 远志 地骨皮 牛漆酒浸晒一两

上为末，炼蜜为丸如豆大，每服二十九，米饮送下。

加味钱氏白术散

治消中，消谷善饥。

人参 茯苓 白术 枳壳 柴胡 藿香 干葛 北五味子 广木香 甘草各一钱

水煎食送服。

清凉饮子

治消中，能食而瘦，口舌干自汗，大便秘结，小便频数。

羌活梢 柴胡梢 黄芪根 甘草梢 黄芩 知母 炙甘草各一钱 酒生地 防己 防风梢各一分 桃仁 杏仁各五粒 当归六分 升麻梢四分 红花二分 黄柏 龙胆草 石膏各钱半

上以水二盏、酒一盏煎服。

甘露膏

又名兰香饮子治消渴，饮水极多，善食而瘦，自汗，大便结燥，小便频数。

石膏二钱 知母一钱半 甘草半生半熟 防风根各一钱 人参 法半夏 兰香 白豆蔻 连翘 桔梗 升麻各五分

上为末，每服三钱，用淡盐汤调下，日二次。

天冬丸

治初得消中，食已如饥，手足烦热，背膊疼痛，小便白浊。

天冬 土瓜根 瓜蒌根 熟地 知母 肉苁蓉 赤石脂 鹿茸 泽泻 五味子各两半 鸡内金三个 桑螵蛸十个 牡蛎二两 苦参一两

上为末，炼蜜丸，梧子大，每服二十丸，粟米饮送下，食前服。

苁蓉丸

苁蓉酒浸 磁石煅 熟地 山萸肉 桂心 山药 牛膝酒浸 茯苓 黄芪盐水浸 泽泻 鹿茸 远志 石斛 萆薢 覆盆子 五味子 破故纸 巴戟天 龙骨煅 菟丝子 杜仲各五钱 附子六钱

上为末，炼蜜，梧子大，每服五十丸，空心米汤下。

双补丸

治肾虚水涸，燥渴劳倦。

鹿角胶二两 茯苓 人参 薏苡仁 熟地木瓜 肉苁蓉 菟丝子 石斛 覆盆子 当归 五味子 黄芪各一两 沉香 泽泻各五钱 生麝香

上研细末，炼蜜为丸桐子大，朱砂为衣，每服五十丸，空心用枣汤送下。

六神汤

治三消渴疾。

莲房 干葛 枇杷叶 甘草 瓜蒌根 黄芪

上各等分，水煎空心服，小便不利加茯苓、泽泻。

菥蓂丸

治强中为病，茎长兴盛，不交精溢自出，消渴之后，多作痈疽，皆由过服丹石所致。

菥蓂 大豆 茯神 磁石 玄参 石斛 瓜蒌根 地骨皮 鹿茸 沉香 人参 熟地黄

上为末，用猪肾一具煮烂，杵和为丸梧子大，绍酒和丸，炼蜜亦好，每服七十丸，空心盐汤送下。

瞿麦汤

治消渴欲成水气，面目并足膝胫浮肿，小便不利。

瞿麦穗 泽泻 滑石各五钱 防己七钱半 桑螵蛸四个 黄芩 大黄各钱半

分作四剂，不用引，水煎空心温服。

乌梅木瓜汤

治饮酒多，发积为酷热，熏蒸五脏，津液枯燥，血位小便并多，肌肉消烁，专嗜冷物寒浆。

乌梅连子捶破 木瓜干 麦曲 甘草 草果各一钱

上以生姜五片为引。

枳椇子丸

治证同前。

枳椇子二两　麝香

上研末，面和丸桐子大，每服三十丸，空心盐汤送下。

三神汤

治证同前。

乌梅肉一两　远志　甘草水煮后用姜汁拌　枳实各一两

夏加黄连五钱，春秋冬不用，分作五剂

上用精糯稻根一握，或白茅根为引煎服。

黄　疸

参术健脾汤

治发黄日久，脾胃虚弱，饮食少思。

人参　白术钱半　白茯苓　陈皮　白芍　当归各一钱、炙甘草七分

大枣三枚为引　色疸，加黄芪、炒白扁豆各一钱。

大茵陈汤

治黄疸，及头汗出欲发黄。

茵陈五钱　大黄三钱　栀子三个半

上味水三升三合半，先入茵陈减一半，再入二味，煮取一升，去滓，分三服，小便利出。如皂角汁，一宿腹减，黄从小便出也。

山茵陈散

治疸证发热，大小便秘涩。

山茵陈　栀子各二钱　赤茯苓　枳实各钱半　葶苈子一钱　甘草一钱

姜三片为引，食前服。

泄　泻

浆水散

半夏　良姜　干姜　肉桂　附子炮各一钱　甘草六分

水煎空心服。

桃花丸

治肠胃虚弱，冷气乘之，脐腹搅痛，下痢纯白，或冷热相搏，赤白相杂，肠滑不禁，日夜无度。

赤石脂　干姜各等分

上为末，面和丸梧子大，每服三十丸，空心食前米饮下，日三服。

玉龙丸

治一切暑毒、伏暑、腹胀疼痛神效。

硫磺　硝石　滑石　明矾各一两

共研末，用无根水滴为丸，每服三十丸，甘草汤下。

麦米丸（曲术丸）

治时暑暴泻，壮脾温胃，及治饮食所伤，胸膈痞闷。

神曲炒、苍术米水浸一宿炒各等分

共研末，和丸梧子大，每服三十丸，温米饮下，不拘时。

麦糵枳术丸

治症同前。

白术四两　枳实二两　陈皮　半夏　神曲　麦芽　楂肉各半两

如胃寒或冬月，加砂仁一两，气滞不行，加木香五钱，常有痰火又兼胸膈痞闷加黄连，茯苓各一两。

上为细末，鲜荷叶煮汤、老仓米蒸饭为丸桐子大，每服百丸，食远白水送下。

五味子丸

治下元虚寒，火不生土，及肾中之土不足，以致关门不闭，名曰肾泄，亦曰脾肾泄。

人参　五味子　破故纸　白术各二两　山药　白茯苓各半两　吴茱萸　巴戟　肉果各一两　龙骨五钱

上为末，酒和丸梧子大，每服七十丸，空心盐汤送下。

四神丸

治脾胃虚弱，大便不实，饮食不思，泄泻腹痛。

肉豆蔻　五味子各二两　补骨脂四两　吴茱萸一两

上为末，姜汁拌枣百枚，煮取肉和丸桐子大，每服五七十丸，空心食前白汤下。

澹实四神丸

治肾泄、脾泄。

肉豆蔻二两生用　破故纸四两　茴香一两　木香五钱

上为末，姜煮枣肉和丸梧子大，每服五六十丸，空心盐汤下。

吴茱萸散

治肠痹，寒湿内搏，腹满气急，大便飧泄。

吴茱萸　肉豆蔻　干姜　甘草各五钱　宿砂仁　陈曲　白术各一两　厚朴　陈皮　良姜各二两

上为末，每服一钱，食前米饮调下。

草豆蔻散

治肠痹，风寒湿内攻，腹痛飧泄。

草豆蔻　陈皮各一两　官桂　白豆蔻　当归　木香　白术　良姜各五钱

丁香三钱

上为末，每服一钱，食前姜枣汤下。

痢

大黄汤

治泻痢久不愈，脓血稠黏，里急后重，日夜无度，诸方不见效者。

用大黄一两剉

好酒二盏浸半日，煎至盏半去渣，分二服。痢止为末再服，取利为度，后服芍药汤和之，痢止更服白术黄芩汤、盖彻其毒也。

加减平胃散

经云四时皆以胃气为本，久下血则脾胃虚损，血水流于四肢、却入于胃，而为血痢，宜服此方滋养脾胃。

白术 厚朴 陈皮各一钱半 木香 槟榔 甘草各七分 桃仁 人参 黄连 阿胶 茯苓各一钱

姜三片为引，分两随病加减。

如血多加桃仁，热泄加黄连，小便涩加茯苓、泽泻，气不下后重加槟榔、木香，腹痛加官桂、白芍、甘草，脓血多加阿胶，有湿多加白术，脉洪大加大黄。

青六丸

去三焦湿热，治泄泻多，与清化丸同服。并不单服，兼治产后腹痛或自利者，能补脾补血，亦治血痢效。

六一散三钱 红曲米一钱

饭为丸，酒和亦可，每服三钱，冷水送下。

苍术地榆汤

治脾经受湿，下血痢。

苍术三两　地榆一两

分四服水二盏，煎一盏温服。

地榆丸

治泻痢或血痢。

地榆　当归　阿胶　黄连　诃子　木香　乌梅去核各五钱

上研末，炼蜜丸桐子大，每服二三十丸，空心陈米饮送下。

黄连丸

治一切热痢及休息痢，日夜频并，兼治下血黑如鸡肝色。

黄连二两　羚羊角　黄柏各两半　赤茯苓去黑皮，半两

上为末，炼蜜丸梧子大，每服二十丸，姜蜜汤送下，暑月用之尤验。一方用白茯苓，腊茶送下。

郁金散

治一切热毒痢，下血不止。

川郁金　槐花各五钱　甘草二钱半

上为末，每服二钱，食前豆豉汤调下。

导气汤

治下痢脓血，日夜无度，里急后重。

木香　槟榔　黄连各六分　大黄　黄芩各一钱半　枳壳　当归　白芍各三钱

上分两随症加减，水煎食前服。

通神丸

治脓血杂痢，后重疼痛，日久不瘥。

没药　五灵脂　乳香各一钱　巴豆霜五分

上研末，滴水为丸，黄米大，每服七丸，食前煎生木瓜汤下。

小儿三丸，随岁加减。

香连丸

治下痢赤白，里急后重。

黄连二十两 吴茱萸十两同炒 用黄连不用茱萸 木香四两八钱八分生用

上为末醋和丸桐子大，每服三十丸，米饮送下。

参苓白术散

治久泻及大病后、痢后调理，痢后消渴尤宜。

人参 山药 白扁豆姜汁浸炒各斤半 白术 桔梗 砂仁 白茯苓 薏苡仁 甘草炙各一斤 莲肉一斤半

上为细末，每服二钱，米汤调下，或姜枣汤下，或枣肉和丸桐子大，每服七十，米汤下。

驻车丸

治一切下痢无问冷热。

阿胶珠一十五两醋熬成膏 当归十五两 黄连三十两 干姜十两

上为末，醋煮阿胶膏，和丸梧子大，每服三十丸，食前米饮送下，日三服。

杨子建万全护命方

今有人患痢，其脉微小，再再寻之，又沉则涩，此之一候，若下白痢，其势虽重，庶几可治，若是下血，切忌发热，通身发热者死，热见七日死，以上所陈，虽未足以达痢渊源，亦足以明其粗迹，议者谓："如子所言，自甲子至于癸亥，每六十年中，未尝有一年。不生痢疾，今世人所患痢疾于数年中间忽止有一年，其故何也"？答曰："六十年中，未尝有一年无木土相攻，未尝无土火相郁，未尝无水火相犯，但五运之政，譬如权衡，一年间五行气数，更相承制，得其平等，则其疾自然不作，若或一气太过，一脏有余，痢疾之生，应不旋踵。"予故备陈其粗，以开后学之未悟，庶岁诊疗之间，无差误之过者矣。但毒痢伤人不一，惟水邪犯心为重，世人初患痢时，先发寒热，投药治之，其热不退，发热太甚，食则呕逆，下痢不止，心热如火，只要入凉处、只思吃冷水，忽思狂走，浑身肌肉疼痛，着手不得，此候十难治其三四也，治疫毒痢方须是子细手尾，读此方论，令分明识病根源，然后吃药，但毒痢初得时先发寒热，忽头痛，忽壮热，忽转数行，便下赤痢，忽赤白相杂，忽止下白痢，忽先白后赤，先赤后白，并宜吃此方。但初下痢时，先发寒热头痛，即是寒邪犯心，寒气犯心，水火相战，故初病时，先发寒热，水火相犯，血变于中，所以多下赤痢，如紫草水，如苋菜水，无色泽者，寒邪犯心之重也。先发寒热，而所下之痢止白色者，寒邪犯心之未动也。先下白痢而后有变痢之者，寒邪犯心，其势渐加也，先赤而后变白者，寒邪犯心其势减也，赤白相等者，水火相犯，其气相等，寒湿之气相搏也。忽有赤多而白少，忽有赤少而白多，此寒邪之势有多少，毒痢之病有重轻，以白多为轻，赤多为重。治之之法，先夺其寒，则其所下之药一也，以太岁分之，则丙子、丙午、甲子、甲午、庚子、庚午年，丙寅、丙申年、甲寅、甲申年，庚寅、庚申并辰戌之年运，遇丙申及庚运所临，其害尤甚，及丑未之年，宜有此候。又兼无问太岁，盖天地变化，其候多端，难可穷尽。今此但世人亦不必撞定太岁，但看一年中春夏，之内多有寒肃之化，阳光少见，忽寒热二气更相交争，忽于夏月多寒湿之化，寒邪犯心所受之痢，先发寒热，忽头痛，忽先转数行，后有赤痢，忽赤白相杂，忽止下痢，并宜吃此通神散服吃后取壮热便退，若两三盏后，壮热不退，则不服此方，自别有方论在下。

麻黄　官桂七钱半　川芎　白术二两　牵牛七钱　独活　桔梗　防风　白

芍 白芷五钱 丹皮 甘草二钱 细辛三钱三分 藁本五钱

如服此药后，寒热已退，赤痢已消减，便修合第二、三方。取安效如寒热已退，赤痢未消减，更服二、三盏，然不可多服，若二服后赤减变白，即修第二方，服后度数少减，便用第三方。

上方共研细末每服三钱，热汤调下，二三服后，寒热不退自有别方在下。

第二方

用诃子五枚，面裹煨熟，不要生亦不要焦，去面核，用皮焙干为末，每服二钱，米饮调下。

第三方

治毒痢服第二方病势已减，所下止余紫色，或下清粪如鸭粪者，如茶汤者，如烛油者，或稍有红色，服此方以固大肠、还真气。舶上硫黄丸。

硫黄 薏苡仁

上为末，滴水和丸桐子大，每服五十丸，空心米汤调下。

又方

黄芪 龙骨 当归各七钱半 黄连一两 生地 黄柏 黄芩 犀角屑 地榆各五钱

上为末，每服二钱，粥饮调下。

秘传斗门散

治八种毒痢，他药不治者，立见神效。

黑豆十二两 干姜四两 罂粟壳八两 地榆六两 白芍三两 灸甘草

上研细末，每服三钱，米饮调下。

陈米汤

治吐痢后大渴，饮水不止。

陈米二合

淘净，水二盏，煎至一盏，空心温服，晚食前再服。

大小便不通

三白散

治阴囊肿胀，大小便不通。

白丑二两　桑白皮　白术　木通　陈皮各半两

共研细末，每服二钱、姜汤调下，空心服。未觉再服。

大便不通

二仁丸

专治老人、虚人风秘，不可服大黄药者。

杏仁浮麦炒　麻仁　枳壳　诃子炒各等分

上为末，炼蜜为丸梧子大，每服三十丸，温汤送下。

半硫丸

治年高冷秘、虚秘，及疢癖冷气。

半夏洗七次焙干为末　硫磺好者研极细末用柳木槌杀过

上用生姜自然汁杵和为丸梧子大，每服十五丸至二十丸，无灰酒或姜汤送下。

三和散

治五脏不调，三焦不和，心腹痞闷，胁胀头痛，大便秘难，年高气弱者，并可服之。

羌活　紫苏　宣木瓜　沉香　大腹皮　川芎各一钱　甘草　陈皮　木香

槟榔　白术各七分半

水煎不拘时服。

导滞通幽汤

治幽门不通上冲，吸门不开噎塞，气不得上下，大便难，脾胃初受热中，多有此症。治在幽门，以辛润之。

当归身　升麻梢　桃仁泥　甘草各一钱　红花少许　生地　熟地各一钱半

上分两随症水煎，用槟榔末五分调服。

益血丹

治大便燥结，久虚亡血。

当归　熟地各等分

上为末，炼蜜丸弹子大，每一丸细嚼，用酒下。

五仁丸

治津液枯竭，大便秘涩，传导艰难。

桃仁　杏仁各一两　柏子仁半两　松子仁一钱二分　郁李仁一钱

上共研如膏，入陈皮末和匀，炼蜜为丸梧子大，每服五十丸，空心米饮下。

益血润肠丸

治大肠秘涩。

熟地六两　当归　杏仁　麻仁各三两　枳壳　橘红各二两半　阿胶　肉苁蓉各一两半　苏子　荆芥各一两

上研细末，将杏、麻、熟地三味同捣成膏，炼蜜为丸桐子大，每服六十丸，空心白汤送下，日二服。

木香和中丸

广木香　沉香　白豆蔻　枳实　槟榔　蓬术　青皮　陈皮　全当归　黄芩　木通　黄连　缩砂仁　牙皂蜜水浸炙干　三棱　郁李仁各一两　大黄四两

黄柏二两 香附二各三两 牵牛头末各三两

上研末，滴水为丸绿豆大，每服二三十丸，白汤送下，姜汤亦可。

小便不通

清肺散

治口渴而小便闭，或黄，或涩。

茯苓二钱 猪苓三钱 泽泻 瞿麦 琥珀各五分 萹蓄 木通各七分 通草二分 车前子一钱

上分两随症，灯心分为引，水煎服。

滋肾丸

治下焦阴虚，脚膝软弱无力，阴汗，阳痿，足热不能履地，不渴而小便闭。

黄柏 知母各二两 肉桂二钱

上研细末，温水为丸，芡实大，每服百丸至二百丸，空心用百沸汤送下。

黄连丸

即滋阴化气汤、治因服热药，小便不利，诸药莫能效者，或脐下痛不能忍者。

黄柏 黄连 甘草各等分

汤丸任用。如再不通，加知母。

导气除燥汤

治小便不通，乃血涩致气不通而窍涩也。

知母 黄柏 滑石 泽泻末 茯苓

上各等分，车前草为引，水煎服。

琥珀散

治老人虚人，心气闭塞，小便不通。

琥珀

上为末，每服一钱，浓煎人参汤下，有验。

利气散

治老人气虚，小便闭塞不通。

黄芪　陈皮　甘草各等分

上为细末，每服三钱，白水送下。

葱白汤

治小便卒然不通，腹胀心闷。

陈皮　葵子等分　葱白三茎

水煎服。

洗方

治胞转，小便不能通，先用此方洗之。

良姜　紫苏叶茎各三钱　连须葱头三根

上以砂锅煎水，先薰后洗腹、外肾、肛门，以手按于脐下，拭棉被中，仰卧垂足，自舒其气，再用蜀葵、赤茯苓、赤芍、白芍各五钱为末，每服三钱，水煎取清汗，调苏合丸服。

又方

以盐半斤炒熟，用袋盛，熨小腹。

又葱熨法，治小便难、小肠胀，不急治杀人。

用葱白三斤剉碎炒熟用，布裹分二包，更替熨脐下，冷即再炒，便通为度。

治小便胞转，自已爪甲烧灰，水冲服。

治男子妇女过忍小便胞转，用滑石末，葱汤调服。

蒲黄散

治心肾有热，小便不通。

蒲黄生用 木通 荆芥 车前子 桑白皮 滑石 灯芯 赤茯苓 赤芍药 甘草各等分

上为末，每服二钱，葱白、紫苏汤调下。

卷 四

寿春载绪安筱轩选注　平阿宋之炎灼午会参

淋

地肤子汤

治诸病后体虚触热，热结下焦，遂成淋疾，小便赤涩。数起少出，茎痛如刺或尿血。

地肤子　猪苓各一钱半　海藻　甘草梢　瞿麦　通草　黄芩　知母　枳实　升麻　蜀葵子

上药各等分，用水煎服。

五淋散

治膀胱有热水，道不通，淋沥不止，脐腹急痛。或尿如豆汁，或如砂石，膏淋尿血，并皆治之。

山茵陈　淡竹叶各一钱　木通　滑石　山栀子　甘草各钱半　赤茯苓　赤芍各二钱

水煎服。

郁金黄连丸

治心火炎上，肾水不升，致使水火不得相济，故火独炎上，水流下淋，膀胱受心火所炽，而脬囊中积热，以成淋疾。

川郁金 川黄连各一两 琥珀 川军 黄芩各二两 白茯苓 滑石各四两 黑丑炒取头末三两

上研细末，水滴为丸梧子大，每服五十丸，空心白滚水送下。

琥珀茯苓丸

治膀胱经积热，以致小便癃闭淋沥。

琥珀 赤茯苓 滑石 知母 黄柏 蛤粉 木通 建泽泻 当归各二两 人参 赤芍 黄连 山栀仁 大黄蒸 黄芩 白术 瞿麦 萹蓄 猪苓各一两 木香五钱

上为末，水滴为丸桐子大，每服四十丸，清晨温白汤下。

瞿麦汤

治心经蕴热，小便淋沥赤痛。

瞿麦穗七钱半 冬瓜子 茅根各半两 黄芩六钱 木通二钱半 竹叶一把 滑石二两另研分三 葵子二合

共捣碎分作三剂。上水煎，留滑石为末冲服。

沉香散

治气淋，多因五内郁结，气不舒行，阴滞于阳，以致壅滞，小腹胀满，便尿不通。大便分泄，小便方利。

沉香 石苇 滑石 王不留行 当归各五钱 葵子 白芍各七钱五分 甘草 橘皮各二钱五分

上为细末，每服二钱，大麦汤送下。

车前草方

治小肠有热，血淋急痛。

用车前草一握捣烂

入井水一盏搅匀滤清汁，食前服，若沙淋，以寒水石火煅为末和之。

菟丝子丸

菟丝子 桑螵蛸各一两 泽泻五钱

上研细末，炼蜜为丸桐子大，每服二十丸，米饮下。

石燕丸

治石淋，因忧郁气注下焦，结所食咸气而成，令人小腹碜痛不可忍，出砂石而后小便通。

石燕火煅醋淬七次 石苇 瞿麦穗 滑石各一两

上研细末，面糊为丸梧子大，每服十丸，瞿麦灯心煎汤送下。甚则加木通四钱、陈皮、茯苓各三钱为散，仍用车前汤调服。

槟榔散

治冷淋，腹胁胀满，小肠急痛。

槟榔 当归 木香各五钱 母丁香 桂心各一钱五分 龙脑香一钱 猪苓一两

上为细末，每服一钱，不拘时刻生姜汤调下。

地髓汤

治五淋，小便不利，茎中痛欲死。

牛膝一合

净洗以水五盏煎耗其四去渣，入元寸少许，研极细末调服。

二神散

治诸淋急痛。

海金沙七钱 滑石五钱

上共研极细末，每服二钱，灯心、木通、麦冬，新汲水煎，入蜂蜜少许，食前调服。

五淋散

治肾气不足，膀胱有热，水道不通、淋沥不宣之症。

山栀仁　赤芍　当归　甘草　赤茯苓各等分

共为细末，每服二钱，空心食前竹叶、麦门冬、葱头、灯心煎汤调下即愈。

巴戟丸

治胞痹，脐腹痛，小便不利。

巴戟一两五钱　杜仲　生地　附子　续断　肉苁蓉　桑螵蛸　山药各一两　远志肉三钱　石斛　山萸肉　鹿茸　五味子　煅龙骨　菟丝子　官桂各七钱五分

上为细末，炼蜜和丸桐子大，每服三十丸，空心温酒送下。

龙胆泻肝汤

治肝经湿热，两拗肿痛，或腹中胀痛，或小便涩滞一切等症。

龙胆草　泽泻　车前子　木通　大生地　当归　山栀　黄芩　甘草

上分两量病加减。

地肤大黄汤

治妇人子淋。

大黄　地肤草　知母　黄芩　猪苓　赤芍　通草　升麻　枳实　甘草

上分两量病加减，用王不留行一撮为引。

小便数

茯苓琥珀汤

治膏粱，湿热内蓄，不得施化，膀胱窍涩，小便数而少，脐腹胀满，腰脚沉重不得安卧，脉沉缓，时时带数。

茯苓　白术　琥珀各五钱　炙草　桂心各三钱　泽泻一两　滑石七钱　猪苓五钱

上为细末，每服五钱，煎长流甘澜水一盏调下，食前服少时以膳压之。

冲填汤（卫真汤）

治丈夫妇人元气衰惫、荣卫怯弱、真阳不固、三焦不和、上盛上虚、夜梦鬼交、觉来盗汗，面无精光、唇口舌燥、耳内蝉鸣，腰背痛背倦，心气虚乏，精神不宁，惊悸健忘，饮食无味、日渐瘦悴、外肾湿痒、夜多小便，及妇人血海久冷，经候不调、赤白带下、漏分五色、子宫感寒，久不成孕并皆治之。

人参一两五钱　当归　青皮　丁香　白茯苓　熟地　山药　广木香　肉豆蔻各三两　生地　牛膝童便酒各半浸一宿各二两　金钗石斛五两

上为细末，每服三钱，酒调下，盐汤亦可，空心食前一服，妇人诸病，童便、酒，空心调下。

又方

治男妇一切虚冷之疾，活血驻颜、减小便、除盗汗，治妇人久不生产，似带疾而非，时有遗沥。

山药二两　苍术　川楝子　茴香　吴茱萸各一两　破故纸（炒）　胡芦巴（炒）各一两　川姜（炮）　川乌（炮）　草乌（炮）各五钱

上研细末，醋糊为丸梧子大，每服十五丸，空心温酒盐汤任下，妇人艾醋汤下，日二服。

桑螵蛸散

安神魂，定心志，补心气治健忘，小便数。

桑螵蛸　远志肉　石菖蒲　龙骨　人参　茯苓　当归　龟板各一两

上为细末，每服二钱，党参汤调下。

菟丝子丸

治小便多或致失禁。

菟丝子酒蒸二两　牡蛎粉　附子　五味子　鹿茸酒灸各一两　肉苁蓉酒浸二两五钱　鸡内金　桑螵蛸酒灸各五钱

上研细末，酒糊为丸梧子大，每服七十丸，空心盐任下。

肉苁蓉丸

治禀赋虚弱，小便数亦不禁。

肉苁蓉八两　熟地六两　五味子四两　菟丝子二两

上为细末，酒煮山药捣为丸桐子大，每服七十丸，空心盐汤温酒任下。

治夜起小便多方

益智仁二十个和皮剉碎　赤茯苓三钱

二味以水二碗前六分，临卧热服。

猪肚丸

治小便频数。

猪肚一个以莲子一升同煮一伏时取出去皮焙干为末　舶茴香　破故纸　川楝子　母丁香各一两

上为细末，炼蜜和丸梧子大，每服五十丸，空心温酒送下。

小便失禁

家韭子丸

治少长遗溺及男子虚剧及阳气衰败、小便白浊，夜梦泄精，此丸补养元气，进美饮食。

韭菜子六两　鹿茸四两　肉苁蓉酒浸　牛膝酒浸　大熟地　当归各二两

菟丝子 巴戟各一两五钱 川杜仲 石斛 桂心 干姜一两

上为细末，酒和丸桐子大，每服五十丸至百丸，盐汤温酒任下，小儿遗尿多因胞寒，亦禀受阳气不足也别作小丸服。

固脬丸

菟丝子二两 茴香一两 附子 桑螵蛸各五钱 戎盐二钱五分

上为细末，酒煮面糊为丸梧子大，每服三十丸空心米饮下。

白茯苓散

茯苓 龙骨 干姜 附子 续断 桂心 甘草灸各一钱 熟地 桑螵蛸各二钱

上分两，量症用之，水煎服。

鹿茸散

治肾脏虚，腰脐冷疼，夜遗小便。

鹿茸 乌贼鱼骨各三两 白芍 当归 桑寄生 龙骨 人参各一两 桑螵蛸一两五钱

上为细末，每服一钱，温酒调下，日早晚二次。

泽泻散

治遗尿，小便涩。

泽泻 丹皮 牡蛎粉 鹿茸 赤茯苓 桑螵蛸 阿胶各等分

上为细末，每服二钱，食前温酒送下。

茯苓丸

治心肾俱虚，神志不守，小便淋沥不止。

方赤白茯苓各等分为细末，以新汲水洗，澄去筋脉，控干，复研末，别取地黄汁同好酒于银器内熬成膏，搜和为丸，弹子大，每服一丸细嚼，空心盐、酒任送下。

补脬饮

治妇人产后伤动，胞破不能小便而淋漏。

黄绢生丝一尺剪碎　白牡丹根皮,用千叶者、白芨一钱

用水一碗，煮至绢烂如饧，空心顿服，服时不得作声，作声则不效矣。

遗　精

金锁正元丹

治真气不足，吸吸短气，四肢倦怠、脚膝酸软、目暗耳鸣、遗精盗汗、一切虚损之症。

五倍子八两　补骨脂十两　肉苁蓉　紫巴戟　葫芦巴各一斤　白茯苓六两　龙骨一两　朱砂三两

上研细末，令匀酒糊为丸梧子大，每服二十丸，温酒盐汤任下，服后急愈。

王荆公妙香散

安神闭精，定心气。

龙骨　益智仁　人参各一两　白茯苓　远志肉　茯神各五钱　朱砂　甘草各二钱半

上为细末，每服二钱，空心温酒调下。

固真丹

晚蚕蛾二两　肉苁蓉　白茯苓　益智各一两，龙骨五钱

上研细末，用鹿角胶酒浸化开，和为丸桐子大，每服三丸，空心温酒送下，干物压之。

金锁玉关丸

治遗精白浊，心虚不宁。

鸡头肉　莲子　莲芯　藕节　茯苓　茯神　山药各等分

上研细末，以金樱子二斤去毛捶碎，用水一升熬八分，去渣再熬成膏，入药末和丸梧子大，每服五十丸，空心米饮送下。

固真散

治睡即泄精。治才睡着即泄精。

白龙骨一两　韭子一合

上研细末，每服二钱，空心温酒调下，此二药大能涩精，固真气，暖下元。

既济丹

治水火不济，心有所感，白浊遗精，虚败不禁，肾虚不摄精髓，久而不治，若更多服热药，遂致日增其病，腰脚无力，日渐羸弱。

天门冬　桑螵蛸蜜炙　黄连　鸡胜　麦门冬　海螵蛸蜜　远志　牡蛎粉　龙骨　建泽泻各等分

上为细末，炼蜜和丸梧子大，朱砂为衣，每服三十丸，空心灯心大枣汤送下，日二三次。

玉华白丹

清上实下，助养根元，扶衰救危，补益脏腑，治五劳七伤、夜多盗汗、肺痿虚损、久嗽上喘、霍乱转筋、六脉沉伏、唇口青黑、腹胁刺痛、大肠不固、小便滑数、梦中遗泄、肌肉瘦悴、目暗耳鸣、胃虚食减、久疟久痢、积寒痼冷、诸药不愈者，服之其效如神。

钟乳粉一两　白石脂　煅飞阳起石煅酒淬七次各五钱左牡蛎煅七钱　左顾牡蛎

上药研为细末，糯米粉为丸芡实大，每服一丸，空心令参汤下。

益智汤

治肾经虚寒遗精白浊，四肢烦倦，时发蒸热。

鹿茸　巴戟天　肉苁蓉　附子　桂心　山萸肉　浙芍　防风　枸杞　牛膝酒浸　大熟地酒浸　甘草各一钱

上分两量症用之，以生姜五片盐少许为引。

鹿茸益精丸

治心虚肾冷，漏精白浊。

鹿茸　桑螵蛸　肉苁蓉　巴戟　菟丝子　杜仲姜汁炒　益智仁　禹杂粮　川楝子　当归　韭菜子炒　破故纸　山萸肉　赤石脂　龙骨另研各五钱　乳香二钱五分

上药共研极细末，酒煮糯米为丸桐子大，每服七十丸，食前用茯苓汤送下。

心肾丸

治水火不济心下怔忡，夜多盗汗，便赤梦遗。

牛膝　熟地　肉苁蓉各二两　菟丝子三两　鹿茸　附子　党参　黄芪　五味子　茯神　山药　当归　龙骨　远志肉各一两

上药共研级细末，酒煮面糊和丸梧子大，每服七十丸，空心枣汤达下。

秘精丸

治元气不固，遗精梦泄。

大附子　龙骨　肉苁蓉　牛膝　巴戟天各等分

上研细末，炼蜜为丸梧子大，每服三十丸，空心盐汤送下。

水中金丹

治元脏气虚不足，梦寐阴人，走失精气。

黄狗肾一对酒一升煮熟焙干　阳起石　木香　滴乳香　青盐　杜仲　骨碎

补 茴香各五钱 龙骨一两 白茯苓一两五钱

上研细末，酒煮面糊为丸枣子大，每服二丸，空心用温酒送下，切忌房事。

远志丸

茯神 茯苓 人参 龙齿 远志 石菖蒲

上药各等分共研细末，蜜为丸，辰砂为衣，桐子大，每服七十丸，空心热姜汤送下。

茯神汤

治欲心太炽，思想太过、梦泄不禁、夜卧不宁、心悸。

茯神一钱半 远志 酸枣仁各一钱 石菖蒲 人参 茯苓各一钱 黄连 生地 当归各八分 甘草五分

以上分两，随症用之，连子七枚捣碎为引。

赤白浊

清心莲子饮

治心虚有热，小便赤浊。

黄芩 麦冬 地骨皮 车前子 甘草各一钱 石莲肉 白茯苓 黄芪 人参各七分半

上分两，随症用麦门冬二十粒，水二盅煎一盅，候冷空心服。一方，加远志、石菖蒲各一钱。发热，加柴胡、薄荷。

玄菟丹

治三消渴利神药，常服禁遗精，止白浊，延年。

菟丝子酒浸 五味子 茯苓 干莲肉各等分

上研细末，另研山药末六两，将所浸酒余者煮糊为丸梧子大，每服五十丸。

内补鹿茸丸

治劳伤思想,阴阳气虚,益精,止白淫。

鹿茸　菟丝子_{酒浸蒸}　蒺藜子　沙苑蒺藜　肉苁蓉　蛇床子_{酒浸蒸}　紫菀　黄芪　桑螵蛸　阳起石　附子_炮　官桂_{各等分}

上研细末,炼蜜为丸桐子,每服三十丸,食前温酒送下。

金箔丸

治下焦虚,小便白淫,夜多异梦,遗泄。

原蚕蛾　破故纸　韭菜子　川牛膝　肉苁蓉　龙骨　山萸肉　桑螵蛸　菟丝子_{各等分}

上共研末,炼蜜为丸桐子大,取三十丸,空心温酒送下。

王瓜散

治小便自利如米泔色,此肾虚也。

王瓜根　桂心　白石脂　菟丝子_{各二两}　牡蛎_{盐泥色烧赤去泥二两}

上研细末,每服二钱,大麦汤调日三服。

秘真丹

治思想无穷,所愿不协,意淫于外,作劳筋绝,发为筋痿,及为白淫,遗溲而下,故为劳弱。

羊胫骨炭　川厚朴_{姜汁各三两}　制朱砂_{一两}

上研末,酒煮面糊和丸桐子大,每服五十丸,空心温酒送下。

莲实丸

治下无虚冷,小便白淫。

莲实　巴戟　附子　补骨脂_{各二两}　山萸肉_{一两}　覆盆子_{一两}　龙骨_{五钱}

上研细末,米糊为丸如梧子大,每服二十丸,空心盐汤送下。

加味清心饮

治心中客热烦燥、赤浊肥脂。

茯苓 石莲肉 益智仁 麦冬 人参各二钱 远志肉 石菖蒲 白术 泽泻各一钱五分 甘草八分 车前子二钱

上以灯心二十茎水煎,热甚者加薄荷少许。

香苓散

治男妇小便赤浊,诸药不效者。

五苓散 辰砂妙香散各等分

方见心胃脘痛

上以天冬、麦冬去心煎汤,空心每调一钱、日三服。

五苓散

治小便不利而泻。

猪苓 茯苓去皮 白术各七钱半 泽泻一两二钱七 桂心五钱

上五味为细末,每服二钱五分,白汤调下,日三服,多饮滚水汗出即愈。

龙齿补心汤

治诸虚不足虚热潮来、心神惊惕、睡卧不宁、小便油浊。

龙齿 人参 熟地 当归酒浸 桔梗 枣仁 茯苓 茯神 肉桂 麦冬去心 黄芪蜜炙 远志肉 枳壳 半夏曲 白术各一钱 甘草五分

以生姜三片粳米一撮为引。

瑞莲丸

治思虑伤心,便下赤浊。

茯苓 莲肉 龙骨 天冬 麦冬 柏子仁 紫石英 远志肉 当归 枣仁 龙齿 乳香各等分

上研细末,炼蜜为丸梧子大,朱砂为衣,每服七十丸,空心温酒，枣汤任下。

大茴香丸

治小便白浊，出髓条。

大茴香　枣仁　破故纸　白术　白茯苓　左顾牡蛎　益智仁　人参等分

上药共研细末，青盐酒和丸梧子大，每服二十丸，食前温酒米饮任下。

水陆二仙丹

治白浊。

金樱子去毛子洗净蒸热淋取汗入银锅内熬稀膏　芡实研粉

上各等分研末，以膏和酒糊为丸梧子大，每服三十丸，食前用温酒送下。

赤脚道人龙骨丸

治白浊

龙骨　牡蛎各等分

上共为末，入鲫鱼腹内，湿纸裹置火上炮熟取出去纸，将药同鱼搜和为丸桐子大，每服三十丸，空心米饮下。

地黄丸

治心肾水火不济，或因酒色，遂至已甚，谓之土淫，盖脾有虚热，肾水不足，故土邪干水，先贤常言："夏则土燥而水浊，冬则土坚而水清"此其理也。医者往往峻补，其疾反甚。此方中和，水火既济，而土自坚，其流清矣。

大熟地十两　菟丝子　鹿角霜各五两　白茯苓三两　柏子仁三两　大附子二两

上研细末，鹿角胶煮糊为梧桐子大，每服百丸，空心盐汤酒随意送下。

疝

丁香楝实丸

治男子七疝，痛不可忍，及妇人瘕聚，赤白带下。

当归　大附子　川楝子　小茴香

上四味等分剉碎，以好酒三升同煮，酒尽焙干研细末，每服末一两，再入下药：丁香、木香各五钱、全蝎十三个、玄胡索五钱同研细末，酒糊为丸桐子大，每服三十丸，加至百丸，空心用温酒送下。

当归四逆汤

当归梢二钱　附子片　官桂　茴香炒　柴胡各八分　白芍一钱　玄胡　泽泻　川楝子　白茯苓各七钱半

水煎，空心服。

天台乌药散

乌药　木香　茴香炒　小青皮去皮　良姜炒各五钱　槟榔　川楝子十个　巴豆十四枚

上八味，先以巴豆打碎，同楝实用麸炒候黑色，去豆麸不用，以上共为细末，每服一钱，温酒调下，痛甚者炒生姜冲热酒下之。

川苦楝散

木香　川楝子剉碎用巴豆十粒打破同炒黄色去巴豆　茴香盐炒各一两

共研细末，每服二钱，食前温酒调下。

木香楝子散

治小肠疝气，膀胱偏坠，久药不效者，服之如神。

川楝子三十个巴豆二十个同炒老黄色去巴豆　川萆薢五钱　石菖蒲炒　青木

香炒各一两　荔枝核二十个炒

上为细末，每服二钱，入麝香少许，炒茴香调酒下。

葫芦巴丸

治小肠疝气，偏坠阴肿，小腹有形如卵，上下来去，痛不可忍，或绞结绕脐攻刺，呕吐闷乱。

葫芦巴一斤炒　茴香二两盐炒　吴茱萸一两炒　川楝子去核一斤二两炒　川乌四两　巴戟天心炒

上研细末，酒糊为丸桐子大，每服五十丸至二十丸，空心温酒送下，小儿五丸，茴香汤送下。食前，一方，有黑牵牛。

加减柴苓汤

治诸疝，此和肝肾，顺气消疝治湿之剂。

柴胡　甘草　半夏　茯苓　白术　泽泻　猪苓　山栀　山楂　荔枝核各等分

上分两。随症用之，以生姜三片为引。

济生葵子汤

治膀胱湿热，腹胀，小便不通，口舌干燥。

赤茯苓　猪苓　冬葵子　枳实　瞿麦　木通　车前子　黄芩　西滑石　甘草各等分

上分两随症，用生姜为引。

葱白散

治一切冷气不和，及本脏膀胱发气攻刺疼痛，并治妇人产后腹疼。或血刺痛，及治脏腑宿冷，百节倦痛怯弱，伤劳滞癖，久服尽除，但妇人一切疾病宜服。

川芎　当归　枳壳　厚朴　青皮　官桂　干姜　川楝　舶茴香　神曲　麦曲　木香　干生地　京三棱　白茯苓　党参　白芍　蓬术各一两

上为细末，每服三钱，葱白二寸煎七分，入盐少许调服。

荔枝核散

治疝气、阴核肿大，痛不可忍。

荔枝核十四枚烧灰存性　八角　怀香　沉香　广木香　青盐　食盐各一钱　川楝子肉　小茴香各二钱

以上共为细末，每服三钱，热酒调下。

三层茴香丸

治肾与膀胱俱虚，为邪气搏结，遂成寒疝，及一切小肠气新久不愈。

第一料

舶上茴香用盐五钱同炒焦　川楝子去核　沙参　木香各一两

共研细末，水煮米糊和为丸桐子大，每服二十丸，空心温酒或盐汤送下，日三服。上者一料可安，倘未痊，再肥二料。

第二料

加荜拨一两　槟榔五钱

依前为丸，若仍未痊，再用三料。

第三料

加茯苓四两　黑附子一两

亦依前丸服，加至三十丸，无不愈者。

昆布丸

治阴疝肿大偏坠。

昆布洗　海藻洗　芫荑仁炒　蒺藜子　槟榔各一两五钱　枳壳　大麻仁各二两　诃黎勒　黄芪　木香各七钱五分　陈皮　桃仁　菟丝子各一两

上为细末，和丸梧子大，每服三十丸，空心温酒或盐汤随意下之。

雄黄洗方

阴疝肿痛不能忍，及阴肿大如斗核痛者。

雄黄 甘草 白矾各二两

上为末，每用药一两，热汤五升洗肿，处良久再暖洗，至冷候汗出为度。

香附散

疝胀及小肠气。

用香附不拘多少为末

每用酒一盏，入海藻一钱，煎至半盏，先捞海藻细嚼，用酒调香附末两钱服之。

一方以海藻为末热酒调服，甚者灌之。

一方以荆芥末不拘多少调服。

川楝子丸

治疝气，一切下部之疾，悉皆治之，肿痛缩小，虽多年不愈，服除根永去根本。

川楝肉一觔 分四处，用麸一合，班蝥四十九个、同炒麸一用夫同 巴豆四十九粒，炒黄一用 巴戟一两同麸炒黄用 盐一两 茴香二两同炒黄

以上只用楝子，余俱捡去不用，再以木香一两不见火，破故纸一两炒香，以上三味共为细末，酒糊丸梧子大，每服五十丸，盐汤送下，甚者日进二三服，空心食前。

木香导气丸

治男子小肠气肚疼，一切气积，以补下元虚冷，脾胃不和，皆宜服之俱效。

木香 乳香 川楝子 茴香 丁香 香附子 破故纸 葫芦巴 荆三棱 甘草各一两 杜仲五钱炒去丝

上为细末,酒糊丸梧子大,每服三十丸,加至五十丸,温酒酒盐汤任下,空心日三服。

立效散

治疝气因食积作痛。

山楂一钱五分 青皮一钱二分 小茴香 枳实 苍术 香附 吴茱萸 山栀炒黑 川楝肉各一钱

水二盅姜三片煎八分,食前服。

参术实脾汤

治脱肛。

白术土炒二钱 人参二钱 肉果煨一钱半 白茯苓 白芍 陈皮 附子炮八分 甘草七分

水二盅姜三片、枣二枚煎一盅服,下陷加升麻。

脱　肛

参术芎归汤

治泻痢,产育气虚脱肛,脉濡而弦者。

人参 白术 川芎 当归 升麻 白茯苓 山药 黄芪酒炒 白芍各一钱 炙草五分

上以生姜三片水煎服。

十全大补汤见虚劳。

缩砂散

治大肠虚而挟热,脱肛红肿。

缩砂仁 黄连 木贼各等分

上为细末,每服二钱,空心米饮调下。

槐花散

槐花、槐角_{炒黄各等分}

上为细末，用羊血蘸药，灸热食之，以酒送下。

薄荷散

治阳证脱肛

薄荷 骨碎补 金樱根 甘草_{各等分}

上水煎入酒一匙。

猬皮散

治肛门脱出不收。

猬皮_{一张罐内烧存性} 磁石_{五钱醋} 淬桂心_{三钱} 鳖头_{一个慢火焦黄}

上为细末，每服三钱，食前米饮下。

收肠养血和气丸

治脱肛，日久肠虚，大肠不时脱下。

白术 当归 白芍 川芎 槐角 山药 莲肉_{各一两} 人参_{七钱} 龙骨 五倍子 赤石脂_{各五钱}

上为细末，水糊为丸梧子大，每服七十丸，米饮送下。

龙骨散

治大肠虚，肛门脱出。

龙骨 诃子_{各二钱五分} 没石子_{二枚} 粟壳 赤石脂_{各二钱}

上为细末，每服一钱，米饮调下。

涩肠散

治久痢大肠脱。

诃子 赤石脂 龙骨_{各等分}

为细末，腊茶少许和药，掺肠头上，用绢帛揉入。

又方

用鳖头骨煅入，枯矾小许为未，同前药更妙。

伏龙肝散

治阴证脱肛。

伏龙肝一两　鳖头骨五钱　百药煎三钱

上为细末，每用一二钱，浓煎紫苏汤候温洗，和清油调涂并如前法用之。

痔

秦艽当归汤

大黄四钱　秦艽　枳实各一钱　泽泻　当归梢　皂角仁　白术各三钱　桃仁二十枚　红花

水三盅煎一盅，食前热服。

搜风顺气丸

治痔漏，风热秘结。

车前子一两五钱　大麻子　大黄生熟各半　牛膝　郁李仁　枳壳　菟丝子　山药各五钱

上为细末，炼蜜丸桐子大，每服三十丸，温汤送下。

赤小豆散

赤小豆　生地黄　黄芪各一两　赤芍　白蔹　桂心各五钱　当归　黄芩各七钱五分

上为细末，每服二钱，食前槐子煎汤调下。

皂角煎丸

治内痔，肠头里面生核，寒热往来。

满尺皂角_{三挺去弦核醋炙} 白矾 刺猬皮 薏苡仁 白芷_{各一两} 桃仁 甜葶苈 川芎 桔梗_{各五钱} 猪后蹄垂甲 _{十枚烧存性}

上为末，蜜丸桐子大，每服五十丸，空心桑白皮煎送下。

鳖甲丸

鳖甲 刺猥皮 穿山甲 白矾枯 附子 猪牙皂角 上药_{各等分}

上为末，蒸饼丸桐子大，每服二十丸，食前米饮送下，日进三服。

龙脑散

治痔疮热痛。

鲫鱼_{一尾去肠谷精草塞满火煅存性。}

上为末，用龙脑少许蜜调敷之。

地榆散

治痔疮肿痛。

地榆 黄芪 枳壳 槟榔 川芎 黄芩 槐花 赤芍 羌活_{各一钱半} 白蔹 蜂房_{炒焦} 甘草_{各五分}

不用引水煎服。

槐角地榆汤

治痔漏，脉芤下血者。

地榆 槐角 白芍 栀子_{炒黑} 枳壳 黄芩 荆芥 生地_{各等分}

上分两随症，水煎服。

耳　聋

磁石羊肾丸

治风虚不爽，时有重听，或有风痹之状。

磁石煅七次用葱子一合木通三两同煮一伏时取用四两 川椒去目 石枣 防风 远志 白术 茯苓 细辛 菟丝子 川芎 山药 木香 鹿茸 当归 黄芪 川乌 肉桂 石菖蒲各一两 熟地三两

上为末，用羊肾两对，以酒煮烂和药末捣糊为丸，如梧子大，每服百丸，空心温酒盐汤任下，忌牛肉及鸡鸭子。

磁石浸酒方

治风邪之气干于脑，或入于耳，久而不散，经络痞塞，不能宣利使人耳中悾悾然，作或旋运。

磁石五两 山茱萸 天雄各二两 木通 防风 薯蓣 菖蒲 远志 川芎 细辛 蔓荆子 茯苓 干姜 肉桂 甘菊花各一两 熟地三两

上打碎，以生绢袋盛之，用好酒二浸七日，每日任性饮之。

茯神散

治上焦风热，耳忽聋鸣，四肢满急，胸膈痞闷不利。

茯神 麦冬各一两 羌活 防风 蔓荆子 薏苡仁 石菖蒲 五味子 黄芪各五钱 薄荷甘草各一钱五分

上为细末，每服三钱，生姜三片煎汤调服。

补肾丸

治肾虚耳聋。

巴戟 干姜 白芍 山萸 桂心 远志 细辛 菟丝子酒炒 泽泻 石斛 黄芪 生地 当归 蛇床子 牡丹皮 肉苁蓉酒浸 人参 附子 甘草各二两 石菖蒲一两 茯苓半两 防风一两半 羊肾二枚

上分两，量症加减共研细末，以羊肾捣烂和药末酒煮面糊为丸桐子大，每服五十丸，空心盐汤送下。

通神散

全蝎一个 地龙三条 土狗二个 明矾生枯各半 雄黄各五钱 麝香二厘

上为细末，每用少许，葱白蘸药引入耳中，闭气面壁，坐一时，三日一次，三次即愈。

又方

一豆三不出油，麝香少许用真修，炼蜜为丸麦粒大，绵裹锭子耳中投。

蓖麻丸

治久聋

蓖麻子二十一个去油 皂角取肉半个 生地龙一条 全蝎二个 远志 磁石 乳香去油各二钱

上为细末，以黄蜡熔和为丸豆大，塞耳中。

治耳痛不可忍方

用磨刀铁浆滴入耳中即愈。

鼻

辛夷散

治肺虚为四气所干，鼻内壅塞，涕出不已，或气息不通，不闻香臭。

辛夷 川芎 木通 细辛 防风 羌活 藁本 升麻 白芷 苍耳子

上各等分，惟细辛减半，共为细末，每服二钱，饭后清茶调下。

菖蒲散

治鼻内室塞不通不得喘息。

菖蒲 皂角各等分

上为末，每用一钱，绵裹塞鼻中，仰卧少时。

通顶散

瓜蒂 藜芦各一分 皂角肉半分 麝香少许

上为细末，每用少许吹入鼻中。

黄白散

治鼻息肉鼻痔等症。

雄黄五分 白矾 瓜蒂 细辛各等分

上为细末，以雄犬胆汁和丸，绵裹塞鼻孔。

一方用药用上为末，搐鼻。

苍耳散

治鼻流浊涕不止，名曰鼻渊。

辛夷仁五钱 苍耳子二钱五分 香白芷一两 薄荷叶五分

上为细末，每服二钱，食后用清茶调服。

轻黄散

治鼻中瘜肉。

轻粉 杏仁各一钱 雄黄五钱 麝香少许

上为细末，瓷盒盖定，凡有患者夜卧用筋头点药如粳米大，瘜肉上隔一日再点。

治鼻痔方

明矾一两 蓖麻七个 盐梅五个 麝香少许

上捣为丸，绵裹塞鼻内，令着瘜肉，候化清水出四边，玲珑疙肉自下矣。

硫磺散

治酒齇鼻，鼻上生黑粉刺。

生硫磺 轻粉各一钱 杏仁十四个去皮

上味共为细末，唾津调，临卧时涂鼻上，早晨洗去。

何首乌丸

治肺风，鼻赤，面赤。

何首乌一两五钱 防风一两 黑豆一两 荆芥一两 地骨皮一两 桑白皮 苦参 天仙藤 赤土各五钱

上为细末，炼蜜为丸梧子大，每服三四十丸，食后清茶送下。

大风油

治同前。

草乌尖七个 大枫油五十文 元寸五十文

上以草乌尖为末，入元寸研匀，次入油，盛瓷盒内于火上调匀，先以生姜擦患处，次用药擦之，日二三次，兼服何首乌丸，即除根矣。

治鼻赤方

肺风鼻赤最难医、我有良方付与伊，但用硫磺为细末、茄汁调涂始见奇。

黄柏散

治同前

黄柏蜜灸去火毒 白僵蚕直者新瓦上焙断丝

上研细末，少许掺疮上及舌上，吐涎即愈。

绿袍散

治同前。

黄柏四两 灸甘草二两 青黛一两

上先二味为末，再入青黛同研匀，干贴。

一方加蛤粉、薄荷泥片，用法同之。

齿

清胃散

治因服补胃热药，至上下牙疼痛不可忍，牵引头脑，满面发热大痛。阳明之别络入脑，喜寒恶热，乃手阳明经中热盛而作，其齿喜冷恶热。

生地三分酒洗 升麻一钱 丹皮五钱 当归身三分 黄连三分夏季倍之

上共为细末，开水调下。

羌活附子汤

治冬月大寒犯脑，令人脑齿连痛，名曰脑风，为害甚速，非此莫救。

广白芷 佛耳草 黄柏 升麻 甘草 防风 白僵蚕 黄芪各一钱 广麻黄 黑附子各五分 羌活 苍术各八分

水煎服。

当归龙胆散

治寒热牙疼。

升麻 生地 白芷 草豆蔻 龙胆草 黄连 麻黄 当归梢 羊胫骨灰

上各等分为末，擦之。

一方加潮脑少许，用法同上。

麝香散

治热多寒少，牙露龈脱，血出，齿动欲落，大作疼痛，妨食。

麝香 升麻各一钱 黄连 草豆蔻各一钱五分 熟地 麻黄各八分 益智仁二钱 羊胫骨灰二钱 人参五分 生地五分 当归五分 防己酒制五分

为细末，每用少许，擦牙疼处，噙良久，有涎吐出。

升麻散

治上齿牙疼。

细辛　知母　黄连　白芷　牛蒡子　薄荷　黄柏　防已　升麻　蔓荆子

上和少许为细末，用薄荷煎汤调服，及擦牙断或煎服，亦可随意用之。

白芷散

治下齿牙疼

白芷　防风　连翘　石膏　赤芍　升麻　薄荷

上等分为细末，薄荷汤调服。

耳

雄黄定痛膏

大蒜二个　细辛去苗　盆硝二钱另研　雄黄二钱另研　猪牙皂角四锭

上为细末，同大蒜捣为膏和丸梧子大，每一丸，用时以棉花裹之，如右边牙痛放左耳内，左边牙疼放右耳内，良久止痛，一丸可治数人。

五倍子散

治牙齿动摇，及外物所伤，诸药不效，欲落者，捻之即愈。

川倍子　干地龙去土炒焦各五钱

上为细末，先用生姜擦牙根，后以此药敷之。

治牙齿动摇

髭发赤黄，一服髭黑牙牢。

生姜半斤取汁　生地一斤取自然汁

上以不蛀皂角十茎，刮去黑皮弦，将前药汁煎热蘸皂角，慢火炙干再蘸再灸，用药尽为度，汁尽为度，并药滓入瓷瓶内，用火煅存性为末，牙齿动摇，用药擦牙龈上，如髭黄者，以铁器盛药末三钱，汤调过三日后将药汁蘸擦髭发，临卧时用，三日三次，三日后共黑如漆。

舌

舌疮甘露饮

治口舌生疮，牙宣心热。

枇杷叶 石斛 黄芩 麦冬 生地各一钱半 炙草七分

水煎服不用引。

玄参散

治口舌生疮，连齿龈烂痛。

玄参 升麻 独活 麦冬 黄芩 黄柏 大黄 栀子仁 前胡 犀角屑 甘草各等分

水煎服不拘时。

咽　喉

七宝散

治喉闭及缠喉风。

僵蚕直者十条 硼砂 雄黄 全蝎十个去勾 明矾一钱 胆矾五分 猪牙皂角一个

上为末，每用一字，吹喉中即愈。

碧云散

明矾一钱 巴豆一枚。

上以矾末，置瓦上熔化，入巴豆在矾内，候矾枯为度，细研，分作四付，每一付以竹管吹喉中，诞出为效。

粉香散

吹乳蛾即开。

明矾 巴豆去争油各三钱 轻粉 麝香少许

上以铁器上熬矾令沸，入巴豆在矾内，候矾枯，去巴豆不用，将矾研末，再入粉射研匀，喉中立愈。

烧盐散

治喉中悬痈垂，咽中妨闷。

烧盐 枯矾各等分

上为细末，以筋头点之。

硼砂散

治悬痈肿痛。

硼砂研 马牙硝 滑石 寒水石各二钱 片脑五分 明矾一钱五分

上为细末，每用五分，不拘时，新汲水调服。

救命散

治脾胃热毒上攻，咽喉有疮，并缠喉风。

腻粉三钱七分 五倍子二钱五分 大黄 白僵蚕直者 川黄连 生甘草各五钱

上为细末，每服一分二厘五毫，大人以筒。及之，小儿用细竹管吹之。

硼砂散

治心脾风热所发，咽喉生疮肿痛，或子舌胀，木舌重舌肿闷塞，水浆不下。

硼砂三两 薄荷叶 蒲黄各二两 寒水石二两五钱 贯众五钱 玄参 青黛 茯苓 砂仁 滑石 荆芥穗 山豆根 生甘草各五钱

上为细末，每服五分，不拘时用新汲水调下，或诸舌胀掺舌上咽津即愈。

皮　肤

桑皮饮

治皮肤痛，不可以手按。

桑白皮三钱 柴胡 黄芩 玄参 地骨皮 天冬 干葛 麦冬各一钱五分 甘草 木通各八分

上以生姜三片葱头一个水煎，食送服。

泽肤膏

治皮肤枯燥如鱼鳞。

牛骨髓 真酥油各等分

上二味净瓷器盛之，每日空心用三匙，暖酒调服蜜汤亦可，久服滋阴养血，止嗽荣筋。

髭　发

七宝美髯丹

补肾元，乌须发，延年益寿。

何首乌 赤白各一斤 川牛膝八两，以首乌先用米泔水浸一日，以竹刀刮去皮切片用黑豆铺蒸三味层相间以熟为度，去豆晒干，如此七次 菟丝子酒浸三次 破故纸

水洗净用黑芝麻同炒，煎为度，去芝麻不用 白茯苓人乳拌晒干蒸 赤茯苓用牛乳浸当如前，要有黑牛乳更妙 当归 枸杞子各半斤

上为末炼蜜为丸龙眼大，每日空心细嚼二三丸，用温酒下或米汤、白水、盐汤均可。

青丝散

补虚牢牙，黑髭发。

白芷 茯苓各五钱 母丁香 细辛 当归 川芎 甘草 甘菘各三钱 升麻 生地 旱莲草 地骨皮 熟地 青盐 破故纸各二钱 寒水石七钱 香附米一两姜浸一宿 何首乌一两五钱 元寸五分 高茶末一两二钱

上共为末，自庚日始面向西擦牙，早晚不见灯，日刷毕，咽药余津润髭，一月顿黑。

滋荣散

长养发落最宜。

生姜焙 人参各一两

上为末，每用生姜一块切片蘸药末于落处擦之，二日一次。

三圣膏

治髭发脱落，能令再生。

黑附子 蔓荆子 柏子仁各五钱

上为细末，乌鸡脂和匀，捣研干，置瓦盆内封固，百日取出，涂脱处，三五次即生。

腋　气

治鸦臭方

治阴汗鸦臭，两腋下臭不可与人同行。

白矾　密陀僧各二钱五分　麝香五分　黄丹二钱半

上于乳钵内研如飞尘，以醋于手心内调药搽之，经两时辰许，用白芷汤洗之，一日一次。

治腋臭神效方

密陀僧四两　白矾枯二两　轻粉三钱

上为细末，频搽两腋下，十五天见效，半年愈。

又方

密陀僧一两　白矾七钱　卤砂　麝香各少许

上为细末，先用皂角煎水洗之，后以此药敷之。

蛊

三因解毒丸

治误食毒草及百物毒，救人于必死。

板蓝根洗净晒干四两　贯众去毛一两　青黛　甘草生者各一两

上为末，炼蜜和丸桐子大，以青黛为衣，如稍觉精神恍惚即是中诸物毒，急取十五丸，嚼烂用新汲水送下即解。

七宝丹

治蛊毒。

败鼓皮　蚕蜕纸　刺猬皮　五倍子　续随子　明朱砂　明雄黄

上各等分为末，糯米稀糊为丸桐子大，每服七丸，空心用滚水送下。

东坡雄黄丸

治蛊毒及虫蛇畜善毒。

雄黄　明矾等分

上为末，于端午日合，研极细，熔黄蜡和丸，梧子大，每服七丸今念药王菩萨七遍，方用开水送下。

误饮蛇蛟水毒方

陈斋郎湖州安吉人，因涉春，渴，掬涧水饮之，数日觉心腹微痛，日久疼甚服药，医诊之云："心脾受毒，念心脉损甚"，斋云："去年涉春渴饮涧水，致得此病"，医云："此必蛇在涧连遗毒于水内，现蛇已成形，在腹中食其心而痛也"，遂以水调雄黄末服之，果下赤蛇数条，皆能走。

误吞蜈蚣方

用生鸡血令病人饮之，须臾以清油灌口中，其蜈蚣滚在血中吐出，继以雄黄末用水调服。

治中砒毒方

用甘草汁蓝汁饮之立愈。

治用巴豆下利不止方

炮干姜　黄连炒各一两

上为细末，每服二钱，水调下，如人行五里时再服。

解丹毒方

以地浆服之甚效。

治一切药毒、蛊毒、金石毒，并用石盘以热水磨服。

治漆毒方

一州牧以生漆涂囚两眼，囚已盲，适有村叟怜而语之，曰："汝急寻蟹，捣碎滤汁滴眼内，漆当随汁流出，疮赤愈矣"，如其言访得一小蟹如法用之，目睛好略无损。

虫

万应丸

治虫积神效。

黑牵牛八两　大黄　槟榔各八两　雷丸一两　木香一两　沉香五钱

上将牵牛、大黄、槟榔共研末，用皂角、苦楝根皮四两前水为丸，以雷丸，沉木香研末为衣，每服三四十丸，砂糖水送下。

治寸白虫化为水方

狗脊、贯仲、芜夷、石榴根皮各一两

水煎作二三次服。

治寸白虫为水泻下永不再发方

榧子　槟榔　芜荑

上各等分为末，每服二钱，砂糖水调下。

咽　喉

夫咽喉者，主出纳司呼吸，乃一身最关紧要之处也，久或饮食不节，起居不慎，以致肺胃不和，风邪热者因而乘之，积之日久发为喉疾，其症切须急治，亦最为难治，切传咽喉三十六症，兹择其患在咽喉者十一症，列名附方，其余舌齿头面诸症姑不尽录，庶全于检阅云尔。

喉症

此症初起吞咽不下但胸前红肿青筋，渐至结喉（吞噬不下），一时难安，凡有此症便见青肿，初起能咽水者。

先用辛乌散入摩风膏少许，冷井水调作饼噙之取痰，吐之不可下咽，次用开风路针，三用冰硼散吹喉，四用紫地汤重汤煮服，再用制针针胸前青筋，如病紧急通身作痛不能睡卧，吐痰后病不退者不治，药方及开风路针破皮针详后。

又喉症

初起咽喉作紧，风痰上涌，内紧外浮肿，饮食不下，渐至咽喉紧闭如又又住，即是锁喉急症，最宜速治达则不效。

先用冰硼散开窍，次用风路针，三用辛乌散合摩风膏，井水调作饼噙之取痰，并用井水调辛乌散敷上处，四用紫地散重汤煮服，不能开关者，不治。

咽疮症

初起生咽喉间，或红黄如粟形者日久满喉成疮，及满口生者，渐变紫黑不能吞咽，初起咽喉生痰满口红黄，或白渐至黑色不能吞物，日久满喉，即效惟风热成症者可治，若因内伤咳嗽吐血后而发此症者，切不可用此等药致枉人命也。得不治。

先用角药，次用开风路针，三用紫地散，四用冰硼散，再服镇惊丸及噙化丸。

鱼鳞症极险之症

此症生在帝中之下，初起微肿白点，日久白点成鳞，其鳞向下者是未成鳞者，可治用冰硼散，若已成鳞则饮食到口吐，转为不治之症，先用水硼散，次用开风路针，三用紫地散并开关散，四用辛乌散加麻风膏调噙取痰。

双单松子症　此症险而难治

此症生在靠帝中下边，两边者为双松子，一边者为单松子，初生喉下红紫肿如粟壳大，逐时胀大起鳞，向上者是二三日外转红黄色渐长绿豆大，若至黄皮裹住如莲子大则不可治矣，先用紫地散银锁匙开关散，次用开风路针，三用水硼散，四用辛乌散加摩风膏调噙取痰。

帝中症

帝中者，喉间悬肉也，俗呼为对嘴子。

此症帝中红肿生痰，日久渐长出来不能吞咽，切不可用刀，误用刀者死不治。

先用辛乌散取痰，次用开风路针，三用冰硼散若帝中黑烂者难治。

双单乳蛾症

帝中两旁生毒，两枝相对者为双蛾，一边者为单蛾，左属心右先用辛乌散加摩风膏吉水调和稀糊，以鹅翔折入喉间患处，令病人闭口待痰出吐之，如毒似连子，用消芦散加巴豆七粒，如法熏患处即可速破，破后只用三味散吹之，次用开风路针，后用紫地散。

双单缠喉症

此症外项红肿，渐至咽喉满肿不分明白四围俱肿，若痰绕喉间响如拉钜连头项肿者为重病，日久难治，初起状类伤寒肿未甚者，宜服如意胜金锭，不可用破皮刀针，一边者可用开风路针。

先以辛乌散取痰，外以辛乌散敷之，次用水硼散，三用紫地散重汤煮服。

走马喉痹

其症热极咽喉肿闭滴水不下，言语难出，呼吸不通，顷刻不救，症最险急，故名走马。

宜先用巴豆开关法及开风路针，然后依法调治。

锁喉症

初自耳前听会穴起，小核状如瘰疬，渐攻咽喉以至肿闭，症宜速治迟则不救。

宜先服牛黄清心丸及开风路针，以后依次调治。

急锁喉

其症先一二日胸膈气急呼吸短促，急然咽喉肿闭，手口厥冷气闭不通，极恶之症。

宜先服巴豆散及开风路针，然后依次调治。

药　方

紫地散（紫正散）

紫荆皮二两　防风五钱　荆芥穗五钱　北细辛三钱　生地二两　赤芍五钱　茜草二两　丹皮五钱

上八味撮合微捣，每服二两，加灯心薄荷为引，置碗中加滚水，纸覆碗面，重渴煮一炷香时，去渣温服。

此方疏风顺气、消肿清热取效最速，为治咽喉之圣药，凡咽喉诸初起，恶寒发热，头痛咽干，或大便闭结，宜即服此药，可化重为轻，轻者立愈矣，症重得日服三服。

第二剂加桔梗、连翘、甘草。

如咳嗽中加桔梗、麦冬、知母。

如作渴加银锁匙。

如热极加犀角。

如潮甚加柴胡、黄芩。

加下部虚之人加，六味地黄汤。

如头痛加开关散。

加孕妇加四物汤减丹皮。

共药味八两、轻重量症用之。

开关散

能清诸风止头目痛。

川芎一钱五分　白芷二钱。

银锁匙

止渴退热及心中烦燥。能止烦渴退口烧

天花粉二钱　元参二钱

六味地黄汤

熟地黄四钱　山萸萸二钱　山药二钱炒　丹皮一钱五分　茯苓一钱五分　泽泻一钱五分

四物汤

当归二钱　熟地三钱　川芎一钱　白芍一钱

辛乌散（一名角药）

赤芍梢一两　草乌一两圆而上尖者皆长才不用　牙皂五钱　荆芥穗五钱　桔梗五钱　赤小豆五钱　连翘五钱　北细辛五钱淮辛不用　甘草五钱　生地　紫荆皮五钱　北柴胡五钱

上为细末，瓷瓶收贮，每用井水调作饼，口噙取痰，如痰涎极甚加摩风膏其力更速，如外连肿者用井水调如糊敷之，亦可煎汤洗。

摩风膏

川乌用尖磨水　灯草灰不拘多少用净碗干闭烧有灰

共合一处调成膏，瓷瓶收贮听用。

消芦散

茜草一两　芦柴根二两去皮　金毛狗脊五钱　紫荆皮根一两

用好米醋合药入小罐内，以绵纸封固煮之，于纸上开一孔，以竹管对肿处引药气熏之。

如欲速破，加巴豆七粒去壳同煮熏之，此法虽易见效不能速于收功，宜斟酌用之。

巴豆散（巴豆三生四熟散）

巴豆七粒　草乌炒熟皆去壳去油　明雄黄五分　郁金一个

共为细末，每用半茶匙，浓茶调下。

巴豆通关法

治走马喉痹即乳蛾气绝者，立时复活。

巴豆一粒去皮　麝香少许

同研绵包塞鼻立痛，患在左塞左鼻孔，患在右塞右鼻孔，两边者塞两鼻孔。

雄黄解毒丸

主痰涎壅盛，内外肿闭，肠水难下病势危急。

雄黄二钱　郁金二钱　巴豆仁肥白者十四粒微去油，以成散为度

三味合匀醋糊为丸绿豆大，每服七丸，清茶下，便利吐痰则愈，若攻关噤闭，急以醋化十丸内，吐下则愈，以后随症调治。

牛黄清心丸

治一切咽喉急症，其效如神。

九转胆星一两　雄黄一钱　黄连二钱　茯苓一钱　元参一钱　天竺黄一钱　五倍子一钱　荆芥　防风一钱　桔梗一钱　犀角一钱　当归一钱　冰片五分　射香五分　珍珠五分　牛黄三分　轻粉三分

上为细末，甘草熬膏丸龙眼大，朱砂为衣，晒干瓷瓶收贮，黄蜡封口或黄蜡作皮亦佳，用时薄荷汤化下。

噙化丸

治一切咽喉诸症神效，虚火人及孕妇勿服。

牛黄五钱 朱砂五钱 射香五钱 磁连一两 绿豆粉一两 冰片五分 雄黄五钱 真柿霜二两。

共为细末，炼蜜丸重一钱，磁瓶收贮，勿令泄气用时噙化。

如意胜金锭（如圣胜金锭）

硫黄 川芎 腊茶 火硝 薄荷 生川乌生地各等分为细末。

葱汁为锭重一钱，薄荷汤化服，甚者连进三服。

镇惊丸

凡喉症已乎兼服此丸。

桔梗 甘草 栀炭 山药各等分 上气者加广陈皮。

共为细末，饭糊丸莲子大，朱砂为衣，每服一丸，薄荷汤下，咽喉疼者临卧服。

冰硼散

冰片六厘 朱砂四厘 硼砂一钱 牙硝三分制

共为细末，瓷瓶收贮，用时吹上。

关开后次日去射，体虚头晕亦去射，名品雪丹。

肿毒渐消去硝，名品雪丹。

真功丹

凡孕妇患喉症者宜用此。

冰片六厘 熊胆一分色黑而苦者真置笋壳上火焙过退火用 硼砂一钱 牙硝二分 芦甘石一钱羌活汤煅过水飞去脚晒干

研细末、磁瓶收贮，用时吹上。

此方去芦甘、牙硝、硼砂，用于毒肿已消之后，名二味散。

白降雪丹

治一切咽喉之疾。喉风肿痛，声音难出。

石膏一钱五分　硼砂三钱　焰硝五分　胆矾五分　元明粉三分　冰片三片

共为细末吹上。

紫雪散

治咽喉诸症。

犀角镑　羚羊角镑　石膏　寒水石　升麻各一两　元参二两　甘草八钱　沉香五钱　木香五钱

水五碗煎至一碗，滤去渣再将汤煎滚，投提争朴硝三两六钱，文火慢煎，待水气将尽欲凝结之时倾入碗内，下朱砂、冰片各三钱、金箔一百张，各预研细和匀，将药碗安入盆中，候冷凝，如雪为度，收贮听用，大人每服一钱，小儿二分，十岁者五分，以淡竹叶灯心汤化服立效，亦可吹上。

壁钱散

治一切咽喉其效甚捷，及牙疳等症，并诸恶疮。

蚕茧二十个　射香二分　芦荟一钱　冰片二分　五倍子二钱　牛黄五分　黄连一钱　壁钱三钱　人中白五分煅

共为细末，吹上，一方有人中黄无牛黄。

壁钱即壁上蜘蛛窝，色白形圆如钱，空间房内多有之，取下刷净，阴阳瓦七焙微黄。

治疮名铁箍膏，又名箍药，凡一切疮毒初起者，用干药调醋圈敷周围，红肿处中心留一小疮头，不可上药，药干现再涂，连连涂之，其疮周围红肿尽消，疮根束小，中心突然高起出脓则愈。

灯红散

治喉风痹塞。

灯心灰　红花灰各等分

黄酒冲服一钱。

搐鼻开关药

治喉痹口噤。

草乌头　皂角各等分　麝香少许

共为细末，搽牙并搐鼻内，牙关自开。

八宝珍珠散

治咽喉溃烂及喉疳腐烂者。

儿茶　黄连　川贝母去心　青黛各一钱　红褐烧存性　官粉　黄柏　鱼脑石微煅　琥珀各一钱　人中白二钱　硼砂八分　冰片六分　牛黄五分　珍珠五分豆腐煮　麝香三分

共研细末，吹上。

黑鱼胆

治诸喉症。

鲜者用绵捻包裹，挂过风处阴干，研细吹上。

西瓜霜

治一切咽喉并喉疳牙疳。

秋藏西瓜至十月取出择好的，如有损坏者不用，将西瓜上开一孔，挖中心穰，留皮带肉装皮硝令满，吊于朝阳过风处，至春皮外自有霜，刮下用磁瓶收贮听用。

冰片三分　儿茶一钱　牛黄八分　硼砂二钱　珍珠粉一钱五分

乳极细末兑西瓜霜五钱吹上。

王瓜霜

治同上西瓜霜。

秋择老王去穰，装火硝令满，挂背阴过风处，候皮外生霜，刮下瓶收贮。

冰片一钱 王瓜霜一钱

共研极细吹上神效。

针　法

开风路针

初针取准穴,男左女右刺之,如次日患不少退,再按穴左右并刺之。

一合谷穴手阳明大肠经也,穴在大指次提岐骨间陷中,并二指于虎口纹尽处取之,针后用快子畧敲动或从手背抹下使出血,孕妇忌针此穴。

一少商穴手太阴肺经也,穴在大指内侧之端,去爪甲角如韭叶少许白肉际,双单乳蛾刺此穴出血。

一后溪手太阳小肠经也,穴在小脂本节后外侧横纹尖上,陷中仰手握拳取之。

行针浅深分寸

以全身寸法,男左女右,屈中指两纹尖相去为一寸。

肥装人刺深三分半,瘦弱人刺深二分,中人刺深二三分之间。

制针法

用马含铁为丝截作针,要长而光圆,不可用尖锋,以蟾酥涂微煅三次,乘热插入腊肉皮里肉外,入药水内煮至水干,倾于水中,待冷取出,于黄土中插百余下,当带身边勿令生锈。

煮针药

麝香五分 胆矾 石斛各一钱 山甲三钱 当归尾三钱 朱砂三钱 没药三

钱 玉金三钱 川芎三钱 细辛三钱 沉香五钱 磁石二两 甘草节五钱

水三碗煮沸，入肉针同煮。

坏症须知

喉内生风莫待迟，胸中气急主倾危，更加心胁如刀刺，大小便中添秘结，病人眼直口开时，气出无收手垂散。

走马牙疳

走马者言其迅速也，多因麻痘余毒，或杂病热甚而成其症，牙根肿烂随即黑腐臭不可近，甚至牙龈脱落根黑朽，不数日则穿腮破唇，为不治也。

初起内用芦荟消疳散，外用人中白散或冰硼散搽之，取去黑腐内见红肉流血者吉。

如取腐肉时顽肉不脱，腐烂渐开，焮肿外散，臭味不止，更兼身热不退俱为不治。

又用攻法，芜荑消疳汤连日攻之，以肿破消黑色变，臭味止为度，若不能饮食，或隔一日或二三日再攻，攻后渐能饮食，不必戒口，虽大便溏仍量其轻重攻之，自有神效，若竟不思饮食，难任攻下，则死症也。

牙疳五不治

口臭涎秽、黑腐不脱、牙落无血、穿腮破唇、用药无效。

药　方

芦荟消疳饮

专治牙疳身热气粗，牙根腐烂味臭等症。

芦荟　银柴胡　胡黄连　川黄连　元参　牛蒡子　桔梗　山栀　石膏　薄荷　羚羊角各五分　甘草一钱　升麻一钱

加淡竹叶为引，水煎，食后服。

胃热甚者加犀角、生地黄、白芍、丹皮，名犀角地黄汤。

人中白散

又名神攻丹，制法戴《外科正宗》。

人中白二两煅红　儿茶一两　黄柏六钱　青黛六钱水飞　薄荷六钱　冰片五分

上为细末，温水漱净吹上，日六七次，涎出吐之，涎外流者吉，涎内流者凶。

芦荟消疳汤

芦荟　芜荑各五分　生大黄二钱　川黄连　胡黄各一钱　黄芩一钱半

舌　疳

又名舌菌、双名瘰疬风。此症由心脾毒火所致，其症最恶，初如豆，渐如菌，蒂小头大故名舌菌，疼痛红烂无皮，朝轻暮重，急用北庭丹点之，自然消缩而愈。若失于调治，以致焮肿突如泛莲，或如鸡冠，舌本短缩，妨碍饮食，时津臭涎，再因怒气上冲忽然崩裂血出不止，久久延及项颌肿，如结核硬举之痛，色如常，顶软一点，色暗木红，破后腐烂臭水仍前坚硬肿痛，此为绵溃，透舌穿腮，汤水漏出，是以又名瘵疬风也。盖舌本属心，舌边属脾，心绪烦扰则生火，思虑伤脾则气郁，郁甚而成斯疾，其症外势，颇类喉风，但喉风咽喉肿痛，此症咽喉不肿，亦思饮食，因舌病每食不能充足，久致胃虚日渐衰败。

初起宜服导赤汤加黄连。

虚者服归脾汤。

热甚者服清凉甘露饮合归脾汤。

便溏者服归芍异功汤。

颌下肿核，初起用锦地萝醮醋磨浓敷之，溃后宜水澄膏贴之。

杂治方

北庭丹

番硇砂五分 人中白五分 瓦上青苔一钱 瓦松一钱 溏鸡矢一钱。

治痧症神方药

明矾一钱 明雄黄一钱 火硝一钱 朱砂一钱 神金十张 麝香九分

六味先将明矾、明雄、火硝三味共研细末，用姜汁调拌晒干，复将朱砂研细，以神金撒下研匀，方放麝香，后和明矾、明雄、火硝三味研末，用瓷瓶收贮，男点左大眼角内，女点右大眼角内，孕妇忌之。

治绞肠痧转筋病，及一切沾染时气骤发难，治之症屡经试验，百无失一。

治癣方药

紫荆皮半斤 硫黄二两飞 薄荷叶二两 白矾二两飞

药四味，先将白矾飞好，共为细末，以醋调匀涂患处。

治结核瘰疬方药

夏枯草五钱　金银花五钱　蒲公英五钱

上药三味，黄酒河水各半煎服，多用极验。

此方治结核瘰疬偏满脖项，药虽平易，实擅神奇，用之屡验。

治乳疮神方药

及至变皮皆能见效。

整瓜蒌一个　当归五钱　生甘草五钱　乳香一钱　没药一钱

以黄酒煮服立愈。

治胃气痛方药

佛手一钱　香附二钱　良姜一钱　木瓜一钱五分　木通三钱　木香一钱

上药六味，用白水煎好当茶饮之，必能见效。

又用海鱼脑中白石七料，煅焦研为细末，将黄酒炖开冲服，立坛神奇。

敷乳方

当归　乳香　没药　半夏各一钱五分

共为细末，用大葱白十五根蒸熟捣烂，加童便一小酒中，将药末拌均，敷患处。

卷 五

盖妇人之症多与男子无异，惟行经胎产与男子不同。兹特举其异者说于后以备参考，其同者悉照前法主之不复赘及。

论室女经闭成损

室女经闭其治较难于妇人何也？妇人胎产乳子之后，血气空虚，经水一时不至俟，其气血渐回，而经脉自通矣。室女乃浑全之人，气血正旺，不应阻塞。其闭也，若非血海干枯，则是经脉逆转，血海枯，则内热咳嗽，鬓发焦，而成怯症，经脉逆转，则失其顺行之常，而为吐、为衄。夫血以下行为顺，上行为逆，速宜调其经脉，俾月水流通，庶几无恙矣。方以益母胜金丹加牛膝主之。若肝经怒火炽盛者，则项生瘰疬或左胁刺痛，佐以加味逍遥散及消瘰丸。若脾气虚弱，饮食不能消化，血无从生，更佐以五味异功散。若精神倦怠，脯热内热，此气血两亏，无经可行，再以八珍汤佐之。此治室女经闭之良法。倘妄行霸道，破血通经，其不愤事者几希矣。

益母胜金丹

大熟地酒制 当归酒蒸 茺蔚子酒蒸 白术土炒各四两 白芍酒炒三两 川芎酒浸炒一两五钱 丹参酒蒸二两半 香附四两，醋酒姜汁盐水各炒一两上以益母草半斤，酒水各半熬膏，和炼密为丸，每早服四钱，开水送下。血热加丹皮、生地各二两，血寒加肉桂五钱，不寒不热只用本方。

加味逍遥散

柴胡 茯苓 当归 白术 甘草 白芍 丹皮 黑山栀各一钱 薄荷五分

水煎服。

八珍汤

党参二钱 白术 茯苓 炙甘草 熟地 当归 白芍各一钱 川芎五分

以红枣二枚为引，水煎服。本方加黄芪、肉桂名十全大补汤，加丹皮、黑山栀、柴胡名加味八珍汤。

消瘰丸

此方兼治诸般瘰疬，奇效无比，治愈者不可胜计。

玄参蒸 牡蛎煅醋、碎 贝母去心蒸各四两

上共为细末，炼密为丸。每服三丸，开水送下，日二服。

五味异功散

党参二钱 茯苓 白术土炒 陈皮去白 炙草各一钱

上五味不用引，水煎，空心服。

论月经不调

夫经者，常也，一月一行，循乎常道，以象月盈而亏也。经不行则反常而灾渐至矣。方书以趱前为热，退后为寒，其理近似然，亦不可尽拘也。假如脏腑空虚、经水淋漓不断，岂可便以为热？又如内热血枯、经脉迟滞不来，岂可便以为寒？必须察其兼症，如果脉数内热、唇焦口燥、畏热喜冷斯为有热，如果脉迟、腹冷、唇淡、口和、喜热畏寒斯为有寒。阳脏阴脏于此而别。再问其经来血多色鲜者，血有余也，血少色淡者，血不足也，将行而腹痛拒按者，气滞血凝也；既行而腹痛，喜手按者，气虚血少也。宜以益母胜金丹及四物汤加减主之，应手取效。

益母胜金丹

见前。

四物汤

当归　川芎　白芍　熟地　春倍川芎　夏倍白芍　秋倍熟地　冬倍当归

若经水涩少，加葵花煎，又加红花血见愁。

若经水过多，别无他症，宜加黄芩、白术等分。

若经来淋漓不断，加干姜、莲房，俱炒焦黑入药。

若经水时来时断、或有寒热往来，先服小柴胡汤以去其寒热，后以四物汤和之，如寒热不退，勿服四物，是谓变证，表邪犹在，不能效也，宜用变证药随证调治。

若经来或多或少、或前或后、呕逆、心胀加陈艾、黄芪。

若血积不行加广茂、京三棱、桂心、干漆、炒，烟尽为度，各等分。

若经血凝滞，腹内作疼加广茂、官桂等分。王右肤云："熟地滞血安能止痛，不如以五灵脂代之。"

若月水不通加野苎根、牛膝、红花、苏木酒水同煎，血气不调再加吴茱萸等分、甘草减半。

若月水久闭加上肉桂、甘草、黄芪、姜黄、大枣、木通、红花各等分。

若呕吐不止加藿香、白术减半、党参再减半。

若呕逆饮食不入加白术、丁香、甘草、党参、宿砂、益智仁、胡椒。

若咳嗽加桑白皮、半夏、党参、生姜、北五味、甘草。

若发寒热加干姜、丹皮、柴胡。

若大渴加知母、石膏。

若心腹胀满加枳壳、青皮。

若虚汗盗汗加麻黄根。

简易当归散

治经脉不匀，或三四月不行，或一月再至，或行时腰腿疼痛，不依时而行。

当归　川芎　白芍　黄芩各一两　白术　萸肉各一两五钱

上共研细末，空心温酒调下三钱，三服。或锉每服七钱加生姜。如冷去黄芩加肉桂，亦有加熟地者。

增损四物汤

治月事不调，心腹疼痛，补血温经注颜。

当归　川芎　白芍　熟地　白术　丹皮　地骨皮各一钱半

水煎服，食前宜。

九味香附丸

治妇人百病皆宜

香附子先用童便浸一宿，再以醋煮晒干炒四两　当归酒浸　芍药酒炒　川芎酒洗　生地酒洗　陈皮去白各一两　白术二两　黄芩酒炒一两半　小茴香五钱炒

上研细末，醋糊丸桐子大，每服八、九、十丸。空心酒下，热加地骨皮，软柴胡各一两酒浸。

加味四物汤

治经水将来，作疼不止

当归酒洗　川芎各一钱半　白芍　熟地　玄胡　蓬术醋煮　香附醋煮各一钱

砂仁八分 桃仁七分去皮尖 红花酒炒五分

水煎服。

经验方

治妇人脐腹疼痛，不省人事，只一服立止。不知者以为是心气痛，误矣。

木通去皮 白芍 五灵脂炒

上三味各等分，醋水各半盏，煎七分温服。

柴胡抑肝散

治寡居独阴无阳，欲心萌而不得遂，以致恶寒发热仿似疟证。

柴胡二钱半 青皮二钱 赤芍炒 丹皮各一钱半 苍术米泔浸炒 山栀炒 地骨皮 香附子各一钱 六神曲八分 川芎七分 生地 连翘各五分 甘草三分

上锉，加生姜水煎，空心临卧服。

小柴胡加地黄汤

治妇人中风，恶寒发热，经水适来，日则明爽，夜则谵语，此热入血室。亦治产后恶露，方来忽然断绝。

柴胡三钱 半夏 黄芩各二钱 党参一钱半 甘草五分 生地二钱

上以生姜五片、大枣二枚煎服。不拘时服。

养真汤

治妇人经闭不通、脐下有块已经三载，百药无效。服此数剂，经行，又投数剂而块消矣。

当归酒洗 川芎 白芍酒炒 熟地姜汁炒 茯苓 陈皮 炒栀子 山萸肉 益母草 小茴香酒焙 香附子醋浸炒

上分两量病加减，服五六剂后，经通时即作丸服。

温经汤

治经道不行，绕脐寒疝痛彻，其脉沉紧，此由寒气客于血室，凝滞不行，为气所冲，新血与故血相博以致疼痛，宜服此汤。

当归　川芎　白芍　官桂　丹皮　蓬术　党参　牛膝各一钱　甘草炙五分

水煎，不拘时服。

红花当归散

治妇人经候不行，或积瘀血，腰腹疼痛，及室女月水不通。

红花　归尾　紫葳　牛膝　苏木削　甘草各二两　赤芍九两　刘寄奴五两　桂心　白芷各一两五钱

上为细末，空心热酒调下三钱，食前临卧再服。若久血不行，浓煎红花酒下，有孕勿服。紫葳一名凌霄花。

通经丸

治经闭不通及血块疼痛。

归尾　桃仁去皮尖　大黄煨　丹皮　干漆炒烟尽　肉桂　牛膝　莪术各一两　京三棱醋炒五钱　当门子五分

上为末，皂角五钱、芫花二钱，水煎糊为丸，如桐子大，每服五十丸，空心米汤下。

小通经丸

治妇人室女月候不通或成血瘕。

当归　桂心　青皮　干姜炒　川椒炒去汗　川乌炮　蓬术干漆炒烟尽　大黄炒　桃仁去皮尖炒各等分

上为末，先将四分用米醋熬成膏，和六分共杵为丸桐子大，每服二十丸，淡醋汤送，温酒更妙，渐加至三十丸，食前服。

《济生方》去川乌，加红花，《本草》入鸡子清同丸。

和血通经丸

治妇人经水凝滞不行，腰腹疼痛渐成血块。

白芍一两　当归　木香　肉桂干漆炒烟尽　川军　灵脂　广术各半两　水蛭

炒二钱半 虻虫三十个净身焙 桃仁二十七个去皮尖

上为末，醋糊丸桐子大，食前醋汤或温酒下二十丸。

一粒仙丹

治妇人干血痨并赤白带下，种子如神。

巴豆一百二十个去壳，用新砖一块，将豆纸包放砖上，搥去油令净如霜白，方好用 斑蝥六十个去翅足 穿山甲五钱油煎过 川军 苦葶苈各一两 皂角一两去粗皮火炙

上各为末合一处研匀，以枣肉和丸弹子大，用丝绵张开裹药穿入三寸竹筒上，头后留二三寸余。挽一转不令药气在外，用时先以温水洗净阴户，葱汁浸透药头送入子宫极深处，一日一夜取出药。少间，发寒热如伤寒状，任意饮食无妨，半日后或鲜血或死血一切恶物悉下，忌生冷发物，自此子宫和暖而交媾则有孕矣。

通经下取方

治证同前其效如神。

海蛤粉五钱 苦葶苈 牙皂各二钱半 巴豆去净油 天花粉三钱 苦丁香 红娘子各一钱半 麝香少许

上为细末，每用一钱，葱汁同捣为丸，薄绵裹住以长线扎口穿入五寸竹管，药头送纳阴户极深处，出竹管留线在外，候热时先下黄水，次则经行。

论暴崩下血

经云："阴虚阳搏谓之崩"。此言热逼血而妄行也。又曰："阳络伤则血外溢，阴络伤则血内溢。外溢者从上出，内溢者由下流也"。病人过于作劳，喜怒不节则络脉伤损，而血妄行矣。若因热

迫而妄行者，用加味四物汤。因络脉伤损者，八珍汤。若瘀血凝结，独圣丸佐之。若肝经火旺不能藏血者，加味逍遥散主之。脾气虚不能统血者，四君归芍汤主之。思虑伤脾不能摄血归经者，归脾汤。气血两亏，血崩不止，十全大补汤。丹溪云："凡血症，须用四君四物之类以收功。"若大吐大下，毋以脉论，当急用独参救之，如潮热咳嗽、脉数者乃元气虚弱、假热之象，宜用参术调补脾土。若服参术不相宜者，专以和平饮食调理之。此等之症无不由脾气先损而得者，脉息虚浮而大，只宜健脾胃固根本乃为治法，倘或过用寒凉复伤胃气，反不能摄血归经，是速其危也。

加味四物汤

本方加丹皮、阿胶、黄芩、栀子。

八珍汤

俱见经闭门。

加味逍遥散

见经闭门。

独圣丸

治瘀血凝结，瘀血不去新血不得归经，此丸主之，虚人以补药相兼而用。

五灵脂_{去土炒烟尽}

上为细末，醋和丸绿豆大小，每服一二钱，淡醋汤下，清酒亦可。

归脾汤

治妇人血虚崩下。

当归　白术　党参　黄芪　白芍　枣仁_{各一钱半}　远志肉_{一钱}　龙眼肉_{五枚}　炙甘草_{五分}

水煎服。

四君子汤

治一切血症。

党参　白术　茯苓　炙甘草各一钱

以生姜二片，大枣三枚为引，水煎服。

十全大补汤

治气血两亏，发热潮热及妇人气脾虚弱不能摄血归经，以致暴崩下血。

党参　白术　茯苓　甘草炙　熟地　当归　黄芪　白芍各一钱　川芎五分　肉桂八分

上以大枣二枚为引，水煎温服。本方去桂芪加丹皮、黑山栀、柴胡，名加味八珍汤。

荆芥四物汤

治崩漏初起，不问虚实服之立止。

当归　川芎　白芍　生地　荆芥穗　香附子炒　条黄芩炒各一钱

水煎服，如不止加防风、升麻、白术、蒲黄。一方加地榆尤效，一方加黄芩、黄连、栀子、黄柏。一方并加胶艾。

芎䓖酒

治崩中昼夜不止，医不能治者，服之神效。

芎䓖一两　生地黄汁一盏

上用酒五盏煮至一盏，滤去渣，下生地汁再煎三二沸，分作三次服完。

金华散

治血室有热，崩下不止，服温药不效者。

玄胡索　当归　瞿麦穗　粉丹皮　干姜各一两　生石膏二两　桂心另研　葳灵仙各七钱　蒲黄半两

上为细末，每服三钱，水煎空心温服，日二次。

当归芍药汤

治妇人漏下不止，其色鲜红，先因劳役脾胃虚弱，气短、气逆、自汗不止、身热闷乱、恶见饮食、四肢倦怠、大便时泄。

黄芪一钱半　白术　苍术　归身　白芍各一钱　陈皮　熟地各五分　生地　炙甘草各三分　柴胡二分

上作一服，水煎，空心热服。

调经升阳除湿汤

治女子漏下、恶血，月事不调或暴崩不止。多下水浆之物。皆由饮食不节、劳伤形体致脾胃虚而心胞乘之，故漏下血水不调也，当除湿祛热此方主之。

黄芪　苍术　羌活各一钱半　防风　藁本　升麻　柴胡　甘草炙各一钱　当归酒浸　独活各五分　蔓荆子七分

上水煎，早起空心服，待少时以早膳压之。若遇夏月，白带下脱用此汤一服立止。

五灵脂散

治血崩不止，不省人事

五灵脂不拘多少，炒令烟尽为度

上为细末，每服一钱，温酒调下。

一方治血崩不止，五灵脂二钱，炒热加当归酒同煎或水酒童便各半盏同煎热服。

一方五灵脂半生半热为末，酒调服。

一方水煎五灵脂半干去渣澄清，再熬成膏入神曲末为丸，如桐子大，空心温酒下二三十丸便止。

一方同蒲黄各炒等分名失笑散，治失血及半产、产后恶血攻心，昏迷不省及心腹绞痛欲死者，其效如神。真救急之良方也，人家不可不备。此方又能解毒，若蛇蝎蜈蚣咬，疼痛不可忍者，涂伤处立愈。

鹿茸丸

治经候过多，其色瘀黑，甚者崩下，呼吸少气，脐腹冷极，汗出如雨，尺脉微小，由冲任虚衰，为风冷所乘胞中，气不能固。可炙关元穴百壮兼服此丸。

鹿茸　赤石脂制　禹余粮制各一两　全当归　续断　大熟地各一两　熟附子　艾叶　柏叶各半两

上研细末，酒糊丸梧桐子大，每服三十丸，空心温酒送下，炼蜜丸亦可。

补宫丸

治妇人诸虚不足，久不妊娠，骨热形羸，崩中带下，

白薇　牡蛎粉　白芍　鹿角霜　怀山药　白术　白茯苓　白芷　乌贼鱼骨各等分

上为细末面糊和丸，桐子大，每服五十丸，空心米饮送下。

五灰散

治下血不止致成血崩

莲蓬壳　黄绢　血余　百草霜　棕皮以上共烧成灰　黑山栀　蒲黄炒　香墨　血竭各等分

上共为细末，调服一钱，或炼蜜丸桐子大，白汤送下五十丸。

琥珀散

治暴崩不止又乌纱帽散

赤芍　当归　香附子　干荷叶　男子发皂角水洗　棕榈　乌纱帽是漆纱头巾取阳气上冲故也

上各等分并于新瓦上，煅成黑灰存性，三分研细末，每服五钱空心童便调下，如人行十里之久再进一服即止，若产后血下过多加米醋、京墨、麝香各少许。

立应散

治妇人血海崩败，又治肠风下血。

香附子三两，一半生一半炒　棕皮一两，烧存性

上共为细末，每服五钱，酒与童便各半盏，煎七分，不拘时温服。如肠风，不用童便。

一方香附子，去毛，不拘多少，炒黑存性为细末，热酒调服二钱，不过两服无不止者。

一方乱发，皂角水洗净烧灰存性为末，空心热酒调下二钱。

一方棕榈，白矾，煅为末，酒调下二钱。

一方莲蓬壳，烧灰存性为细末，酒调下二钱。

千金方

治妇人无故尿血

龙骨二两为末以酒调服方七寸。

孙真人方

治九窍出血

荆叶

捣取汁，酒和服之。

论带下

带下之症，方书以青黄赤白黑分属五脏，各立药方，其实不必拘泥，大抵此症不外脾虚有湿，脾气旺，则饮食之精华生血而不生

带，脾气虚弱，则五味之实生带而不生气血。南方地土卑湿，人禀常弱，故浊带之症十人有九，以五味异功散加扁豆、苡仁、山药之类，投之辄效，倘挟五色则加本脏之药。夫带症似属寻常，若崩而不止，多至髓竭骨枯而成亏损，治者慎之。

五味异功散

见经闭门。

若专下白色，属肺。

倍用苡仁。若兼赤色，属心，加丹参、当归。若兼青色，属肝，加柴胡、山栀。若兼黄色，属脾，加石斛、荷叶、陈米。若兼黑色，属肾，加杜仲、续断。若脉数，有热，加炒黄柏、莲子心。若脉迟厥冷，加黑姜、大枣。此治带之大法也。余治载后又有室女带下者亦别有说。

论室女带下

产宝云："未出女子有三病，何也？"答曰："女子一病者，经水初下，阴中热，或当风卧，或扇风，二病者太冲脉盛，气盛则内热，以冷水洗之，三病者或见惊怖者，若三者一有所受后，必有带下之证也，方用神仙聚宝丹加减服之。"

论白浊白淫不可误作白带

大全云："妇人白浊白淫者，皆由心肾不交养，水火不升降，或所欲不遂意，淫于外或入房太甚劳伤于肾，肾气虚冷故有此症。治宜金锁正元丹、小菟丝子丸，威喜丸。"

神仙聚宝丹 一名琥珀珠砂丸

治妇人血海虚寒，外乘风冷搏结不散，积聚成块，或成坚癖及血气攻注，腹胁疼痛，小便急胀或虚鸣、呕吐涎沫、头旋眼花、腿膝肿痛、面黄身肿、月水将行。先若重病，或多或少，带下赤白、崩漏不止、惊怖健忘、小便频数、虚热盗汗羸弱，此方不问胎前产后，室女并皆治之。常服安心去邪，逐败血养新血，功效不可尽述。

全当归 广木香 琥珀 没药各一两 滴乳香二钱半 麝香 豆辰砂各一钱

上各研细末，合一处研匀，水丸龙眼核大。每用一丸温酒磨下不拘时。若胎息不顺，腹内疼痛，一切产难，酒同童便磨下。产后血症，败血奔心，口噤舌强或恶露未尽，发渴面浮，煎写梅汤和童便磨下。室女月水不调，温酒下半丸。产后血气不调，童便磨下。

金锁正元丹

治真气不足，呼吸气短、四肢倦怠、脚膝瘦软、目暗耳鸣、梦遗盗汗及白浊白淫等症。

肉苁蓉洗焙 紫巴戟去心 葫芦巴炒各一斤 补骨脂酒浸炒十两 五倍子半斤 白茯苓去皮六两 明硃砂三两另研 煅龙骨二两

上八味共研细末，酒和为丸桐子大，每服二十丸，空心温酒或盐汤任下。

小菟丝子丸

治赤白带下、白淫白浊皆效。此药不热不寒得其和平，又能助阴生子。

菟丝子酒浸 肉苁蓉酒蒸 覆盆子 蛇床子各一两二 当归酒洗 白芍 川芎各一两 牡蛎粉 乌贼骨各八钱 五味子 防风各六钱 黄芩五钱 艾叶三钱

上为细末，炼密和丸桐子大，每服三四十丸，盐汤送下，早晚各进一服。

威喜丸

治妇人血海久冷，白带、白浊、白淫、白崩、下部常湿、小便如米泔、久无子息及丈夫元阳虚备，精气不固，余沥常流、小便淋浊、梦寐频泄。

黄蜡四两 白茯苓去皮四两作块，猪苓二钱半同入磁器内煮二十余沸，取出晒干去猪苓不用

上以茯苓为细末，熔黄蜡拌和为丸，如弹子大，空心细嚼满口生津，徐徐咽下，以小便清为度。忌米醋尤忌暴气。

清白散

治白带

当归 川芎 白芍 生地 黄柏盐水炒 贝母 樗白皮酒炒各一钱 干黑姜 粉甘草各五分

上以鲜生姜三片水煎热服，肥人多湿痰加白术、半夏。赤带加酒炒条芩、荆芥，久下不止加熟地、牡蛎，气虚加党参、黄芪，腰腿酸痛加鹿角胶，或只以二陈汤加苍白术，如升膀胱之湿加升麻、柴胡、苍白术。

万安散

治女人赤白带下，或出白物如脂，或臭水。并神效。

小茴香炒 广木香二钱五分 黑牵牛一两炒另研取头末

上共研极细以生姜自然汁调二钱，临卧服，取尽恶为效，未尽间日再服，后以白粥补之，忌热毒物。

大圣万安散

治女人症瘕癖气、胸腹胀满、赤白带下、血气虚弱、痿黄力少及休息赤白痢疾并皆治之。其效不可具述。惟孕妇勿服，天阴晦不可服。

白术 广木香 白胡椒各二钱五分 广陈皮 黄芪 桑白皮 木通各五钱 白牵牛炒研取头末二两

上研细末，每服二钱，生姜煎汤，临卧调服，少时再饮姜茶三五口催之，平明可行四五次，取下恶物为度，下后以米粥补之，亦不忌荤酒等物。

小胃丹

治湿痰带下，上可取胸膈之痰，下可利肠胃之痰，及湿痰热痰并妇人痰结成带。惟胃虚少食者忌用。

甘遂湿面裹煨熟一方以长水煮晒干　芫花好醋浸一宿，瓦器烧黑不可过焦　黄柏炒　大戟长流水煮一时晒干各半两　大黄湿纸裹煨勿令焦，切片焙干再以酒润炒热焙焦一两半

上共研细末以白术膏和丸萝卜子大，临卧津液咽下五七丸，或白汤送下，取膈上湿痰热积以意消息之，欲利，空心服。一方加木香、槟榔各半两。

苍柏参芎散

治妇人风痰带下，上有头风鼻涕，下有白带。

辛荑　川芎　苍术　黄柏　南星　半夏　滑石　牡蛎粉　淡黄芩酒炒

上分两量加水煎，食后服。

加味八珍汤

治妇人气血两虚赤白带下。

当归　川芎　白芍酒炒　生地　党参　白术　山药炒　杜仲酒炒　白茯苓　香附子炒各一钱　甘草炙五分

上加乌梅个半，生姜三片，大枣二枚水煎食温服。肥人加半夏，瘦人加黄柏，饱闷去党参加砂仁，腹痛去党参加小茴、玄胡，冬月加煨干姜，日久元气下陷者加升麻、柴胡以升提之。

当归泽兰丸

治妇人气血素虚、经脉不调、赤白带下、久乏子息者急宜服之。

香附子用大者杵去毛一斤，分四分，童便浸一分，酒浸一分，醋浸一分，米泔水浸一分各浸一伏时取起晒干 大当归 杭白芍 川芎 大熟地酒洗 生地各二两 艾叶 泽兰 白术各一两半 黄芩二两

上为末，醋和丸，赤小豆大，每服六十丸空心白汤温酒任下。

丹溪方

治白带属真阴虚者

龟板醋炙枳 枳子各二两 黄柏炒一两 香附子 山萸肉 苦参 樗白皮 贝母各半两 白芍七钱半 干姜炒二钱半

上为末酒糊丸桐子大，每服五十丸，空心米饮下。

元戎四物汤

治妇人赤白带下，脉沉腹痛，或阴中痛。

四物汤 肉桂七分 熟附子五分

上水煎，食前服。

一方四物加茴香、肉桂。

暖宫妙应丸

治妇人赤白带下及子宫虚冷无子者。

当归 川芎 白芍 熟地 艾叶 茯苓 煅龙骨 粉丹皮 赤石脂 牡蛎粉各等分

上为末面糊和丸桐子大，每服五十丸，空心艾醋汤任下。

如圣丹

治妇人经脉不调赤白带下。

枯白矾四两 蛇床子二两

上为末，醋糊丸，如弹子大，胭脂为衣，绵裹纳阴户中，定坐半日热极再换。大抵月水不通，赤白带下者，多因子宫不洁，服药难效，此法易痊，且速而不伤脏气也。一方用枯矾、川乌等分为末

炼蜜丸弹子大，绵裹纳阴户中，治带下绝产。

白芷散

治白带下

香白芷二两　海螵蛸二个煅　胎毛一团煅

上为细末，空心温酒调下二钱。

伏龙肝散

治赤白带下，久患不止，尪悴乏力，六脉微濡。

棕榈不拘多少烧炽急以盆盖阴冷存性　伏龙肝于灶直下取赤者炒令烟尽　屋梁上悬尘炒令烟尽去火毒

上各等分共研匀，入龙脑麝香各少许，每服三钱温酒或淡醋汤下，患十年者半月可安。

马蹄丸

治白带不绝

白马蹄　禹余粮各四两　煅龙骨三两　乌贼鱼骨　白僵蚕　赤石脂各二两

上为细末炼密丸如桐子大，每服十丸，空心温酒送下，不止加至三十丸。

加味四七汤

治妇女小便不顺，甚者阴户疼痛。

半夏汤洗七次一两　川厚朴姜汁制四次　赤茯苓　香附子醋炒各半两　紫苏　甘草各二钱

上分四服，每付水二盅、姜三片煎八分，调琥珀末一钱。

固精丸

治下虚胞寒，小便白浊或如米泔，或如凝脂，或小水无度腰膝沉重等症。

牡蛎粉　桑螵蛸酒炙　煅龙骨　白石脂　白茯苓　五味子　菟丝子酒蒸焙　韭菜子炒各等分

上等分为末酒和丸桐子大，每服七十丸，空心盐汤下。

虚劳门

论妇人虚劳与男子不同

準绳云：劳倦所伤用补中益气汤调治，乃暴病也，失治而有发热、潮热盗汗、咳嗽诸证出焉、谓之虚劳。又复失治而有皮聚毛落、饮食不思、肌肤骨髓中热、经闭不行诸症出焉，谓之瘵骨蒸热。至于传尸之疾别自一种，其源不起于劳倦，然男以精为主，女以血为主，其致病既殊，其施治亦异，故应别著方法，而陈氏《良方》，分劳瘵、骨蒸劳、血风痨、气虚劳、风劳、冷劳、热劳、客热等门未免惑乱后人，靡所适从，今厘正如巫医者更参。惟病虚劳、传尸劳二门而用之，则无道少之患矣。

论初病大法

保命集云：治妇人虚劳，局方中谓首尾六合，如大圣散、地黄丸是治无热虚劳也，中道药牡丹煎丸空心食前，人参荆芥散卧时食后，是治有热虚劳也。

症治诸方

增损四物汤

治妇人气血不足，四肢怠惰、乏力、短气，兼治产后下血过多，荣卫虚损，阴阳不和，乍作寒热。方见调经门。

圣愈汤

治血虚心烦，睡卧不宁，或五心烦热。

黄芪 当归酒洗各一钱 党参 川芎 熟地酒洗 生地酒洗各六分

水煎服。

加减大建中汤

治妇人胎前产后一切虚损，月水不调，脐腹疼痛，往来寒热，自汗，口干烦渴。

白芍二钱 当归 川芎 黄芪 肉桂各一钱 白术 炙甘草各七分

上以生姜三片、大枣二枚水煎，食前服。

补中益气汤

治形神劳倦，饮食失节以致脾胃虚损、清气下陷、发热头痛、四肢倦怠、心烦肌瘦，日渐羸弱。

黄芪 党参有嗽者不用 白术各一钱 炙甘草五分 广陈皮 当归各七分 升麻 春柴胡各四分

上作一服，水煎，食远稍热服。

八珍汤

治脾胃亏损，气血俱伤，盖人之生以脾胃为生，脾胃一虚诸脏失所，百病生焉。

即四君四物加姜枣为引，方见经闭门。

劫劳散

治心肾俱虚，干嗽二三声，遇夜发热，热过即冷，时有盗汗，四肢倦怠，食减黄瘦，睡卧不安，夜多怪梦，兼治咳嗽有痰中如红线名曰肺痿，失治便成羸劣之疾。

白芍六两 黄芪蜜炙四两 党参 茯苓 半夏汤泡七次 甘草炙 当归酒洗 五倍子 阿胶炒珠 大熟地

上分两量加生姜七片，红枣三枚，水煎温服，日三。

七补丸

治妇人气血虚弱，冲任不和，经结腹中状若怀孕，月水尚来，未分经脉宜服此方。

当归　川芎　白芍各三两　熟地　白术　白芷　真阿胶炒成珠各二钱

上为细末炼蜜丸桐子大，每服五六十丸空心米饮下。

十补丸

治妇人诸虚百损，荣卫不调，形体羸瘦，面黄体倦，口苦舌干，心松多汗，血衰气盛，寒热往来，一切血崩带下，堕胎落孕，此药皆治。孕妇服之尤有神效。

熟地酒浸蒸四两捣膏　肉苁蓉酒浸焙　党参　黄芪炙　当归酒浸　川芎　白芍　白术　茯苓各二两　肉桂去皮一两　甘草半两

上为细末，用好酒调山药末同熟地膏打和丸如桐子大，每服六七十丸，食前米汤或温酒任下。

滋阴百补丸

治妇人劳伤气血、诸虚百损、五劳七伤、阴阳不和、乍寒乍热、心腹疼痛、不思饮食、尪羸乏力。

香附一斤用酒、醋、盐、汤、童便各浸四两焙　益母草半斤　当归酒洗六两　川芎　大熟地姜汁浸捣膏　白术各四两　杭白芍炒三两　玄胡索炒　党参　白茯苓各二两　炙甘草一两

上为细末炼蜜同地黄膏糊丸桐子大，每服五六十丸，砂仁汤或酒或醋或白水任下，空心服。

六味丸

一名地黄丸，一名肾气丸，治肾经不足发热作渴、小便淋闭、气壅痰嗽、头晕眼花、耳聋咽燥、齿牙不固、腰腿痿软、自汗盗汗、便血、失音、水泛为痰、血虚发热等证。

熟地半斤杵膏　萸肉　山药各四两　丹皮　茯苓　泽泻各三两

以上五味共研细末炼蜜同地黄膏和丸桐子大，每服七八十丸，空心食前滚汤送下。

八味丸

治命门火衰，不能生土，致脾胃虚弱、饮食少思、大便不实、脐腹疼痛、夜多便溺等症。

方即六味丸加肉桂、附子各一两。

益阴肾气丸

治诸脏亏损、潮热盗汗、往来寒热、烦燥作渴、月经不调、困倦少食、痰壅咳嗽、痞闷便赤、足软肢痛等症，此方壮水之主以制阳光者也。

方即六味丸加当归　五味子各二两炒　生地酒浸杵

以上亦如前丸，朱砂为衣，每服五十丸，空心淡盐汤下。

乌鸡煎丸

治妇人百病，血气虚劳、赤白带下等症。

黄芪　当归各六两　香附子四两　白茯苓三两　明党参　官桂　大熟地　小生地　地骨皮各二两

上以乌骨白毛鸡一双，男用雌女用雄笼住，将黄芪末和暖面丸芡实大喂，至鸡眼生络吊死，去肠肚及毛洗净，搥碎骨同前药入鸡腹内，用酒醋各半煮一宿，取骨焙干并研为末，用原汁打糊为丸桐子大，每服五十丸盐汤送下。

黄芪建中汤

治男子妇人诸虚不足，困乏少力，此方大生气血补益荣卫。

箭黄芪三钱　杭白芍四钱　上肉桂一钱半　炙甘草二钱

上以生姜三片、红枣二枚，食前服。

十全大补汤

治妇人冷劳最妙。

方见带下门。

浑身碎痛引子

治妇人劳倦

虎骨五钱炙杵 防风 藁本 白芷 茯苓 甘草 白术 当归 白芍 续断 附子各二钱

上以姜枣为引，水煎，不拘时服。

戊已丸

治新婚男女素禀虚寒，滑泄不固、饮食无味、肌肉不生、昏蒙多睡、夜有异梦、畏寒喜热、呕吐清水，此方养脾胃、滋血气、长肌肉、添精髓、暖丹田。

舶茴香 白茯苓 香附子炒各三两 白胡椒五两 党参 炙甘草各一两 白术二两 朱砂半两研细

上为细末生姜汁和为丸桐子大，每服二三十丸，空心食前白水送下，日三服。

硇砾丸

治妇人冷劳、心腹积聚、腹胁疼痛、四肢羸瘦。

鳖甲醋炙七次 桃仁去皮尖 木香各一两 硇砂二两醋制 灵脂一两 当归两半

上研细末硇砂膏为丸桐子大，每服二三十丸，空心温酒下。此方硇砂太多不宜轻用。

逍遥散

治血虚劳倦、五心烦热、肢体疼痛、目昏颊赤、口燥咽干、发热盗汗、少食嗜卧及血热相搏、月水不调、腹胁胀痛、寒热如疟，又治室女血弱、阴虚荣卫不和、痰嗽潮热、肌肉消瘦渐成骨蒸。

当归酒洗 白芍酒炒 白术 茯苓 柴胡各一钱 炙草五分

上以生姜三片、麦门冬二十粒去心，水煎不拘时服。一方用薄荷少许无麦冬。

热甚加丹皮、炒栀子各一钱。

骨蒸加知母、地骨皮各一钱。

咳嗽加五味子、紫菀各一钱。

吐痰加半夏、贝母、瓜蒌仁各一钱半。

饮食不消加山楂、神曲各一钱。

作渴加麦冬、天花粉各八分。

内热加黄连、黑山栀各六分。

心慌加远志肉、酸枣仁各一钱。

吐血加阿胶、生地、丹皮各一钱。

自汗盗汗加生黄芪、酸枣仁各一钱。

久泻加炒黑干姜八分。

遍身痛加羌活、防风、川芎各五分 以利关节。

手足颤掉加防风、荆芥、薄荷各五分。

胸膈气闷加枳实、青皮、香附各一钱。

怒气伤肝眼目昏黑加胆草、黄连、栀子各六分。

小腹痛加玄胡索、香附子各一钱。

经闭加桃仁、红花、苏木各一钱。

左腹血块加三棱、蓬术、桃仁、红花各一钱。

右腹气块加木香、槟榔各六分。

黄芪散

治妇人劳热消瘦、四肢烦疼、心躁口干、不思饮食。

黄芪二钱 党参 黄芩 当归各七钱半 赤茯苓 麦门冬 赤芍 生地 地骨皮各一钱 柴胡一钱半 炙草五分

上以老生姜五片水煎温服，不拘时。

阿胶丸

治劳嗽、吐血咯血、发热哺热、口渴盗汗。

阿胶珠 生地 卷柏叶 怀山药 大蓟根 五味子炒 鸡苏各一两 柏子仁炒 明党参 防风 麦冬去心各半两

上研细末炼蜜为丸弹子大，每服一丸，细嚼麦冬汤下。

加味四物汤

治妇人骨蒸劳瘵。

方见经不调门

黄连散

治妇人骨蒸劳热，四肢沉重、背膊疼痛、面色痿黄、少气无力。

川黄连 知母各一两 鳖甲醋炙七次三两 柴胡 木通各一两五钱 麦门冬去心 白术 地骨皮 淡黄芩 犀角屑各七钱五分 龙胆草去芦 炙甘草各半两

上研末，每服四钱以生姜一钱、淡竹叶二七片煎汤调下，不拘时或减分两煎服亦可。

河车丸

治劳嗽骨蒸，一切劳瘵虚损。

柴河车一具，头生男胎者长流水中荡洗，血净，入磁器内煮极烂入药，官拣人参一两 白茯苓去皮雪白者半两 干山药二两

上为细末，入河车汁和面糊为丸如桐子大，以麝香末少许为衣，每服三五十丸，饮温酒盐汤任下，空心服。嗽甚者五味子汤送下。

天灵盖散

汉妇人传尸骨蒸劳，四肢无力、每至晚间即热、两颊红色、饮

食不下、心神烦躁。

天灵盖枯朽者

安息香 地骨皮 当归 党参 栀子仁 川贝母 川黄连 桃仁去皮尖 槟榔各一两 干地黄 鳖甲醋炙 北柴胡 赤茯苓 麦冬各一两五钱 真阿魏半两

上共研细末，每服二钱以童便一大盏，柳桃枝各七寸，生姜五片，葱白五寸，同煎调下。

大效油煎散

治血风劳气，攻注四肢，腰背疼痛、呕逆、醋心不思饮食、羸瘦痿黄、手足麻痹、血海冷败，神效。

五加皮 川乌炮 白芍 海桐皮 丹皮各二钱 川芎 桂心 干姜各一钱

上研细末，每服二钱，生麻油浸钱一文，煎水一盏调下，常服以油浸钱二文。煎药时不可搅，吃药时不可吹。

熟干地黄散

治妇人血风劳冷气攻心、心腹疼痛、肢体不和、饮食减少、日渐消瘦。

大熟干地黄 柴胡 黄芪 苍术 牛膝各一两 鳖甲醋炙七次二两 杭白芍 全当归 姜黄 琥珀 川厚朴姜汁浸透炙 川芎 广陈皮去白各七钱半 木香 川羌活六钱半 桂心半两

上为细末，每服二钱，生姜三片煎水调服。

积聚症瘕门

论妇人诸积形状

准绳云：大全良方分痃癖诸气、疝瘕、八瘕、腹中瘀血、癥痞、食癥、血癥凡七门。疝者在腹内近脐左右，各有一条筋脉急痛，大者如臂，次者如指，因气而成，如弦之状，故名曰疝。癖者，僻在两胁之间有时而痛，故名曰癖。疝者，痛也，癖者，假也，其结聚浮假而痛，推移乃动也。八瘕者，黄、青、燥、血、脂、狐、蛇、鳖，积在腹中，或肠胃之间，与脏气结搏坚牢，推之不移，名曰癥，言其病形可征验也。气壅塞为瘕，言其气痞塞不宣畅也，伤食成块坚而不移曰食癥，瘀血成块曰血癥。若腹中瘀血，则积而未坚，未至成块者，大抵以推之不动为癥，动为瘕也。至于疝与疝、癖，则与痛俱，痛即现，不痛即隐，在脐之左右为疝，在两胁之间为癖，在腹下小腹而痛引腰胁为疝。恐学者一时难了，未免淆乱，故遵古法而条析之。

论八瘕所因

病源曰：妇人八瘕皆胞胎生产，月水往来，血脉精气不调之所生也。肾为阴，主开闭，左为胞门，右为子户，主定月水生子之道。脐下三寸名曰关元，主藏魂魄，妇人之胞，三焦之府常所从止。然妇女经脉俞络合调，则月水以时来至故无病。若荣卫经络稍有不通，邪气得以乘之入合于脏或月水未尽而合阴阳皆致诸症。即令人小腹重急、胸胁胀满、四肢酸痛、饮食无味、血脉牢结、月水来至不时或月前月后或断绝不行，久则积聚成块以致乍寒乍热、恍惚多梦、小便如淋、面目黄黑、不能生子，倘再失治，有性命之忧矣。

论症痞所因

大全云：妇人症痞由饮食失节，脾胃亏损，邪正相搏积于腹中，牢固不动有可征验故名曰症，气道壅塞故名曰痞，得冷则发，冷入子宫则不孕，入胞络则月水不通。

论痃癖

大全云：痃者在腹内近脐左右各有一条肋脉急痛。大者如臂小者如指，因气而成如弦之状故名曰痃。癖者为僻侧，在两胁有时而痛故名曰癖。二者皆阴阳不和，饮食停滞不得宣通，冷气结搏而成。冷则发作疼痛欲死，甚而死一二日方醒，此皆血之为病，久则月水不通血块，满腹不易治也。

论疝瘕

大全云：疝瘕之病，丈夫亦有之，妇人较于有异。或因产后血虚受寒，或因经水往来取冷过度，饮食失节，多挟瘀血，气所成也。遇气受凉则发，发则腹痛，逆气上行，此胞中有恶血久则结成血瘕也。

论瘀血

大全云：妇人月经痞塞不通，或产后余秽未尽，因而乘风取凉为风冷所乘，血得冷则成瘀血也。血瘀在内，则时时体热面黄，瘀久不消则积为症癖矣。

证治诸方

胜红丸

治脾积气滞、胸膈满闷、气促不安、呕吐清水、丈夫酒积、女人脾血、小儿食停。

京三棱 莪术_{二味同醋煮} 青皮 陈皮 黑干姜 良姜_{炒各一两} 香附子_{净米炒二两}

上研细末，醋糊丸如桐子大，每服三十丸，生姜汤下。虚者以补药下之，一方如神曲麦芽。

三棱煎

治妇人血症，血瘕，食积痰滞。

三棱 莪术各一两 青皮 半夏汤泡七次 麦芽各二两

上用好醋六升煮干焙焦为末，醋糊丸桐子大，每服五十丸，淡醋汤送下。痰积姜汤下。

香棱丸

治一切积聚，破痰癖，消癥块。

木香 丁香各半两 枳壳 三棱酒浸一夕 莪术细剉，每一两用巴豆三十粒，去壳同炒，待巴豆黄色，去巴豆不用 青皮 川楝子 茴香炒各等分

上研细末，醋煮，面糊为丸桐子大，朱砂为衣，每服三十丸，姜盐汤或温酒下，不拘时。

大硝石丸

治癥瘕痞块及妇人带下绝产，当先下此药以去块病，再为酌病用方。

硝石三两 大黄四两 党参 甘草各一两

上研末以三年苦酒三升置铜器中，先下大黄微火常搅不息，熬至七分入余药熬成膏，以可丸为止，取起少温，丸桐子大，每服三十丸，米饮下，三日一服或下如鸡肝、如鱼肠、如米泔、豆汁、赤黑等物三二升后忌风冷。

皂荚散

治黄瘕导方

皂荚炙去弦皮子 真川椒去汗 细辛

上等分为末，以指粗三角绢袋，长二寸许贮药，以绵扎口，纳阴户深处，留线在外，便则出之便后复入，俟恶物下尽不用。

治青瘕导方

戎盐七钱半 皂荚半两炙去皮子弦 北细辛一两

上为末，用法如前，惟绢袋较长一寸。

治燥瘕方

大黄 干姜各二两 黄连三两 桂心一两 厚朴炙四两 郁李仁一两去皮尖炒 䗪虫三枚炒 鸡肫胵中黄膜一枚炙

上为细末、每服三钱、早晨临卧各以温酒调下，后养之。如产三月勿有房事，忌生冷等物。

治血瘕痛方

干姜 乌贼骨炙各一两 桃仁二两去皮尖

上为散每服二钱，半酒调下，日二次。

治脂瘕方

皂荚七钱半去皮子 白矾煅二钱半 五味子蜀椒去汁 北细辛 干姜各半两 桂心二钱

上研极细末，以香脂和丸如芡实大，用时掬饼着男子阴头上，送至极深处以合阴阳，不过三五行，其瘕自愈。

治狐瘕方

取新死鼠一枚，裹以新絮涂以黄土，穿地坎足没鼠形，桑柴火灼其上，一日一夜出之研为末，加桂心末二钱半，酒服方寸匕，病自下甚者，不过再一服即愈。

治蛇瘕方

大黄 黄芩 芒硝各半两 炙甘草粗大如指者一尺 乌贼骨一枚 皂荚六枚去皮弦子炙

上以水六升煮数沸，绞去滓，下硝末，适寒温服之十日，一剂空心服之，瘕当下，不下再服。

蓬莪术丸

治妇人症痞、腹胁妨痛令人体瘦、不思饮食。

莪茂七钱半 当归 桂心 赤芍 槟榔 昆布 琥珀 枳壳 木香各半两 桃仁 鳖甲各一两 大黄两半

上研细末，炼蜜和丸桐子大，食前米饮下二十丸。

丁香丸

治妇人癥痞结块不散、心腹疼痛。

雄雀粪炒黄 鳖甲醋炙各一两 制硇砂 全当归焙 芫花醋浸炒干各半两，巴豆霜二分半

上为末醋煮面糊和丸如小豆大，当归酒下三丸。

化积丸

治妇人死血、食积、痰饮成块，在两胁，动作雷鸣、身热、眩晕时作时止。

黄连一两五钱用吴萸、益智、各炒一半 萝卜子 香附 山楂各一两 川芎 山栀炒 三棱 神曲炒 桃仁去皮尖各五钱

上为末蒸饼作丸，每服三十丸，空心姜汤下。

礞石丸

治妇人食癥，块久不消，攻刺心腹疼痛。

青礞石 巴豆霜 朱砂 粉霜 广木香各二钱半 硇砂半两

上研极细末，以糯米饮饭和丸如绿豆大，每服二丸或三丸，空心温酒下，以取下恶物为度，不下再加。此方中有硇砂、巴豆非胃气强壮，积气坚顽，势不立者不可轻用也。

六合汤

治妇人月事不行、腹中结块、腰腿重痛。

全当归 川芎 杭白芍 大熟地酒洗 官桂 蓬术煨切各一钱半

水煎空心服。

大黄散

治血癥、血瘕、食积、痰滞。

川军七钱半碎微炒　鳖甲醋炙黄去裙一两　牛膝去芦　干漆炒烟尽各一两

上为细末米醋一升煎成膏，每服一钱，食前温酒调下。

桃奴散

治瘀血停积、经水不通、男子跌扑损伤皆效。

桃奴炒　猴鼠粪炒　玄胡索　肉桂　五灵脂　香附米炒　砂仁　桃仁

上各等分为末，每服三钱酒调。

葱白散

专治一切冷气不和，及本脏膀胱气攻疼痛，及妇人胎前产后腹痛不安，或血气刺痛兼治血脏宿冷、百节倦痛肌体怯弱、劳伤带癖，久服尽除。凡妇人一切疾病最宜服之，与后乌鸡煎丸兼服。

乌鸡煎丸

治胎前产后一切诸病并皆宜之。

乌骨雄鸡一双　乌药　蛇床子　丹皮　党参　白术　黄耆各一两　苍术米泔浸切焙一两半　海桐皮　肉桂去粗皮　熟附子　白芍　川乌炮　红花　陈皮　蓬莪术各二两　木香　玄胡索　肉豆蔻各六钱　大熟地洗捣膏八钱　明琥珀　草果肉各半两

上细剉用雄乌鸡一双汤去毛肠，将上药安放肚中，用新砂锅，内以好酒一斗同煮干，去鸡骨以油炸禾肉药焙干共为细末，炼蜜和丸如桐子大，每服三十丸引列后。

胎前产后伤寒，蜜糖酒下。

胎前气闷壮热，炮姜酒下。

带下赤白，生姜地黄酒下。

产后败血注心，童便炮姜酒下。

产后血块填筑心腹疼痛，玄胡索酒下。

胎前呕逆，姜汤下。

催生，炒蜀葵子酒下。

安胎，盐酒下。

室女经脉当通不通、四肢疼痛，煎红花酒下。

血气攻刺心腹疼痛，当归酒下。

产后血晕棕榈烧灰酒调下。

子宫冷，温酒或枣汤空心送下，日进一服。

血风劳，人参酒吞下。

小腹疝痛，炒茴香盐酒吞下。

血散四肢遍身浮肿，赤小豆酒下。

鳖甲散

治妇人疝瘕，血气攻刺，心腹疼痛，不可忍者。

鳖甲醋炙二两 当归微炒 桂心 槟榔 大黄剉片微炒各一两 川芎 吴茱萸汤泡七次 木香 青皮去白各半两 蓬莪茂 赤芍 桃仁汤泡去皮尖夫炒微黄各七钱半

上为散，每服三钱，生姜汤调下，不拘时服。

芦荟丸

治疳瘦，肌肉消瘦、发热潮热、饮食少思、口干作渴或肝食疳积、口鼻生疮、牙齿蚀烂等症。

芦荟 胡黄连 川黄连炒 木香 白芜荑炒 青皮各五钱 当归 茯苓 陈皮各一两半 炙甘草七钱

上研细末米糊为丸桐子大，每服七八十丸，米饮送下。

求子门

论求子须知先天之气

纲目引胡氏云：男女交媾，所以凝结而成胎者，虽不离乎精血，犹为后天渣质之物，而一点先天真一之气，萌于情欲之感者，妙合于其间，朱子所谓禀于有生之初悟真，所谓生身受气初者是也。

论求子宜先调养

心悟云：子嗣者寻常之事，而不得者，极其难艰，皆由男女之际，调摄未得其方耳。夫男以葆精为主，女以调经为先，葆精之道莫如寡欲，远房帏，勿纵饮，少劳神则精气足矣。如先天不足则用药培之，大抵左尺无力，或脉数有热，此真水虚也，六味合五子丸以补天一之水，若右尺无力，或迟而厥冷，此真火衰也，八味合五子丸以补地二之火，若二尺俱无力或中气馁弱是水火两亏，气血并虚也，十补丸合五子丸，而大补之。倘精薄不凝，更加以鱼鳔、鹿胶之属，精射不远更以黄芪熬膏为丸以益其气，此治男子之法也。调经之道先在养性，诗云：妇人和平则乐有子，和则气血不乖，平则阴阳不悖。书云：和平之气三旬一见是已，如或经事愆期则用药调之，大抵先期而至或脉数有热此血热也，益母胜金丹加生地、丹皮主之。若血寒脉迟者，益母胜金丹加肉桂主之。若将行而腹痛者是气滞也，更加顺气之药。若食少气虚、四肢无力是为气血两虚，前方减香附一半加人参、黄芪、河车、茯神、枣仁、远志之属。俾气充血旺，则经脉自调。譬如久旱不雨河道安得流通？河道不通而欲其润泽万物不亦难乎？女人经水不调而欲其生子何可得耶？此女子之治法也。是以葆精之道责之男子，调经之要责在女子。各有病处须细心体认，不可蒙混而失生生之理也，求子者宜念之哉。

论胎验法

妇人经水不行已经三月，或脉不应指，或经事偶见，法当验之。用川芎为细末，煎艾汤空心调下二钱，腹内微动则有胎，不动者非胎也。

论胎后宜忌食物

凡妇人受孕之后忌食之物切宜戒谨。

食鸡子糯米令子生寸白虫，食羊肝令子多疾。

食鲤鱼令子成疳，食犬肉令子无声。

食兔肉令子缺唇，食鳖鱼令子项短。

食鸭子令子心寒，食螃蟹多致横生。

食雀肉令子好淫，食豆酱令子发哮。

食野兽肉令子多怪病，食生姜令子多指。

食水鸡鳝鱼令子生癞，食骡马令延月难产。

凡此之类无不验者，所当深戒不可入口。

论孕后宜忌药材

凡娠孕之后，药中如斑毛、水蛭、蛇蜕、蜈蚣、水银、信砒等药皆非恒用之品，姑置勿论。兹特选其犯者约纂数语，俾医家举笔存神免致差误，其他怪异险峻之品自应避忌不待言也。

乌头附子与天雄　　牛黄巴豆并桃仁

芒硝大黄特丹桂　　牛膝藜芦茅茜根

槐角红花与皂角　　三棱莪术薏苡仁

干漆蒿茹瞿麦穗　　半夏星通通草同

干姜大蒜马刀豆　　延胡常山射莫闻

此系妇人胎前忌　　常须记念在心胸

上药忌禁似矣，然安胎止呕吐有用半夏者，姙孕病热有用大黄者，中寒有用干姜附桂者，是何说也？黄帝问于岐伯曰："妇人重身毒之如何？"岐伯对曰："有故无损亦无殒也，大积大聚其可犯也，衰其大半而止。有故者谓有病，无殒者无损乎胎也，亦无殒者于产母亦无损。盖有病则病当之故药无损乎胎气，然必病势坚强乃可投之，又须得半而止不宜过剂，则慎之又慎矣，用药者不可按岐黄之大法耶。"

症治诸方

六味合五子丸

治男子先天不足，脉迟厥冷、真火衰备，服此以补天一之水。

大熟地八两 怀山药 山萸肉各四两 茯苓 丹皮 泽泻各三两 枸杞子 菟丝子各四两 五味子 车前子 覆盆子各二两 石斛六两另熬膏

上研细末，以熟地捣膏同石斛膏，和炼蜜为丸梧子大，每早以开水送下四钱。

八味合五子丸

八味丸即六味丸加附桂

前方附子肉桂各二两。

十补合五子丸

十补丸即十全大补汤见暴崩。

益母胜金丹

见经闭门。

加味四物汤

治妇人不孕因气血虚弱，久服有子，方见经水不调。

神仙附益丸丹

不惟治妇人百病，而生育之功效验如神

香附米一斤用童便浸透取出水洗净露一宿晒干再浸再露，再晒如此二次听用　益母草十二两东流水洗净烘干为末

上再用香附四两、北艾一两煮汁，再三分醋七分和前药为丸桐子大，每服五七十丸，空心临卧淡醋汤下。

金莲种子仙方

一名梦熊丸，有小茴香二两，无熟地黄，女人服之有孕、大熟地酒洗　当归酒洗　白芍酒炒　益母草　抚川芎酒洗苍术米泔水浸二宿晒各三两　蛇床子酒浸炒　条芩酒洗　覆盆子炒　玄胡索炒　陈皮水洗去白　丹皮水洗各二两　砂仁去皮一两五钱　山萸肉酒浸　香附米四制各五两

上研细末，先用白毛乌骨雄鸡一双，预喂一月，勿令近雌。临时缢死，不宜出血，干去毛剖去肠及嗉，内食，胅内黄皮用酒洗净，一应事件仍装鸡肚不令见水，置坛内入酒二觔封固，重汤渚烂取出，折下净肉捣如泥，仍将鸡骨苏炙为末入前药末，以原煮鸡汁和醋煮米糊同鸡肉泥打和为丸，桐子大，每服四五十丸渐加至八九十丸，空心白水送下。如月信先期而至者加黄芩、地骨皮、黄连各一两半、白水送下。如月信后期而至者加黄芪一两、党参、白术各一两半、温酒或淡盐汤下。如白带下加苍术、白术、升麻、白芷各一两半，淡姜汤送下。

大五补丸

治瘦人不孕，乃是无血摄精，宜润之。

天冬　麦冬　菖蒲　白茯苓　益智仁　党参　枸杞子　地骨皮　远志肉　熟地

上为细末炼蜜丸桐子大，每服三十丸，空心酒下。

神效墨附丸

治妇人久无子息，而经事不调及数堕胎者，服之可立致效。

香附一斤用米醋童便盐水各浸四两一日夜取起　绵艾四两用米醋二碗同香附煮干捣烂成饼新瓦焙干　白茯苓　明党参　全当归　川芎　熟地酒浸、上等炭墨火煅醋碎各一两　木香五钱

上九味各为末，醋糊丸如桐子大，每服五十丸，空心酒下。

调气暖宫丸

治妇人冲任虚寒胎孕不成，成多损坠。

全当归酒洗　川芎　上肉桂　白芍　香附子　艾叶醋炒　真阿胶蛤粉炒成珠各四两

上为末醋糊丸桐子大，每服五十丸，食前米汤下。

秦桂丸

治妇人血海久冷不能孕育。

附子一方用香附　白薇　半夏　茯苓　杜仲　川厚朴　当归　蓁艽各三两　防风　肉桂　干姜　牛膝　沙参各二两二钱半　细辛　党参各四钱

上为末炼密丸如桐子大，每服五十丸，空心酒下，无效更加丸数，经调受补者，服七日即交合，孕后忌服。

南岳魏夫人济阴丹

治妇人血海冷，久不孕育，及数堕胎，一切经候不调，崩中漏下积聚诸证。

秦艽　人参　藁本　石斛　甘草　蚕布烧灰　桔梗各二两　京墨煅醋淬　木香　桃仁去皮尖炒各一两　糯米炒二十粒　川芎　当归　肉桂　干姜炒　细辛　牡丹皮各一两半　白茯苓二两　大熟地酒蒸　香附子炒　泽兰叶各四两　川椒炒去目　山药各三两　苍术米泔浸八两　大豆黄卷烧灰

一方川椒、山药各七钱五分，上研末炼密和块，每两作六丸，

每服一丸，空心细嚼温酒醋汤任下，或以醋丸桐子大，每服五十丸亦可。

丹溪植芝汤

治妇人肥甚无子，以身中有脂膜闭塞子宫也，宜先服此调理。

当归酒洗两半 川芎七钱半 白芍 白术 半夏 陈皮 香附子各一两五钱 白茯苓二两 甘草半两

上分作十贴加生三片，水煎吞，后丸子。

丹溪茂芝丸

白术二两 半夏曲 川芎 香附子各一两 白茯苓 神曲炒各半两 橘红四钱 炙甘草一两

上为末粥丸桐子大，每服八十丸，煎汤下。

煮附丸

治婢妾多郁，情不宜畅，经多不调，故难孕，此方最妙，不须更服他药。

香附子不拘多少，去毛皮米泔浸一宿，晒干用上好米泔醋砂锅煮之，醋干再添以烂为度，取出焙干为末仍用米醋和丸桐子大，每服二三十丸，经不调者即调，久不受孕者亦孕。

乳肿门

论浮肿症有由致

良方论曰：妇人经水不通则化为血，血不通复化为水，故先由经水断绝后至四肢浮肿，小便不通名曰血分。宜用椒仁丸。若先因小便不通后致身面浮肿，经水不通名曰水分，宜葶苈丸。

经水不通而化为水，流走四肢悉皆肿满亦名血分，其症与水证相类，实非水也，宜人参丸。

治　方

椒仁丸

治先因经断后致浮肿，小便不通血化为水。

椒仁　续随子去皮　甘遂　熟附子　郁李仁　黑丑　五灵脂　当归　吴茱萸　延胡索各五钱，芫花醋炒　石膏各一钱　胆矾　信石各六分　蚖蜻十个去头翅足糯米炒黄　斑蝥十个糯米炒黄色

上为细末，面糊丸碗豆大，每服一丸，橘皮汤下。此方药虽峻烈所用不多，若畏而不服，有养病害身之患，常治虚弱之人，亦未见其有误也。

葶苈丸

治先由小便不利后致浮肿，经水不通水化为血。

甜葶苈炒另研　续随子去壳另研各五钱　干笋末一两

上为末枣肉和丸桐子大，每服七丸，煎扁竹汤下。

如大便利者减续随子、葶苈各一钱加白术五钱。

人参丸

治经水不利血化为水，流走四肢悉皆肿满，名曰血分，其候与水类，若作治水之法非也，宜用此方。

人参　当归　大黄湿纸裹饭上蒸熟切炒　桂心　瞿麦穗　赤芍　白茯苓各半两　甜葶苈炒另研一钱

上为细末炼蜜和丸如桐子大，每服十五丸加至二三十丸，空心米饮送下。

前阴诸疾

论阴户肿痛

良方论曰：妇人痃癖，一名便痈，一名便毒，俗名喑子。或肝经湿热下注，或郁怒伤损脾肝。其外证或两拗小腹肿痛，或玉门焮肿作痛，或寒热往来、憎寒壮热，其内证或小便涩滞或腹内急痛，或小腹痞闷，或上攻两胁，或脯热重坠，若两拗小腹肿痛，肝经湿热壅滞也，用龙胆泻肝汤。玉门肿胀，肝火血虚也，用加味逍遥散及龙胆泻肝汤加木香。若概投散血攻毒之剂则贻误匪轻矣。

论阴痒生虫

大全云：妇人阴痒者是虫蚀所为，三虫在于肠胃之间，因脏虚，三虫动作，蚀于阴内，其虫作热，轻则为痒重则肿痛，用龙胆泻肝汤、逍遥散以治其内，外以桃仁研粉和雄黄末，或熟鸡肝纳阴中以制其虫。

论阴户生疮

大全云：妇人少阴脉数而滑者，阴中有疮，名曰䘌，或痛或痒如虫行状，脓水淋沥，亦有阴蚀几尽者，皆由心神烦郁、脾胃虚弱，致血流气滞耳。故经云：诸痛痒疮皆属于心。又云：阳明主肌肉。治之当补心养胃，外以熏洗坐导药，宜用四物汤加柴胡、山栀、凡皮、胆草，痒者归脾汤加山栀、丹皮、柴胡。溃腐者加味逍遥散，肿闷脱坠者，宜用补中益气汤加山栀、牡丹皮，佐以外治之法。

论阴挺下脱

大全云：妇人阴挺下脱，或因胞络伤损，或因子脏虚冷，或因分娩用力所致，治宜升补元气为主，若肝脾郁结，气虚下陷者，用补中益气汤。若肝火湿热，小便淋涩者，用龙胆泻肝汤。

论伤丈夫头痛

薛氏曰：女人交接，伤丈夫头疼，当用补中益气汤、六味地黄丸，以滋化源为主。

症治诸方

龙胆泻肝汤

治男妇肝经湿热，下部两侧焮肿作痛，小便涩滞，阴挺如菌，或出物如虫等症。

龙胆草酒炒 泽泻各一钱 车前子炒 木通 全当归酒拌 生地酒浸 黑山栀 黄芩 生甘草各五分

上以灯心二十寸水煎服，如玉门肿胀加木香五分。

加味逍遥散

方见经闭门。

四物汤

方见经水不调。

归脾汤

方见血崩门。

坐道药

方见积聚门。

六味地黄丸

方见虚劳门。

治妇人阴疮与男子媾精疮大同小异方

黄丹 白矾 萹蓄 藁本各一两 荆芥穗 蛇床子研极细 白蛇皮一条烧

灰 硫磺各半两

上为细末，另以荆芥、蛇床子煎水温洗、软帛渗干，清油调涂，如疮湿干末掺之。

治疳疮因月后行房

治疳疮因月后行房致成湛浊，伏流阴道，遂生疳疮，搔痒无时，先用胡椒葱白熬水一日洗二三次，却服后药。

黄芪盐水炙 菟丝子酒蒸 沙苑蒺藜炒 黑牵牛 龙骨 赤石脂各等分

上为细末炼蜜和丸桐子大，每服二三十丸，燕窝蒸酒澄上清者送下。

柏蛤散

治下疳湿疮

黄柏厚者以磁锋刮末 蛤粉各等分

上共研细掺上即愈，盖黄柏去热，蛤粉燥湿故也。

治妇人阴中生痔

凡九窍有肉突出者皆名为痔。

用乌七个烧存性用小瓦罐盛酽醋淬之，乘热熏，候通手洗之，极妙。

当归散

治妇人阴中突出一物，长五六寸名阴挺又名疝。

当归 黄芩各一两 牡蛎一两半 猬皮炙一两 赤芍三钱

上为细末，每服二钱食前温酒调下，开水亦可。如不应更以补中益气汤倍加升麻、柴胡兼服之。

一捻金丸

服前药未效，服此。

玄胡索 舶上茴香 吴茱萸炒 川楝子去核 青木香各二两

上为末米饭糊丸桐子大，每服三十五丸，空心木通汤送下。

又方

用梅花脑子五分　铁孕粉一钱

水调刷上。

如阴畔生疮以血余，每服二钱加凌霄花少许煎，空心服立效。

集验方

治女人交接阳道违理，及他物所伤，血流不止者，取釜底黑断葫芦涂内之。

又方　治女童交接血出不止，用烧发灰，并青布末研匀涂之。

又方　割鸡冠血涂之。

又方　以赤石脂末掺之。

又方　以五倍子研末掺之亦良。

治小户嫁痛

甘草　生姜各五分　白芍四分　桂心二分

上捣碎以水二升煎四沸，温服。

金莲稳步膏

治妇人脚趾缝坏痛。

黄连　黄柏　黄丹　荆芥微炒各等分

上为细末，掺脚趾缝内，布扎缚，自然平稳不痛。

胎前门

论诊妇人有妊脉歌

肝藏血兮肺主气，血为荣兮气为冲，阴阳配偶不参差，两脏温和当受孕，血衰气旺定无娠，血旺气衰应有体，寸微关滑尺带数，流利往来并啄雀，小儿之脉已见形，数月怀娠犹未觉。左疾为男右为女，流利相通速来去，两手关脉大相应，已形亦在前通语。左手带纵两个男，右手带横一双女，左手脉逆生三男，右手脉顺生三女。寸关尺部皆相应，一男一女分形证，有时子死母身存，或即母亡存子命。

往来三部通流利，滑数相参皆替替，阳实阴虚脉得明，遍满胸膛皆逆气。左手太阳浮大男，右手太阴沉细女，诸阳为男诸阴女，指下分明长记取。三部沉正等无疑，尺内不止真胎气，夫乘妻兮纵气雾，妻乘失兮横气助，子乘母兮逆气参，母乘子兮顺气护。小儿日足胎成聚，身热脉乱无所莽，汗出不食吐逆时，精神结备其中住，滑疾不散胎三月，但疾不散五月母，弦紧牢强滑者安，沉细而微归泉路。

论逐月养胎法

北齐名医徐之才去

妊娠一月名曰胎胚，足厥阴脉养之，不可针灸其经。

二月名曰始膏，足少阳脉养之，不可针灸其经。

三月名曰始胎，手心主脉养之，不可针灸其经。

四月始受木精以成血脉，手少阳脉养之，不可针灸其经。

五月始受火精以成其气，足太阴脉养之，不可针灸其经。

六月始受金精以成其筋，足阳明脉养之，不可针灸其经。

七月始受水精以成其骨，手太阴脉养之，不可针灸其经。

八月始受土精以成肤革，手阳明脉养之，不可针灸其经。

九月始受石精以成皮毛，足少阳脉养之，不可针灸其经。

十月五脏俱备，六腑齐通，纳天地之气于丹田，关节人神皆备，但俟时而生。

论恶阻

娠妊之际经脉不行，浊气上于清道，以致中脘停痰、眩晕呕吐、胸膈满闷，名曰恶阻，法当理脾化痰、升清化浊，以安胃气，用二陈汤加枳壳主之。脾虚者六君子汤，加苏梗、枳壳、砂仁、香附主之。其半夏虽为妊中忌药，然痰气阻寒，阴阳拂逆，非此不除，以姜汤泡七次，炒透用之即无碍也。若与参术同行，犹为稳当，夫妊娠恶阻似属寻常，然呕吐太多，恐伤胎气，医者可不善为调摄乎。

二陈汤

陈皮　茯苓　半夏_{姜汁泡七次炒}　炙草各一钱五分

上以生姜一片、大枣二枚为引，水煎服。

六君子汤

人参　茯苓　白术　陈皮　半夏_{泡七次}　甘草炙

上各等分以生姜五分、大枣二枚，水煎服。

半夏茯苓汤

治恶阻呕吐、心烦眩晕、恶食吞酸、多睡、百节烦疼、羸瘦有痰、胎孕不牢。

半夏_{泡七次姜汁炒黄}　白术　陈皮各一钱　熟地黄_{胸满者去之}　旋覆花_{有痰者用之}　桔梗　人参　芍药　川芎　甘草各五分

上以姜三片为引，空心煎服。千金方无旋覆花有苏叶细辛，有热加黄芩、腹冷下利去地黄加炒桂心五分，胃中虚热大便秘，小便赤涩去地黄加大黄七分半、黄芩一钱。

归原散

治恶阻呕吐不止，头痛不食，服诸药无效者。

人参　甘草　川芎　当归　白芍　丁香　白茯苓各一钱　白术　陈皮各一钱五分　桔梗炒　枳壳炒各五分　半夏_{汤泡七次炒黄}一钱

上以生姜五片、大枣三枚，水煎空心服。

论胎动不安

凡胎动不安多因起居不慎，或饮食触犯错误，或风寒搏冲任之脉，或跌扑伤损，或怒动肝火，或脾气虚弱，各宜推其因而治之。若因母病而胎动，但治其病而胎自安，因胎动而致病，但安其胎而母病自愈，再诊其色，若面赤舌青，则子难保，若面青舌赤，吐沫，母亦难全，妊娠中切宜戒谨。

安胎饮

当归　川芎　白芍酒炒　熟地　茯苓　阿胶各一钱　炙草　艾叶各五分　白术二钱

上不用引水煎服，若起居不慎加人参、黄芪、杜仲、续断，若饮食触犯加人参、倍白术，若风寒相搏当按经络以祛风寒，若跌扑伤损，另用佛手散加清木香、益母草，若怒动肝火，本方加柴胡、山栀，若脾气虚弱去熟地加人参、扁豆、陈皮，然因时调治对症立方，全在活法不可胶执也。

佛手散

当归五钱、川芎二钱五分

上水煎酒冲服，若跌扑伤重加清木香一钱半，益母草三钱。

胶艾芎归汤

治妊娠二三月，至八九月因跌扑胎动不安，腰腹疼痛欲死，已有所下。

阿胶　川芎各三两　全当归　干生地　艾叶各二两

一方有甘草无生地。

以上细切，以水七升，煮至三升半滤去渣，分作三服。

又方

治妊妇从高坠下，腹中下血，烦闷。

生地 益母草各一两 当归身 黄芪各半两

三物解毒汤

治误服毒药动胎。

甘草 黑豆 淡竹叶各等分

上三味用水浓煎温服。

论胎漏

女人之血，无孕时则化为经水，有孕则聚之养胎，产后蓄为乳汁，若经水忽下名曰漏胎，血尽则胎不保矣。若因风热动血者用防风黄芩丸，四物汤送下。若因血虚用古方加茯神、阿胶、艾叶，因怒动肝火用加味逍遥散，若去血太多用八珍汤，如不应用补中益气汤。凡脾虚下陷不能摄血归经者，皆宜补中益气，如气血俱盛而见血者，乃小儿饮少也，不必服药。

四物汤

方见月事不调。

八珍汤

见经闭。

加味逍遥散

见经闭。

补中益气汤

见虚劳。

防风黄芩丸

治肝经有风热，致血崩便血尿血。

细实条芩炒焦 防风各等分

上为末酒糊丸梧子大，每服二钱，食前开水送下。

大全方

治妊娠三四月，腹痛时时下血。

全当归 大熟地 艾叶各六钱 川续断二两 阿胶 鸡苏 竹茹各一两

上以水一升煎至七合，分三服空心。

阿胶散

治妊娠无故卒然下血。

阿胶蛤粉炒成珠、二两为末 大生地半斤捣取汁

上以清酒三升搅匀，温热分三服。

论半产

半产者小产也，或三五月而胎坠，或末足月而欲生，均谓之小产。夫小产重于大产，大产如瓜熟自落，小产如生断其根蒂，岂不重哉。其将产未产之时，当以安胎为急，安胎饮主之。即产而腹痛拒按者，此瘀血也，法当祛瘀生新，当归泽兰汤主之。若产后血下不止，或烦渴面赤，脉虚微者，此气血大虚也，八珍汤加炮姜以补之。若腹痛呕泻，此脾胃虚也，香砂六君子汤加姜桂以温之。其在产母更慎风寒，节饮食，服温补之药，以坚固气血，毋使轻车熟路，每一受孕，即至期损动而养育难艰也，宜戒之宜慎之。

安胎饮

见胎动不安。

八珍汤

见经闭。

六君子汤

见恶阻。

当归泽兰汤

当归 泽兰 白芍_{酒炒} 川芎 大熟地_{九制各一钱五分} 延胡_{酒炒} 红花 香附子 丹皮_{各五分} 桃仁_{去皮大双仁炒七粒}

上水煎入童便、热酒各半盏，热服。

论子悬

子悬者，胎上逼也，胎气上逆，紧塞于胸名曰子悬，其症由于恚怒伤肝者居多，亦有不慎起居者，亦有脾气郁结者，宜用紫苏饮加减主之，更有气逆之甚因而厥晕名曰子眩，并用前方主之。然子眩有由脾虚挟痰者，宜用六君子汤。若顽痰闭塞而脾气不虚者，二陈汤加竹沥，盖虚实之间所当深辨也。

紫苏饮

治子悬并催生顺产，神效。

当归 川芎 老紫苏_{各一钱} 炙甘草 白芍_{酒炒各五分} 大腹皮_{黑豆水洗八分} 人参_{六分}

上加生姜一片、葱白一寸，煎服。因恚怒伤肝者加柴胡，若不慎起居者加白术、砂仁，因脾气郁结者加木香。

六君子汤

二陈汤

俱见恶阻。

论子痫

孕中血虚受风，以致口噤、腰背反张，名曰子痫。其症最速且急，审其因挟风邪，用羚羊角散定之，若兼怒动肝火，佐以逍遥散加参，若胎气上逆佐以紫苏饮，若脾虚挟痰，佐以六君子汤。因中寒而发者宜理中汤加防风、钩藤，此症必须速治。倘频发无休，不惟胎妊骤下，将风气血随胎涣散，母命恐亦难保，大抵胎气未动，以补气养血定风为主，胎气既下，则以大补气血为主，此一定之理不可混于施治也，慎之。

羚羊角散

羚羊角_镑 独活 当归_{各一钱} 抚川芎 茯神 防风 甘草_{炙各七分} 钩藤_{三钱} 人参_{八分} 桑寄生_{一钱}

上以生姜五分、大枣二枚，水煎服。

逍遥散

见经闭。

紫苏饮

见胎前。

六君子汤

见子悬。

理中汤

本方加附子名曰附子理中汤。

干姜 附子 炙甘草_{各一钱} 人参 白术_{各三钱}

上不用引，水煎服。寒甚者加干姜二钱，渴加人参、白术各一钱，当脐有动气去白术加桂一钱，吐多者加生姜钱半，下利倍白术，悸者加苓钱半，腹满者去参术加陈皮、半夏、砂仁各八分、附子钱半，以取温即是补之义。

论孕妇内痈

此孕妇腹内生痈也，生于有孕之时，犹为可畏，宜用千金牡丹皮散或神效栝蒌散治之，但丹皮、苡仁、桃仁皆动胎之药，因有病则病当之故无损也。

千金牡丹皮散

治肠痈之圣药。

丹皮三两　薏仁四两　蒌仁去壳油　桃仁去皮尖并双仁者各一两半

上为细末，每服三钱，白开水调下。

若大便闭结，小腹坚肿，加大黄一钱五分，有孕时大黄不宜轻用须斟酌投之。

神效栝蒌散

治肠痈并乳痈及一切痈疽，初起肿痛即消，脓成即溃，已溃即敛。

栝蒌一枚　生粉草　当归酒洗各五钱　明乳香　没药各钱

上水煎，热酒冲服，渣再煎服。

论妇人鬼胎

凡人脏腑安和，血气充足，精神健旺，荣卫条畅，则不正之气安得而乘之，惟体质虚衰，精神惑乱以致邪气交侵，经闭腹大状如怀孕，面色青黄，脉息濇细，或乍大乍小，两手如出两人，若寒热往来，此肝脾膹郁之气，非胎也，宜用雄黄丸攻之。而以各经见症之药，辅助元气，若肝经郁火佐以逍遥散，脾气郁结佐以归脾汤，脾虚挟痰佐以六君子汤。此症乃元气不足病气有余，或经水愆期失于调补所致，不可妄行攻伐而忘根本，则鬼胎行而元气无伤矣，又有梦与鬼交者，亦由血气空虚，神志昏乱，宜用安神定志丸主之。

雄黄丸

明雄黄　鬼臼去毛　净丹砂细研水飞各五钱　延胡索七钱　真厚朴一钱　川芎六钱　半夏一两姜汁炒

上为细末炼蜜和丸梧子大，每服三十丸，空心温酒送下。

逍遥散

见经闭。

六君子汤

见子悬。

归脾汤

见虚崩。

安神定志丸

治夜多怪梦，惊跳怵惕，心神不安。

白茯苓　茯神　明党参　远志肉各一两　黄芪二钱　石菖蒲　龙齿各五钱

上研细末炼蜜为丸如桐子大，辰砂为衣，每服二钱，开水下。

论病热胎损

孕妇热病不解，以致胎损腹中不能出者，须验其产母，若面赤舌青者其子已损，如面青舌赤母亦难全。古方通用黑神散下之。然药性燥烈，不宜于热病，宜用平胃散加朴硝五钱下之，方为稳当也。

黑神散

治隆冬寒月及体气虚寒者，方宜用此。

桂心　当归　白芍　炙甘草　炒干姜　小生地各一两　黑豆炒去皮二两　附子炮去皮脐五钱

上为细末，每服二钱，用牛膝三钱煎水，空心调下。

平胃散

治脾有停痰宿食不消。

苍术泔水浸二钱　川厚朴姜汁炒　陈皮去白　炙甘草各一钱半

上加姜三片，枣二枚煎服，伤食加神曲、麦芽，湿胜加茯苓，痰多加半夏，大便秘加大黄、芒硝，小便赤加黄芩、泽泻，伤寒头痛加葱头取汗。

又方

朴硝三钱　童子小便一盅

和热酒调下立出。

论娠妊小便不通转胞胞损

娠妊中，小便不通，乃小肠有热，古方用四物汤加黄芩、泽泻主之。然孕胞胎坠下，多致压胞，胞系缭乱，则小便涩滴不通，名曰转胞。其祸最速，法当升举其胎，俾胎不下坠，则小便通矣。丹溪用补中益气，随服而探吐之，往有验，有用茯苓升麻汤，亦多获效，皆升举之力也。然则仲景治转胞，用桂附八味汤何也？曰此下焦虚寒，胎气阴冷，无阳则阴不化，寒水断流，得桂附温暖命门，则阳气宣通寒冰解冻，而小便行矣，况方内又有茯苓、泽泻为之疏决乎，然亦有阳亢阴消，孤阳无阴不能化气者，必须补其真阴，古方用滋肾丸，亦有用六味丸加车前、牛膝经验收功，斯二者一阴一阳，一水一火如冰炭相反最宜深究，大抵右脉偏旺，左脉偏弱，脉细数而无力者，真水虚也，左尺偏旺右尺偏弱，脉虚大而无力者真火虚也，火虚者，腹中阴冷，喜热畏寒，小便滴沥而清白，水虚者腹中烦热、喜冷畏热、小便滴出如黄柏，脉症自是不同，安危在于反掌，辩之不可不早辨也。复有分娩之时，稳婆不谨，伤损尿胞，以致小便滴沥、淋漓，不知约束，因思在外肌肉尚可补，完腹中之肉独不可补乎，遂用大剂八珍汤，加紫河车三钱，而以猪胞中汤煎药饮之，如此数服即愈，但须早治不可轻忽。

八味汤

治孕妇转胞。

大熟地四钱　山萸肉　怀山药各二钱　粉丹皮　白茯苓　建泽泻各一钱半　厚肉桂　熟附子各五分

上不用引，水煎温服。

滋肾丸

黄柏　知母各二两　上肉桂一钱

上为细末，炼蜜和丸梧子大，每服三钱，白水送下。

八珍汤

见经闭。

论胎水肿满

娠妊胎水肿满名曰子肿，又名曰子气，其症多属胞胎壅遏，水饮不及通流，或脾虚不能制水，以致停蓄。大法，胎水壅遏，用五皮饮加白术、茯苓主之，脾虚不能制水用六君子汤主之，凡腰以上肿者宜发汗加秦艽、荆芥、防风，腰以下肿者宜利小便加车前、泽泻、防已。胎水通行生息顺易，宜先时治之，不可俟其既产而自消也。

五皮饮

见水肿。

六君子汤

见子悬。

论乳自出

娠妊乳自出名曰乳泣，生子多不育，此乃气血虚弱不能统摄，用八珍汤频频补之，其子可育。夫医有培补之功、赞化之能，岂可执常说而自书欤。

八珍汤

见经闭。

论临产将护法有四

一曰善养，当安神静虑，勿着恼怒，时常行动不可呆坐，不可多睡，不可饱食，及过饮酒醴与杂物，惟频食糜粥以解饥渴，天气热则预择凉处免生火晕，天气寒则密室温暖，免致血寒，调养得宜，而生息顺易矣。

二曰择稳，须预请老练稳婆，备办需用之物，临产时不许多人喧闹，免致惊惶，但用老妇二人撑扶及凭物站立，倦即仰卧，以枕安腿中，徐徐俟之，直待浆水到腰腹紧痛时，是胎已离经，令产妇再仰卧，俾儿转身头对产门，稍少用力即生下矣，人生人系天生人，有自然之造化，惟在顺其性而已。

三曰服药，凡新产女子其脏气坚固，胞胎紧实，八月宜服保产无忧汤二三付，临产再服以二三付，撑开道路，则儿易生。又有用力太早以致浆水先下，或连日不产，劳倦神疲，中气不续，宜服加味八珍汤以助其力，若多胎产妇更宜预服此药，复有华陀顺生丹矣，临盆腰腹俱痛时，再与二三丸，用佛手散煎汤送下，不经女人手，凡验产法，腰痛，腹不痛者，未产，腹痛腰不痛者未产，必腰腹齐痛甚紧时此真欲产也，如或迟滞即以顺生丹投之，适当其时矣。

四曰吉方，凡安产妇床帐及藏衣，宜择月空方位，每逢单月月空在壬丙，逢双月月空在甲庚，必须看定方位，不致游移吉无不利。

神验保生无忧散

妇人临产先服一二付自然易生，或遇横生倒产，甚至连日不生速服一二付，应手取效，永救孕妇产难之灾，常保子母安全之吉。

当归酒洗一钱五分　川贝母　黄芪八分　白芍酒炒一钱二分　冬月用一钱　菟丝子一钱四分　川厚朴姜汁炒七分　艾叶　荆芥穗各八分　枳壳六分　川芎一钱三分　川羌活　炙甘草各五分

上加生姜三片，水二盅煎八分，空心温服。

此方流传海内，用者无不响应，而制方之妙，人皆不得其解，是故疑信相半，以是解之。新产妇人胎气完固，腹皮紧窄，气血裹其胞胎最难转动，此方用撑法焉，当归、川芎、白芍养血活血者也，厚朴去瘀血者也，用之撑开血脉，俾恶露不致填塞。羌活、荆芥疏通太阳，将背后一撑，太阳经脉最长，太阳治而诸经皆治，枳壳疏理结气，将面前一撑，俾胎气敛抑而无阻滞之虞，艾叶温暖子宫，撑动子宫则胞胎灵动，川贝、菟丝子最能运胎顺产，将胎气全体一撑大具天然活泼之趣矣，加黄芪者，所以撑扶元气，元气旺则转运有力也，生姜通神明去秽恶、散寒止呕所以撑扶正气而安胃气，甘草协和诸约俾其左宜右宜，而全其撑法之神者也，此真无上良方。而世人不知所用，即用之而不知制方之妙，则亦惘惘然矣，故备言之，以醒学者。

加味八珍汤

凡临产用力太早致浆水去多，干涩难生，速服此方，补养气血以助其力，虚甚者连服二三付必效，但宜大碗饮之，不可迟疑，志之志之。

白术陈土炒一钱　白茯苓八分　当归五钱　炙甘草三分　川芎　大熟地各一钱五分　白芍酒炒　益母草各二钱　丹参酒炒三钱　明乳香五分　人参八分气血

虚弱用一钱二分，俗见不用人参恐胎气上逆也，不知当归数倍于人参则不能上逆，只可扶助药力下行耳，且用之浆水已行之时尤为稳当，如无人参即高丽参、党参加倍代之

上以水二碗煎一碗饮之，冬月天寒加黑姜五分，服药作呕加生姜二片、砂仁五分，如浆水去多，横生倒产，用老练稳婆，轻手扶正、随服此汤。即时分娩清洁。总之浆水未行，用保生无忧散，以顺其胎，浆水去多，必用加味八珍汤，大补气血以助其力，保产顺生百无一失。

华佗顺生丹

朱砂五钱细研水飞七次 明净乳香一两去油炙干

上为末，端午日，猪心血为丸如芡实大，每服一丸，用当归三钱、川芎二钱煎汤送下，不经女人手。

顺生丹

朱砂 丁香各五钱 元寸一钱 乳香一两 石燕一对煅醋碎七次

上为末，择天月德日用益母草熬膏为丸，如芡实大，每服一二丸，用芎归汤送下。

催生如神散

治逆产横生，其功甚大

百草霜 白芷不见火各等分为末

上每服三钱，以童便米醋和如膏，加沸汤调下，或用酒煎加童便少许热服，书云：血见黑则止。此药不但顺生，大能固血，又免血枯为患。

十产论

杨子建云："凡生产先知此十症，庶母子两命皆得保全，世之收生者殊少精良妙手，多致悮事，因备言之。"

一曰正产，怀胎十月阴阳气足，忽然腰腹齐痛，儿自转身头向

产门，浆破血下，儿即正生。

二曰催产，儿头至产门腰腹齐痛仍不产者，服药催之，或经久产母困倦，宜服药以助气血，令儿速生。

三曰伤产，胎未足月有所伤动忽然欲产，或妄服催药逼儿速生，如此生息未必无伤慎之虞。

四曰冻产，天气寒冷产母血气凝滞难以速生，则衣服宜厚产室宜暖，下衣更宜温厚，庶儿易生更不宜火气太热恐致血晕。

五曰热产，盛暑之月，产妇当温凉得中，过热则头目昏眩而生血晕之症，若凉台水阁以及狂风阴雨更当谨避。

六曰横生，言儿方转身，产母用力太急逼令儿身不正，当着产母安然仰卧，令老练稳婆先推儿身顺直头对产门，以中指探儿肩不令脐带扳羁，然后用药催之，再令产母努力儿即顺生。

七曰倒产，言儿并未转身产母妄自努力，致令手脚先出。当令产母安然仰卧，着稳婆轻手推入，候儿自顺若良久不生再令稳婆手入产户就一边拨儿转顺产门，却服催生药着其努力即出。

八曰偏产，言儿虽已转身但未顺生路，产母急于努力逼儿头偏一边，虽露项非也乃额角耳，当令产母仰卧稳婆轻手扶正其头，却服催药并努力儿即下。若儿顶后骨偏注各道露额，令稳婆以绵衣烘暖裹手于谷道外傍轻手托正，令产母努力儿即生。

九曰碍产，言儿身已正，门路已顺头已露出因转身时脐带绊其肩以致不生，令产母仰卧，稳婆轻手推儿以中指按肩脱去脐带，令其母努力儿即生下。

十曰盘肠产，临产子肠先出，然后生子，肠出时以极洁净不破损漆器盛之，古方用蓖麻子四十九粒研烂涂产母头顶肠，收上急洗去其肠，若干以磨刀水少许温润，再用磁石煎汤服之、古法又有以醋水噀母面背者，恐惊则气散，深为不便。又方大指捻麻油润之点灯吹熄以烟薰产妇鼻中，肠即上，此方平善宜用。

以上十产论可谓精且密矣，而交骨不开尚未论及，足见医道繁难不容浮躁者问津也。

论交骨不开产门不闭

交骨不开有锁骨者，有血虚不能运达者，令稳婆以麻油调滑石涂入产门，或用两指缓缓撑开，并服加味归芎汤，候药力行到自然分娩清洁，若产门不闭，气血虚也，用八珍汤补之，如不效再用十全大补汤。

加味归芎汤

当归五钱　自败龟板童便炙酥透　川芎各三钱　妇人头发一握烧灰存性

上煎服，药入行五里即生下。

八珍汤

见经闭。

十全大补汤

见血崩。

论胞衣不下

胞衣不下，或因气力疲备，宜于剪脐时，用物系定，再用归芎汤一服即下。或血入衣中，胀大而不能下，以致心腹胀痛喘急，速用清酒下失笑丸三钱，血散胀消其衣自下，如不应，佐以花蕊石散，或牛膝散亦可。

归芎汤

见前。

失笑散

治瘀血胀胞，并治儿枕痛神效。

五灵脂去土炒　蒲黄炒

上各等分共研末，每服二三钱，淡醋汤调下，或以醋煮糊为丸如桐子大、清酒下三钱。

花蕊石散

治产后败血不尽，血迷血晕，胎衣不下，胀急，不省人事，但心头温者急用一服灌下，瘀血化水而出，其人即生。此妇科之圣药。

花蕊石一斤　上色磺硫四两

上为末，和匀。先用纸泥封固瓦罐一个，入药，仍以纸泥封口，晒干，用炭煅二炷香，次日取出，细研，每服一钱，童便和热酒调下，甚者用二三钱。

牛膝散

治胞衣不下，腹中胀急，此药腐化而下，缓则不救。

牛膝　川芎　蒲黄微炒　丹皮各二两　全当归一两半　肉桂心四钱

上共为细末，每服五钱，水煎去渣温服。

论产后将护法

产后将护法有曰，一曰倚坐，妇人产毕，须闭目稍坐，上床以被褥靠之，暑月，以凳靠之，若自己支持不住，则用老年女人靠之，不可遽然倒睡。常以手从心口撤至脐下，使恶露下行，房内宜烧漆器及醋炭以防血晕。

二曰择食，凡产后宜需食白粥数日，后以石首鱼纤少洗淡食之，至半月后可食鸡子，亦须打开煮之方能养胃。满月之后再食羊肉猪蹄少许，酒虽活血然气性慓悍，亦不宜多，此则产中无病，产后更加健旺矣。

三曰避风、养神、慎言。凡新产须避风寒，不宜梳头洗面，更忌濯足，惟恐招风受湿疾病随起。又不宜独宿，恐受虚惊，惊则神气散乱变症百出。初生之际不必问是男是女，恐因言语而泄气，或以爱憎而动气，寻常亦不可多言，恐中气馁弱，皆能致病，慎之戒之。

四曰服药，初产毕古方用热童便少许饮之，此恐一时难以猝辨，稍冷恐致呕恶，或用生化汤服之亦安然。产后每多心慌自汗之病，因制归姜饮投之，殊觉妥适，加减如法能救产后垂危之厄。凡产后用药不宜轻投凉剂，又不宜于辛热，产后气血空虚用凉，恐生脏寒，然附、桂、干姜气味辛热，若脏腑无寒、何处消受，理应和平调治方为合法，如或有偏寒偏热之症，又须活法治之，不可胶执也。

生化汤

凡产后服一二剂去瘀生新为妙。

当归三钱　黑姜五分　川芎一钱半　益母草一钱　桃仁七粒去皮尖炒研

上水煎入童便小少许冲服尤佳。

加味生化汤

治产后诸症脐腹疼痛不可忍者服二三剂立效。

当归八钱　红花　黑芥　川芎各一钱　焦楂二钱　广皮一钱　桃仁　炮姜　灵脂各一钱半

赤砂糖五钱为引，头晕加童便一杯冲服、冬天加桂心一钱。

归姜汤

治产后心慌自汗用此安之。

当归三钱　黑姜七分　枣仁炒一钱五分

上以大枣五枚去核为引，若服后自汗仍多，心慌无主，恐其晕脱，即加参二钱、熟附子一钱，先顾根本。方内重用当归，则瘀血不得停留，人参可用。世人狐疑不决多致误事。故心悟，凡治新产大虚之人，有用人参数两而治愈者，更有用十全大补加附子数十剂而治愈者，倘瘀血作痛即以失笑丸间服，攻补并行不相妨也。

十全大补汤

见血崩。

论产后血晕

产后血晕，宜烧漆器，薰醋炭，以开其窍，若瘀血上攻，胸腹胀痛拒按者，宜用归芎汤下失笑丸，若去血过多心慌自汗，用归姜饮加人参，虚甚者加熟附子。若脾胃虚弱，痰厥头眩，而呕恶者，用六君子汤。大抵产后眩晕，多属气虚，察其外症，面白眼合、口张手撒皆为气虚欲脱之象，若兼口鼻气冷、手足厥冷此为真虚挟寒，速宜温补，每用人参两余，而以姜附佐之，庶得回春，不可忽也。

失笑丸

见胞衣不下。

归姜汤

见前。

六君子汤

见恶阻。

论产后不语

不语之症，有心病不能上通者，有脾病不能运动舌本者，有肾病不能上交于心者，虽致病之因不同，而受病之处，总不出此三经耳。凡产后不语，多由心肾不交，气血虚弱，纵有微邪，亦元气不足所致，七珍散主之。若兼思虑伤脾，倦怠少食，更佐以归脾汤。若兼气血两虚，内热晡热，更佐以八珍汤。若兼脾虚生痰、食少呕恶，更佐以六君子汤。若兼肾气虚寒，厥冷痹痛，更佐以地黄饮子。若水虚火炎、内热面赤亦佐以六味地黄汤。如此调治自然痊愈，倘妄行攻伐失之远矣。

七珍散

治产后心肾不交、气血虚弱不能言语。

明党参　石菖蒲　小生地　川芎各一两　防风　辰砂另研水飞各半两　细辛一钱

上为细末，每服二钱，薄荷汤调下。

归脾汤

见暴崩下血。

八珍汤

见经闭。

六君子汤

见恶阻。

六味地黄丸

治心肾不交，水虚火炎，内热面赤，此方能补天一之水以镇阳光。

大熟地九蒸九晒四两　山萸肉去核　怀山药各二钱　粉丹皮　白茯苓　建泽泻各一钱半

上水煎服，本方加肉桂、熟附子各五分名八味地黄汤，若炼蜜为丸梧子大，名曰八味丸。

论产后发热

产后若无风寒而忽发热者，血虚也，宜用四物汤补阴血，加以黑干姜之苦温从治，收其浮散，使归依于阴，则热即退矣。如未应，更加童便为引，自无不效。然产后多有脾虚伤食而发热者，误作血虚，即不验矣，法当调其饮食，理其脾胃，宜用五味异功散加神曲、麦芽。大凡风寒发热，昼夜不退，血虚与伤食，则日晡发热，清晨即退，是以二症相似也。然伤食之症，必吞酸嗳腐、胸膈满闷，显然可辨，若血虚症，则无此等症候。然产后复有气血大虚，恶寒发热，烦燥作渴，乃阳随阴散之危症，宜用十全大补汤，如不应，更加附子，若呕吐泻利、食少腹痛，脉沉细或浮大无力更佐以理中汤，此皆虚寒假热之候，设误认为火而清之，祸将立至矣。

四物汤

见月水不调。

五味异功散

见经闭。

十全大补汤

见暴崩下血。

理中汤

见子痫。

论产后癫狂

产后癫狂及狂言谵语，乍见神鬼，其间有败血上冲者，有血虚神不守舍者，大抵败血上冲，则胸腹胀痛，恶露不行，宜用泽兰汤，并失笑丸，若血虚神不守舍，则心慌自汗，宜用安神定志丸，倍人参加归芎主之，归脾汤亦可，此症多由心脾二经气血不足，神思不宁所致，非补养元气不可，倘视为实症而攻之，祸不远矣。

泽兰汤

泽兰　生地酒洗　当归　赤芍各一钱半　炙甘草五分　生姜一钱　桂心三分

上以大枣四枚为引，水煎温服。

失笑丸

见胞衣不下。

安神定志丸

见不得卧。

归脾汤

见血崩。

论产后身痛

产后遍身疼痛，由生产时百节开张，血脉空虚，不能荣养，败血乘虚散注经络致令作痛，治法若遍身疼痛手按更甚者，瘀血凝滞也，用四物汤加黑姜、桃仁、红花、泽兰补而化之。按之而痛稍止，血虚也，用四物汤加黑姜、参、术、补而养之。又有兼风寒，头痛鼻塞、口出火气，斯为外感，宜用古拜散加当归、川芎、秦艽、黑姜以散之。散后痛未除，恐血虚也，宜用八珍汤以补之，此治身痛之大法也。

四物汤

见月事不调。

古拜散

治产后受风，筋脉引急，或发搐搦，或昏愦不省人事，或发热恶寒头痛身重。

荆芥穗一味不拘多少

上为细末，每服三钱，生姜汤调下。

又方：加当归等分为末，治症如前名曰清魂散。

八珍汤

见经闭门。

论产后腰痛

书云：腰以下，皆肾所主，因产时劳伤肾气，以致风冷客之，则腰痛。凡腰痛，上连脊背，下连腿膝者，风也，独自腰痛者，虚也，风用独活寄生汤，虚用八珍汤加杜仲、续断、肉桂之属。若产后恶露不尽，流注腿股，痛如锥刺，手不可按，速用桃仁汤消化之，免作痈肿。凡病虚则补之，实则泻之，虚中有实，实中有虚，补泻之间，更宜斟酌焉。

独活汤

治肾虚兼受风寒湿气，以致腰痛下连腿膝。

独活 桑寄生 防风 威灵仙 川牛膝 秦艽 白茯苓各一钱 桂心五分 北细辛 炙甘草各三分 当归身 金毛狗脊各二钱

上加生姜二片煎服。丹溪云：久腰痛必用官桂开之，方止，寒甚者更加附子，但有湿热则二者皆不宜用。

八珍汤

见经闭。

桃仁汤

桃仁十粒炒研 当归 泽兰各三钱 川牛膝 苏木各二钱

上水煎八分，热酒一杯冲，空心服。

论恶露不绝

产后恶露不绝，因产时劳伤经脉所致也，其症，若肝气不和，不能藏血者，宜用逍遥散。若脾气虚弱不能统血者，归脾汤。若气血两虚经络亏损者,用八珍汤。若瘀血停积,阻碍新血,不得归经者,其症腹痛拒按,宜归芎汤送下失笑丸,先去其瘀而后补其新,则血自归经矣。

逍遥散

见类中。

八珍汤

俱见经闭。

归脾汤

见血崩。

佛手散又名归芎汤

当归　川芎

等分为末,每服五钱,热酒调下,或各三钱水煎七分入热酒一杯冲服亦妙。

失笑丸

见胞衣不下。

论产后心腹诸痛

产后心腹诸痛,若非风冷客之、饮食停之,则是瘀血凝积。然产后中气虚寒,多致暴痛,宜各审其因而药之。大法,风寒者,口鼻气冷,停食者,吞酸满闷,俱用二香散主之。瘀血者,转侧若刀锥之刺,手不可按,痛而不移,失笑丸主之。中气虚寒者,腹中冷痛按之稍止,热物熨之,稍松,理中汤加桂心主之。若小腹痛,气自脐下逆冲而上,忽聚忽散者,此瘕气也,橘核丸主之。若小腹痛处有块,不可手按,此瘀血壅滞,名曰儿枕痛,并用前失笑丸,瘀血行而痛止矣。

二香散

散寒消食。

砂仁　木香　黑姜　陈皮　炙甘草各一两　香附子三两米泔水洗晒，再用姜汁浸炒

上共研细末，每服二钱，姜汤调下。

失笑丸

见胞衣不下。

理中汤

见子痫。

橘核丸

通治㿗癀痃癖，小肠膀胱等气。

橘核子盐酒炒二两　川楝子煨去肉　山楂子炒　香附子姜汁浸炒各一两半　荔枝核煨研　舶上茴香微炒各一两

上研细末，以神曲四两煮糊为丸如桐子大，每服三钱，淡盐水送下。寒甚加附子五钱、肉桂三钱、当归一两，有热加黑山栀七钱。又疝气症，表寒束其内热，丹溪以黑山栀、吴茱萸并用，按此二味，若寒热不调者，加入丸中更佳。若胞痹小便不利，去小茴加茯苓、车前子、黑山栀、丹参。

论蓐劳

产后气血空虚，真元未复，有所作劳，则寒热，食少，头目四肢胀痛，名曰蓐劳，最难调治。大法，阳虚则恶寒，阴虚则发热，清气不升则头痛，血气不充则四肢痛，宜用大剂八珍汤以补之。若

脾虚食少，即用六君子汤加炮姜以温补之，诸症自退。凡产后调治之法，或补养气血，或温补脾土，虽有他症从末治之，此一定之法也。

八珍汤

见经闭。

六君子汤

见恶阻。

论喘促

产后喉中气急喘促，因荣血暴竭，卫气无依，名曰孤阳，最为难治，宜用六味汤加人参，以益其阴。若脾肺两虚，阳气不足宜用四君子汤，加黑姜、当归以益其阳。若自汗厥冷，更加附子，若兼外感，即四君方，内加荆芥、陈皮、炮姜、川芎、当归以散之。若瘀血入肺，口鼻起黑气及鼻衄者，此肺胃将绝之候，急服二味参苏饮，间有得生者。

六味汤

滋水制火，使无上盛下虚之患，见产后不语。

六君子汤

理脾祛痰，见恶阻。

二味参苏饮

人参一两 苏木三钱杵细

上水煎顿服，若厥冷自汗更加附子二三钱。

论产后乳疾

妇人产后，有乳少者，有吹乳者，有妒乳者。乳为气血所化，若元气虚弱，则乳汁不生，必须补养气血为主。若乳房焮胀，是有乳而未通也，宜疏导之，复有乳儿之际，为儿口气所吹，致令乳汁不通，壅滞肿痛，不急治，即成乳痈，速用栝蒌散，敷以香附饼，立见消散，亦儿饮不尽，余乳停蓄以致肿痛名曰妒乳，速宜吮通并敷服前药，免成痈患，若妇人乳盛，不自乳子，宜用炒麦芽五钱煎服，其乳自消。若妇人郁怒而乳肿者于，栝蒌散内更加柴胡、赤芍、甘草、橘叶之类。

瓜蒌散

瓜蒌一个 明净乳香二钱

二味以酒煎服，如不饮者以黄酒代之。

香附饼

敷乳痈即时消散，一切痛肿皆可敷之。

香附净细末一两 元寸二分

上二味研均，再用蒲公英二两煎酒去渣，以酒调药顿热敷患处。

论乳痈乳岩乳卸

乳痈者，乳房肿痛，数日之外，焮肿而溃，稠脓涌出，脓尽而愈。此属胆胃热毒，气血壅滞所致，犹为易治。乳岩者，初起内结小核，如棋子，不赤不痛，积久渐大崩溃，形如熟榴，内溃深洞，血水淋沥，有巉岩之势，故名曰乳岩，此属脾肺郁结，气血亏损，最为难治。乳痈初起，若服瓜蒌散，敷以香附饼即见消散，如已成脓则以神仙太乙膏贴之，吸去脓自愈矣。乳岩初起若用加味逍遥散、加味归脾汤，二方间服，亦可内消，及其病势已成，虽有卢扁，亦难为力，但当确服前方，补养气血，纵未脱尽亦可延生，若妄用行气破血之药是速其危也，更有乳卸症，乳头拖下长一二尺，此肝经风热发泄也，用小柴胡汤加羌活、防风主之，外用羌活、防风、白敛烧烟熏之，仍以萆麻子四十九粒、麝香一分研烂涂于顶心，俟乳收上急洗去，此是怪异之症，女人盛怒者多得之，不可不识。

瓜蒌散

见前。

香附饼

俱见乳疾。

神仙太乙膏

治一切痈疽，不问脓之成否，并宜贴之。

元参　白芷　当归　肉桂　生地　赤芍　大黄各一两　黄丹十三两炒筛

上以麻油二斤内诸药煎黑，滤去渣，复将油入锅熬至滴水成珠，入黄丹十三两再熬，滴水中看其软硬，得中即成膏矣，如软再加黄丹数钱。

加味逍遥散

见经闭。

加味归脾汤

黄芪一钱半　人参　白术　茯神　全当归　酸枣仁炒各一钱　远志肉　炙甘草各七分　丹皮　山栀炒各八分

上以元眼肉五枚为引，水煎服。

小柴胡汤

柴胡二钱 赤芍 黄芩各一钱五分 甘草 半夏各一钱 人参五分

上以生姜二片、大枣三枚水煎服。

其余乳痈诸方俱载外科部中。

卷 六

六脉论

六脉者，浮沉迟数滑涩也。浮者为阳在表，为风为虚也，沉者为阴在里，为湿为实也，沉迟者为阴，寒在脏也。浮数者为阳，热在腑也。滑者血多气盛也，涩者气滞血枯也。

八要论

八要者，表里虚实寒热邪正也。表者病不在里也，里者病不在表也。虚者五虚也，脉细、皮寒、气少、泄利、饮食不入也。浆粥入胃泻止则生。实者五实也，脉盛、皮热、腹胀、前后不通、瞀闷也。大小便通利，而得汗者生。寒者脏腑积冷也，热者脏腑积热也。邪者外邪相干也，正者脏腑自病也。

目不专重诊脉说

夫曰有是病即有是脉者，此亦大概言之，其微渺未必皆可恃乎脉也。如目病，必视其目为内障、为外障。内障有内障之症、外障有外障之症。必辨其为何症，所中所伤之深浅、果在何轮何廓，辨之明而后治之当，今闺阁处子，暨夫贵介之族，但舒手于帷幔之外，诊其脉即欲治其病，且责其用药当而效之速，不知即方脉之专，重乎脉者，尤望闻问居其先，而切脉居于后，盖切而知之，仅谓之巧耳。况症之重者，关乎性命，而惟恃巧以中之，何轻视乎性命耶。必精详审辨，而后治之可也。重性命者，当必以是言为然也。矧目为五官之最要者哉。假令一瞽目，隐身于帷幔之中，舒其手于帷幔之外，其六脉未尝不与有目者相同也。切脉者，从何脉辨知其为瞽耶，恐神于脉者，亦未易知，后学岂能臻此之妙。定其残好，必猜度拟议之，而用药亦猜度拟义之药尔。欲其当而效之速实难矣。较而论之，两误之中，病者之自误为尤甚也，兹特摘出其弊，必于诊脉之外，更加详视，始不至有误矣。

论目

目者，肝之官也。_{脉色。}东方生风，在窍为目，其精阳气上走于目而为睛。_{藏象。}敷和之纪，其主目。_{运气。}足太阳脉通项入脑者，正属目本，名眼系。阴跷阳跷，阴阳相交，阳出阴，阴出阳，交于目锐眦。阳气盛则瞋目，阴气盛则瞑目。_{俱针刺。}跷脉属目内眦，气不营则目不合，任脉入目，督脉与太阳起于目内眦，其少腹直上者，上系两目之下。足太阳起于目内眦，足太阳之筋，支者为目上纲，足阳明之筋，上合于太阳，为目下纲，足少阳之筋，支者结于目眦为外维。足阳明还系目系，足少阳起目锐眦，至锐眦后手太阳至目锐眦，支者至目内眦。手少阳至目锐眦，手少阴系目系，足厥阴连目系。手少阴合目内眦。足少阳系目系，合少阳于外眦。平旦阴尽，阳气出于目，目张则气上行于头，夜则气行于阴，而复合于目。_{俱经络。}目者心之使也，目者五脏六腑之精也，营卫魂魄之所常营也。神气之所生也。五脏六腑之津液，尽上升渗于目。_{俱疾病。}

命门

太阳结于命门，命门者目也亦经络。

五运流行

甲己之年为土运，土爱暖而不爱寒，宜加温剂以助之。

乙庚之年为金运，金宜清而不宜燥，宜加平剂以清之。

丙辛之年为水运，水欲暖而寒则凝，宜加热剂以温之。

丁壬之年为木运，木恶寒而又怕燥，宜加和剂以平之。

戊癸之年为火运，火宜寒而不宜热，宜加凉剂以解之。

六气分属

子午卯酉年，少阴君火，阳明燥金，司天在泉，宜清之。

辰戌丑未年，太阴湿土，太阳寒水，司天在泉，宜温之。

寅申巳亥年，少阳相火，厥阴风木，司天在泉，宜凉以和之。

然又当察病以调治，而不可执一也。

五轮所属论

夫目有五轮，属乎五脏。五轮者，皆五脏之精华所发，名之曰轮。其像如车轮圆转运动之意也。上下眼胞属乎脾土，应中央戊己辰戌丑未也，脾主肉，故曰肉轮，脾土主乎运动，磨化水谷，外应目之两胞，动静相应，开则万用，如阳动之发生，闭则万寂如阴静之收敛。象土能藏万物而主静，故脾一合，则万有寂然而思睡，藏纳归静之应也。目又有两锐角，为目大小眦，属心火，应南方，丙丁巳午也，心主血，故曰血轮。人脏有大小二心，故目眦亦有大小二轮之别，其内白睛则属肺金，应西方庚辛申酉也。金为五行中之最坚，故白睛亦坚于四轮，肺主气，故曰气轮。白睛内之青睛则属肝木，应东方甲乙寅卯也。木在四时为春，春生万卉，其色青莹，目能鉴视，故目为肝木之窍，肝木主风，故曰风轮。青睛之内一点黑莹者，则为瞳神，属乎肾水，应北方壬癸亥子也，肾主水，故曰水轮。五轮之中，四轮不视物，惟水轮普照无遗，神妙莫测，乃先天之精液，肇始之元灵，人身之至宝，犹夫天之日月也，是以人目瞳神损者，不能治矣。

八廓所属论

夫八廓应乎八卦，脉络经纬于脑，贯通脏腑，以达血气，往来滋养于目。廓者，如城廓之谓，各有门路往来，即匡廓卫御之意也。故乾居西北，络通大肠之腑，脏属于肺，肺与大肠相为脏腑，上运清纯，下输糟粕，为传送之官，故曰传送廓。坎正北方，络通膀胱之腑，脏属于肾，肾与膀胱相为脏腑，主水之化源以输津液，故曰津液廓。艮位东北，络通上焦之腑脏配命门，命门与上焦相为脏腑，会合诸阴，分输百脉，故曰会阴廓。震正东方，络通胆之腑，脏属于肝，肝胆相为脏腑皆主清净，不受秽浊，故曰清净廓。巽位东南，络通中焦之腑，脏配心胞，心胞中焦相为脏腑，胞络营血以滋养，中焦分气以化生，故曰养化廓。离属正南，络通小肠之腑，脏属于心，心与小肠相为脏腑，为诸阴受盛之胞故曰胞阳廓。坤位西南，络通于胃之腑，脏属于脾，脾胃相为脏腑主纳水谷以养生，故曰水谷廓。兑正西方，络通下焦之腑，脏配肾络，肾与下焦相为脏腑，关主阴精化生之源，故曰关泉廓。脏腑之相配古圣《内经》已有定法，而三焦独重肝肾二络者，此目之配法。盖目专窍于肝而主于肾，故有二络之分别焉。左目属阳，阳道顺行，故廓之经络法象，亦以顺行。右目属阴，阴道逆行，故廓之经络法象亦以逆行，察乎二目两眦之分，则昭然可明阴阳顺逆之道矣。

五轮不可忽论

夫目之有轮，各应乎脏，脏有所病，必现于轮。势必然也，肝有病则发于风轮，肺有病则发于气轮，心有病则发于血轮，肾有病则发于水轮，脾有病则发于肉轮，此五轮之易知者。木青、金白、水黑、火赤、土黄，此五色之易知者。轮也色也，已灼然而现证医犹不知为目病之验，又况亢则乘，胜则侮，并病合病，自病传病，生克制化，变通之妙，岂能知之乎。大约轮标也，脏本也。轮之有证，由脏之不平所致，未有标现证，而本不病者，今不知轮之证，则不知乎脏矣，夫轮脏相应，即不知轮，则是标本俱不明，标本既不明，何以知孰宜缓？孰宜急？而能治人之疾哉！间有知轮脏标本，而不知其中生此、克此，自病、传病或并或合之不同，则乘侮制化变通之妙，又不能知，又有知标、本、缓、急、自、传、并、合等症，而又不知人之强者、弱者，在血、在气，所受所与，当补当泻之不同，则顺、逆、反、正、攻、守之治，必不能知，如此之医，岂能治人之疾乎？是患目者多而治目者少，咎无良方，而嗟华佗之不再生，陋矣！佗即再生，而人不能精明佗之道耳。

勿以八廓为无用论

五轮为病，间有知者，至于八廓之病，位且不知，况欲求其知经络之妙用乎？故古人云："经络不明，盲子夜行"，夫八廓之经络乃验病之要领，业斯道者，岂可忽哉。夫验廓之病与轮不同，轮以通部形色为证，而廓惟以轮上血脉丝络为凭，或粗细连断，或乱直赤紫，起于何位，侵犯何部，以辨何脏何腑之受病，浅深轻重、血气虚实，衰旺邪正之不同，察其自病、传病，经络之生克逆顺而调治之耳。人有谓此，八廓如三焦之有名无实，以为无用者，此谬之甚者也。愚观《内经》，黄帝少俞论：士勇怯，言勇士刚急，三焦肉横，怯士柔缓，三焦肉纵，夫肉则有状，此《难经》之颇误也。今八廓有位有形故如三焦之比，八廓丝络比之三焦更为有据，三焦在内而不见，尚有膈上膈下之分，八廓则明见于外，病发则有丝络之可验者，安得谓为无用哉。

五轮定位

大小眦属心火为名血轮，

黑珠属肝木名为风轮，

上下胞睑属脾胃土名为肉轮，

白珠属肺金名为气轮，

瞳神属肾水名为水轮。

五轮歌诀

肝有风轮是木形，

肉轮属土是脾经，

水轮肾水瞳神也，

肺属金方号气轮，

两眦血轮心属火，

五轮原属五行分，

能知生克分虚实，

燮理阴阳血气平。

五脏主病歌诀

劳神赤涩心家损，

恚怨多伤肝气衰，

寒暑不调伤脏腑，

色欲无时致肾虚，

饥饱不匀伤脾胃，

风邪触犯可推详。

肠中热结缘何故，

解热须将虚实量，

盛时眼中热火煎，

热时白翳眼中连，

衰时眼泪频频下，

迎风泪下又头旋。

八廓定位

瞳神左坤脾胃水谷廓离心小肠胞阳廓，瞳神兑肾络下焦关泉廓，左坤乾肺大肠传送廓。

上目巽肝络中焦肝胆养化廓，震目肝胆清净廓，目下坎肾膀胱津液廓，目艮命门上焦会阴廓。

瞳神右震肝胆清净廓，瞳神右巽肝络中焦养化廓，瞳神右艮命门上焦会阴廓，瞳神右坎肩膀胱津液廓。

上目离心小肠胞阳廓，目上坤脾胃水谷廓，下目干乾大肠传送廓，兑肾络下焦关泉廓。

八廓歌诀

乾肺大肠傅送廓，

坎肾膀胱津液场，

命门上焦会阴艮，

胆肝清净震之方，

肝络中焦巽养化，

小肠离火心胞阳，

肾络下焦关泉兑，

坤脾水谷胃为强，

合冲生克分虚实，

对症投医病始康。

八廓主病歌诀

傅送原因是本经，
肺家壅滞热伤睛，
大肠若顺应须治，
闭塞之时翳相侵，
视物如看云雾多，
抬头怕日病如何，
急宜补肾禁房室，
免得昏蒙不可过，
视物依稀似雾中，
时时手拭两睛瞳，
要知冷泪频频出，
此是肝虚胆气攻，
小肠腑属关泉廓，
受病先从心里传，
眼角俱赤心痒痛，
但调经脉自然痊，
昏朦眼疾岂无由，
酒色过时更带忧，
莫道睛昏无大故，
那堪障雾裹双眸，
内抱真阳是命门，
眼前花发色难分，
不能补肾调虚气，
瞳睛纵横似有根，

饮食相伤在胃中，
更加积热两相攻，
睑胞渐肿睛生赤，
不解中宫热不通，
膀胱属水肾为天，
冷泪相形本脏愆，
赤脉纵横轮廓内，
不逢妙手岂能痊。

眼科择要

运气原证

按《内经》：原气所乘，风燥火侵，或水衰金弱，木侮所胜，凡病目昏，大要有四：一曰风热，经云：少阴司天之政，风热参布，云物沸腾，太阴横流，寒乃时至，往复之作，致病聋瞑，此风热参布目昏也。二曰热，经云：少阴在泉，热淫所胜，病目瞑，治以咸寒，此热胜目昏也。三曰风，经云：岁水不及，湿乃大行，复则大风暴发，目视䀮䀮，此风胜目昏也。四曰燥，经云：阳明司天，燥淫所胜，目伤治以苦热是也。

瞻视昏渺症

瞻视昏渺有多端，血少神劳与损元，若是人年过五十，要明须是觅仙丹，曾经病目后，昏渺各寻缘。

此症谓目内外无症候，但瞻视昏渺蒙昧不清也。有神劳、有血少、有元气弱、有元精亏而昏渺者。若人年五十以外而昏者，虽治不复光明。盖时犹月之过望，天真日衰，自然目光渐衰，不知一元还返之初，虽妙药难回。故曰不复愈矣。此章专言平人之昏视，非若因目病昏渺之比，各有缘故，须当分别。凡目病外障而昏者，由障遮之故，欲成内障而昏者，细视瞳内必有气色，若有障治愈后而昏渺者，因障遮久，滞涩其气，故光隐耗，当培其本，而光自发。有因目病渐发渐生，痛损经络血液涩少，故光华亏耗而昏。有因目病失治，其中寒热过伤，及开导针烙炮熨失当，而因损伤其血气，耗其精华而昏者，以上皆宜培养根本，乘其初时而治之，久则气脉定虽治不愈，若目因痛暗而昏者，此因气滞火壅，络不和畅而光涩，譬之烟不得透澈，故火乃不明。如目暴痛，愈后尚昏者，血未充足，气未和畅也，宜慎养以免后患。若目病久愈而昏渺不醒者，必因六欲七情、五味四气瞻视哭泣等故，有伤目中气血精液脉络也，宜早调治。若人未五十，目又无痛赤内障之病，及断丧精元之因而昏渺无精彩者，其人不寿。凡人年在精强而多丧失其真元，或苦思劳形纵味，久患头风，素多哭泣，妇女经产损血而目内外别无症候，日觉昏花，月复月而年复年，渐渐昏渺者，非青盲即内障也宜服。

明目地黄丸

治肾虚目暗不明。

熟地_{焙干四两} 生地_{酒洗} 山药 泽泻 山萸_{去核酒洗} 丹皮_{酒洗} 柴胡茯神_{乳蒸晒干} 归身_{酒洗} 五味子_{烘干各二两}

上为细末，炼蜜为丸如桐子大，每服三钱，空心淡盐汤送下，忌萝卜。

龟鹿二仙膏

此膏最治虚损、梦泄、遗精、瘦削少气、目视不明等症，久服大补精髓，益气养神。

鹿角_{二斤} 龟板_{一斤} 枸杞子_{六两} 党参_{三两}

上将鹿角截碎，龟板打碎，长流水浸三日夜，刮去垢入砂锅，用河水，慢火鱼眼汤桑柴煮三昼夜，不可断火，当添滚水不可添冷水，至三日取出晒干碾末，另用河水将末并枸杞，人参又煮一昼夜，滤去滓再慢火熬成膏初一钱五分，渐加至三钱，空心无灰酒化下。

三仁五子丸

治肝肾不足，体弱眼昏，内障生花，不计近远。

柏子仁　肉苁蓉_{酒浸制}　车前子_{酒浸炒}　薏苡仁

酸枣仁_{去壳炒}　枸杞子_{酒浸焙干}　菟丝_{酒煮焙干}　当归_{酒洗炒}

覆盆子_{酒蒸焙干}　白茯苓_{乳拌蒸晒干各二两}　沉香_{锉末五钱}

五味子_{焙干一两}　大熟地_{三两酒水煮烂浓捣膏}

上除沉香末、熟地膏另入，余为细末，炼蜜为丸，如桐子大，每服五十丸，空心青盐汤送下，即白滚汤亦可。

四物五子丸

治心肾不足，眼目昏花。

大熟地　当归_{酒洗}　地肤子　白芍　菟丝_{酒煮焙}　川芎　覆盆子　枸杞子　车前子_{酒蒸量虚实加减各等分}

上为细末，炼蜜为丸，如桐子大，每服五十丸，不拘时，淡盐汤送下。

一方

治人至夜则目涩、好睡。取鼠目一枚烧为末，水和频注目中，久则不睡，取目以囊盛暗暗不使人知、佩之亦不夜寐。

加减驻景丸

治肝肾气虚、视物眊眊、血少气多、瞳人内有淡白色，昏暗渐成内障。久服能安魂定魄、补血气虚耗。

车前子_炒　五味子　枸杞_{各二两}　当归_{去尾酒洗}　大熟地_{各五钱}　川椒_去

目 楮实子晒干无声者不用各一两 菟丝子水淘酒煮焙干半斤

上为细末，蜜水煮糊为丸，如桐子大，每服三十丸，空心温酒送下，盐汤亦可。

摩顶膏

治眼前见花，黄黑红白不定。

空青研 白附子炮去皮脐 木香各一两 龙脑五钱 青盐一两半 明朱砂二钱五 牛酥二两 鹅脂四两

上研累末同酥脂，以慢火熬成膏，每用少许，不拘时顶上摩之。

虫星满目症

满目虫星乱散，六阳贼火上炎，要救神光不坠，清心滋肾为先。此症为邪火熏蒸所损，故阳光散而飞伏，乃水不胜火之患。

此目病之最重者，久而不治，即成为内障矣。宜服：

滋阴降火汤

治阴虚火动起于九泉，此补阴之剂也。

当归一钱 川芎五分 生地姜汁炒 熟地 黄柏蜜水炒 知母同上 麦冬各八分 白芍薄荷汁炒 黄芩 柴胡各七分 草稍四分

上剂水二盅，煎八分热服。

按：此方乃滋肾益阴、升水降火之圣药，并治咳嗽加阿胶、杏仁各七分，五味子三分，咯血、衄血加牡丹皮八分，藕节取自然汁三匙，犀角末五分，若加玄明粉、秋石皆降火甚速。宜频用之，童便亦好。

加味坎离丸

此丸能生津益血、升水降火、清心明目。盖此方取天一生水，地二生火之意，药轻而功用大为火症而取效速。王道之药无出于此，上盛下虚之人服之极效。

怀庆大熟地八两一半用砂仁一两，以绢袋盛，放砂礶内，用酒二碗煮干，去砂仁不用，一半用白茯苓二两研末，如前用酒二碗煮干，去茯苓不用。将熟地取出捣膏备用 甘州枸杞子拣去梗烘干 当归全用好酒浸三日夜，洗净晒干用 杭白芍好酒浸一日切片晒干 川芎大而白者洗净切片小的不用 女贞子即冬青子，冬至日探蜜水拌九蒸九晒拣净各四两 菊花晒干净三两 川黄柏去粗皮净切片八两二两酒浸二两，盐水浸二两，人乳浸二两，蜜水浸各一伏时晒干，炒褐色 知母去毛切片六两分制亦同黄柏

除地黄膏另入，余八味修制如法，合和一处铺开日晒、夜露二昼夜，取天地之精，日月之华，再为细末炼蜜为丸，如梧桐子大，每八九十丸一服，空心白汤送下或青盐汤亦可。

忌萝卜生菜。

神水将枯症

神水将枯祸不迟，更兼难识少人知，气壅络涩多干燥，莫待膏伤损及珠。

补肾丸

治神水枯竭，结热熏蒸，视物不清。

杜仲姜汁炒 牛膝 陈皮各三两 项柏盐水炒 五味子夏加一两焙干 干姜冬加五钱炒各四两 龟板酥制各四两

上为细末，炼蜜为丸，如桐子大，每服三十丸，空心盐汤送下。接黄柏、龟板、杜仲、牛膝皆濡润味厚物也，故能降血补阴，复用陈皮假以疏滞，夏加五味者，扶其不胜之金也，冬加干姜者壮其无光之火也，故曰无伐天和此之谓尔。

瞳神返背症

瞳神返背患者少，

识者须当要心巧，

不逢妙拨转将来，

定是昏冥直到老。

此症因六气偏胜、风热搏击，其珠斜翻倒转，白向外而黑向内也。药不能疗，只用拨治须久久精熟者，识其何入何背或带上带下之分，然后拨之。则疗在反掌。否则患者徒受痛楚，医者枉费心机，今人但目盲内障或目损风水二轮而膏维坏，白掩黑者，皆呼为瞳神反背，谬妄之甚，夫反背实为斜翻乌珠向内也，非是珠端正而向外者，今乱呼为瞳神反背，必其人亦是盲目，岂能治人之盲哉。

内障根源歌

不疼不痛渐昏蒙，薄雾轻烟渐渐浓，或见花飞蝇乱出，或如丝絮在虚空，此般状样因何得，肝脏停留热与风，大叫大啼惊与恐，脑脂流入黑睛中，初时一眼先昏暗，次第相牵与一同，苦口何须陈逆耳，只缘肝气不相通，彼时服药宜销定，将息多乘即没功，日久既应全黑暗。时多内障障双睛，名字随形分十六，龙师圣者会推穷，灵药千般难得效，金针一拨日当空，戒慎将息依前说，如违依前病复踪。

针内障眼法歌

内障由来十六般，学医济世要细看，分明一一知形状，施针方可得相安，若将针法同圆翳，误损神光取瘥难，冷热光明虚与实，调和四体待全康，不然气闷违将息，呕逆劳神翳却翻，咳嗽震惊皆不可，多惊先服镇心丸，若求凉药银膏等，用意临时休候观，老翳细针初复嫩，针形不可似一般，病虚新产怀娠月，下针才知将息难，不雨不风兼皓日，清斋三日在针前，安心定意行医道，念佛亲姻莫杂喧，患者向明盘膝坐，提撕腰带得心安。针者但行贤哲路，恻隐之心自可还，有血莫惊须住手，裹封如旧再开看，忽然惊振医重酌，服药三旬见朗然，七日解封难见日，花生水动莫他言，还睛丸散坚心服，百日分明复旧光。

针内障后法歌

内障金针针了时，医师言语要深思，绵包黑豆如毯子，眼上安排日系之，卧眠头枕须安稳，仰卧三朝莫厌迟，封后忽然微有痛，脑风牵动莫他疑，或针或烙依经法，痛极仍将火熨之，拨吐白梅含咽汁，吐来仰卧却从伊，起则恐因遭努损，虽然稀有也须知，七朝鼓粥温温食，震动牙关事不宜，大小便时须缓缓，无令自起与扶持高声叫唤言多后，惊动睛轮见雪飞，如此志心三十日，渐行出入认亲知，狂心莫忆阴阳事，夫妇分床百日期，一月不须临洗面，针痕湿着痛微微，五腥酒麦周年断，服药消除病本基。

镇心丸

治心痫惊悸，忧思愁虑伤心，惕然心跳，动振不安，吐舌，面赤目瞪等症。

牛黄一钱另研 生地酒洗炒 归身酒洗炒 远志去心 茯神各五钱 金箔十五片 石菖蒲九节者佳 川连各二钱五分 辰砂二钱另研

上以前六味，共为细末，后入牛黄、辰砂二味，猪心血为丸，如黍米大，金箔为衣，每服五六十丸，煮猪心汤送下。

附太玄真人进远睛丸表

伏以医有圣、神、工、巧之妙，人不可不知，药有温、凉、寒、热之性，医不可不辨，昔黄帝尝百药而制本草，叔和察六脉而烛病原，所以扶世道而救民命者，良有在也。上古之人咸臻寿考，况世之最贵者，莫贵于人。人之最贵者，莫贵于目。夫目者，五脏六腑之精华，百骸九窍之至宝。洞观万物，朗视四方，皎洁如珠，包含天地，内连肝胆，外应睛瞳。眼虽属于肝门，窍乃居于肾脏，肾属北方壬癸水，心属南方丙丁火，心肾不和，水火交战则血气停留不散，胆损肝虚。定然，眼中受病凡疗眼疾，须补肾元，次修肝木，肝乃肾之苗，肾乃肝之本，修肝则神魂安静，补肾则精魄流注，精魄即得安和，眼目自然明朗，譬如种木当在修根，根壮则枝叶茂盛，根损则花叶凋零，且如黑睛属肾，肾虚则眼泪下流，窍门通肝，肝风则冷泪常出，白睛属肺，热则赤脉流于睛。上下睑属脾，脾风则拳毛倒睫。大小眦属心，心热则攀睛弩肉。眼有五轮，外应五行木火土金水，内应五脏肝心脾肺肾。五轮者，风血肉气水，八廓者，天地水火风雷山泽，苟有病患，须究根源，勿用庸医，妄行钩割。夫人好服丹药脾胃损伤，终夜忧思，精神耗惫，或胆中受热，或肺上受寒，或食五辛太多，或纵七情过甚，或瞻星望月，或近火冲烟，故使三焦受热，致令双目失明，或迎风有泪，或视物如烟。观空中如霜雪之形，视太阳如同水底。五脏虚耗，夜梦鬼交，眼前自见黑花缭乱，目中难知自翳昏蒙，臣窃悯之，陛下戒之。今按本草制成仙方，能养性安神、搜风明目、去热除邪、修肝补肾，虽远年内障而可明，治近日赤肿而即去。药共二十九味名曰远睛丸。修之奇异，有君臣佐使之功，制不寻常，有炮制锉炼之妙，不问老幼阴阳，即见光明清白。恭惟皇帝陛下，修凝道德，摄养精神，端居九重之中，明见万里之外，固不赖于于此药。亦可保于未然，伏愿普颁百姓，请尝试之。俯赐群臣金日俞也，臣无任瞻天仰圣，激切屏营之至，谨录其方，随表拜进以闻。

远睛丸

治远年近日一切目疾。内外翳障，攀睛弩肉，烂弦风眼，及老年虚弱，目昏多眵，迎风冷泪，及视物昏花，久成内障。此药最能降虚火升肾水，可宜久服，夜能读细字。

党参　杏仁泡去皮尖　肉苁蓉酒洗焙干　杜仲酒洗炒断系　牛膝酒洗炒　石斛　枸杞子各两半　犀角锉细末　防风各八钱　菊花去梗叶　菟丝酒煮焙　当归酒洗炒　熟地酒洗　黄柏酒洗炒　青葙子　枳壳　茯苓乳蒸晒　蒺藜去刺炒　羚羊角剉末　草决明　山药各一两　天冬去心焙　麦门冬去心焙　生地酒洗焙各三两　川芎酒洗炒　黄连酒洗炒　五味子敲破焙　甘草炒各七钱　知母酒洗二两

上除犀羚角末另入，余为细末，炼蜜为丸，如桐子大，每服四五十丸空心盐汤送下。

一方内无当归、肉苁蓉、杜仲、黄柏、知母，亦名固本远睛丸。

金针辨义

古人云金针者，贵之也，金为五金之总名，铜铁金银皆是也。《本草》云：马衔铁无毒，可作针。以马属午属火，火克金，能解铁毒，故用以作针。

煮针法

煮针一法《素问》原无，今世用之，欲温而泽也，是法有益而无害，故从之。

《危氏书》用乌头、巴豆各一两，硫磺、麻黄各五钱，木鳖子、乌梅各十个将，针入水，用砂锅内或罐内煮一日，洗择之，再用止痛药没药、乳香、当归、花蕊石各五钱，又如前法煮一日，取出用皂角水洗，再于犬肉内煮一日，仍用瓦屑打磨净，端直，松子油涂之，常近人气为妙。

金针式

金针柄以柴檀花梨木或犀角为之,长二寸八九分,如弓弦粗,两头钻眼,深三四分,用上好赤金子,抽粗丝长一寸,用干面调生漆嵌入柄眼内,外余六分许,略尖不可太锋利,恐损瞳神,以鹅毛管套收,平日收藏匣内,临用供于佛前无有不验,此龙树王菩萨神针也。

用水法

凡拨金针之时,须看患目者,人之老弱肥壮,若气盛者,欲行针之际,前二三日,先服退气散血之剂数服,平其五脏,弱者不必服之。临拨新汲井水一盆,放于桌上,令患目者,对盆就洗,医家侧坐,以手蘸水,频频于眼上连眉棱骨淋洗,眼内脑脂得水乃凝,以洗透数十遍,冷定睛珠为度,然后用针,庶其随手而下,并不粘滞矣。

拨内障手法

凡拨眼要知八法,六法易传,惟二法巧妙,在于医者手眼心眼,隔垣见症,手法探囊取物,方得其法。临拨先令患者以水洗眼如冰,使血气不行为度,两手各握纸团端坐椅上,后用二人将头扶定,医人先用左手大指二指,分开眼皮,按定黑珠,不令转动,次用右手持金针。如拨右眼,令患者视右,方好下针,庶鼻梁骨不碍手,离黑珠与大眦两处相平,分中,慢慢将针插下,然后斜回针首至患处,将脑脂拨下,复放上去又拨下来,试问患者看见指动,或青白颜色,辨别分明,然后将脑脂送入大眦近开穴处,护睛水内尽处,方徐徐出针,不可早出,恐脑脂复还原位,拨左眼则左锐眦。

封眼法

预收芙蓉半老绿叶,晒干为末。用井花凉水调匀,以绵纸剪圆块，如茶盅口大，先将敷药敷眼上、眉棱骨及下眶，以纸一层封贴药上，又上药一层，盖纸一层封定，俟将干以笔蘸水润之，日夜数次。夏月倍之一日一换，仰面而卧。若将针眼向下就枕，防脑脂从上复下也。起坐、饮食、大小二便俱宜缓，不可用力震动。三日内，只用温和稀粥烂熟肴馔，不可震动牙齿。三日后，开封视物，服药静养而已。

针后若目疼痛，急取生艾，或干艾，同生葱各半共捣，铜锅内炒热，布包熨太阳穴，三五次即止。若瞳神有油气不清、当平肝气用槟榔、枳壳、柴胡之类；作呕吐，用藿香、淡豆豉、干姜制厚朴、半夏之类；火旺体厚者，宜清火顺气消痰，用黄连、枳壳、槟榔、半夏、麦冬、瓜蒌之类；老弱者，用茯神、熟地、枸杞、麦冬、枣仁、贝母、白术、橘红、五味子、白芍、当归之类。针后忌用川芎，恐行血作痛，太阳头疼，用防风、白芷、羌活、石膏之类，痛甚，用炒盐熨之；若白睛赤，用柴胡、红花、赤芍、归尾、栀仁、桑皮、防风之类；瞳神微散，用白芍、五味、麦冬、茯神、人参、当归、酸枣仁之类；受热致瞳神细小者，用寒水石、当归、黄连、麦冬、茺蔚子、柴胡、炒栀仁之类；若障复朦，宜服平肝顺气之剂，其障自逐，如不速退，复再针拨亦可。

开内障图

圆翳：初患时见蝇飞花发，垂蚁，薄雾轻烟，先患一眼，次第相牵，俱圆翳，如油点浮水中，阳看则小，阴看则大，金针一拨即去。

滑翳：翳如水银珠，宜金针拨之。

涩翳：翳如凝脂色，宜金针拨之。

浮翳：藏形睛之深处，细看方见宜拨之。

横翳：横如剑脊，两边薄中央厚，宜针于中央厚处拨之。

以上五翳，皆先患一目，向后俱损。初患之时，其眼痛涩、头旋额痛，虽有翳状，亦难针拨。独偃月翳，枣花翳、黑水凝翳，微有头旋额痛者，宜针轻拨之。

冰翳：初患时头旋额痛者，眼睑骨鼻颊骨痛，目内赤色、先患一目，向后翳如冰冻坚白，宜于所经过脉，针其腧穴，忌出血，宜针拨动，不宜强拨。

偃月翳：初患时微微头旋额痛，先患一目，次第相牵俱损，翳一半厚一半薄，宜针先从厚处拨之。

枣花翳：初患时微有头旋、眼涩、目中时时痒痛，先患一目，向后俱翳，周围如锯齿，轻轻拨去、莫留短脚，兼于所过之经，针灸其腧。

白翳：翳如白点乍青乍白，宜针拨之。

黑水凝翳：初患时头旋眼涩见花，黄黑不定，翳凝结青色，宜针拨之。

惊振翳：头脑被打，筑恶血流入眼内，至二三十年成翳白色，先患之目不宜针，牵损后患之眼，宜针拨之。

白翳黄心：翳四边白，中心黄者，先服逐翳散，次针足经所过诸穴，后用金针轻拨，拨若先损一目，向后俱损。

虽不痛不痒，其翳黄色、红色者不宜针拨；翳破散者，不宜针拨；中心浓重者，不宜针拨，拨之不动者，曰死翳，忌拨。独白翳黄心，宜先服药后针之，若无翳者，名曰风赤，不宜针之。

乌风：无翳，但瞳人小，三五年内结成翳，青白色不宜针。视物有花为虚，宜药补不宜药泻。

肝风：无翳，眼前多见虚花，或白或黑，或赤或黄，或一物见二形，两眼同患，急宜补治，切忌房劳。

五风变：初患时头旋额痛，或一目先患，或因呕吐，双目俱暗，瞳子白如霜。

绿风：初患时头旋额角偏痛，连眼睑眉及鼻颊骨痛，眼内痛涩，先患一眼，向后俱损，无翳，目见花或红或黑。

黑风：初患时头旋额偏，连眼睑、鼻颊骨痛，眼内痛涩，先患一眼，向后俱损，无翳，眼见黑花。

青风：初患时微有痛涩，头旋脑痛，先患一眼向后俱损，无翳劳倦加昏重。

雷头风：初患头旋恶心呕吐，先患一目，次第相牵，俱变伤，瞳神或大或小凝脂结白。

用针忌日

推逐日按时人神所在当忌，凡用针灸钩割宜忌犯。

子时在踝，丑时在腰，寅时在目，

卯时在面，辰时在头，巳时在手，

午时在胸，未时在腹，申时在心，

酉时在背，戌时在项，亥时在股。

眼科针灸要穴图像

正头风脑痛

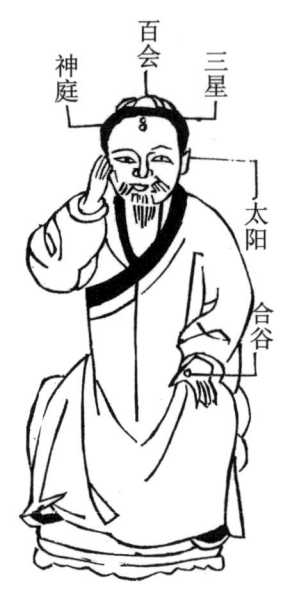

此症针后，或一二日再发，如前痛甚。但头为诸阳会首，宜先补后泻、又宜泻多补少，或错补泻，再发愈重，当再针百会、合谷、上星三穴泻之，无不效也。

举发，另刺上星，太阳。

正头痛，旦发夕死，夕发旦死，医用心刺疗，如不然难治也，端的正头风，则十死之症，又名肾厥头痛。

口眼㖞针

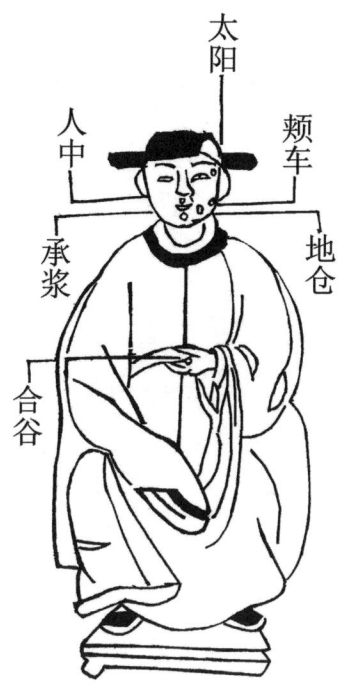

此症皆因醉后，睡卧当风，窜入经络，痰饮灌注，或因怒气伤肝，房事不节，宜先刺颊车、合谷、地仓、人中，如不愈再刺地仓、合谷、承浆、瞳子髎。

头顶痛

此症乃阴阳不分，风邪窜入脑户，故刺不效，先去其痰，后去其风，自然效也。宜先刺百会、后顶、合谷，不效，再刺风池、合谷、三里。

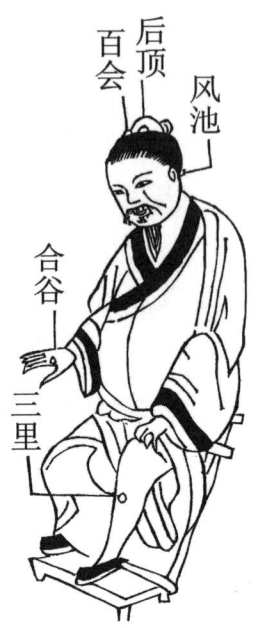

头风目眩

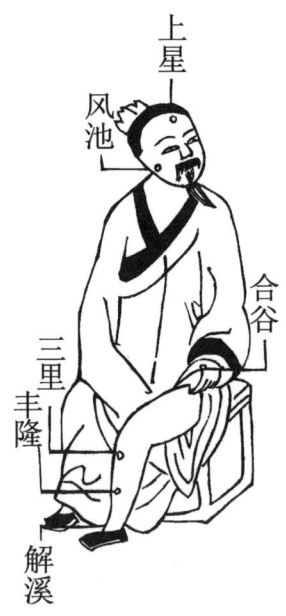

此症多因醉饱行房，未避风寒而卧，贼风入于经络。宜刺解溪、合谷、丰隆。再发后刺风池、上星、三里。

外障眼

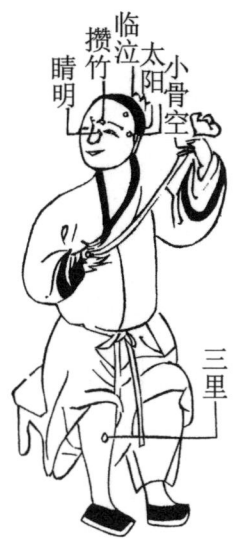

此乃头风灌注瞳仁，血气涌益，上盛下虚，故得此疾，宜刺太阳、睛明、合谷、小骨空，不效，再刺临泣、攒竹、三里。

眼生翳膜

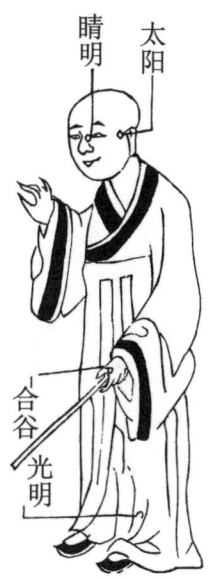

此症受病既深，未可一时便能针愈。先刺睛明、合谷，不效，须是三次针之方可。如发，再刺太阳、光明。

迎风冷泪

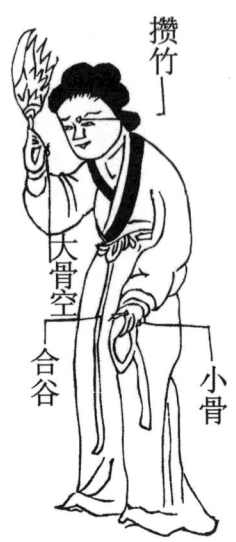

此症乃醉后当风,或暴赤眼痛,不忌房事、恣食热物,妇人多因产后当风坐视,贼风窜入眼中,或行经与男子交感,秽气冲于头目,故成此疾。宜刺攒竹、合谷、大骨空、小骨空,如未愈全,再刺小骨空。

暴赤肿痛眼

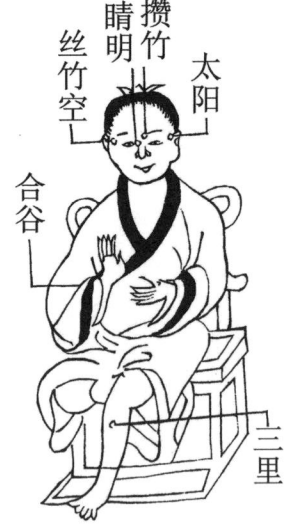

此症乃时气所作,血气壅滞,当风睡卧、饥饱劳役,宜先刺合

谷、三里、太阳、睛明，不效，后再刺攒竹、太阳、丝竹空。

红肿涩烂沿眼

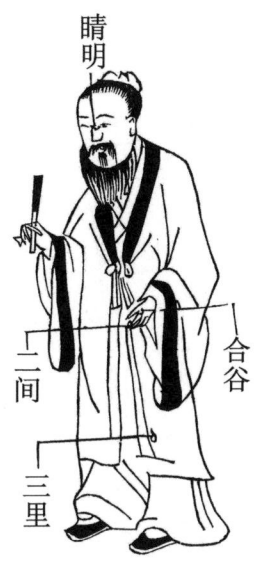

此症乃醉饱行房，气血凝滞，用手揩摸，贼风窜入，故有此症，宜先刺合谷、二间，如发后刺睛明、三里。

羞明怕日眼

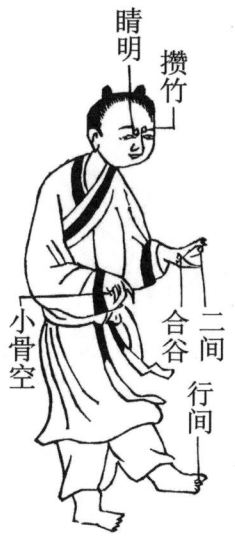

此症乃暴痛，在路迎风，窜入眼中，血不就舍，肝不藏血，观

灯则泪出，见日则酸涩，疼痛难开。宜刺攒竹、合谷、小骨空、二间，不效再刺睛明、行间。

内障眼

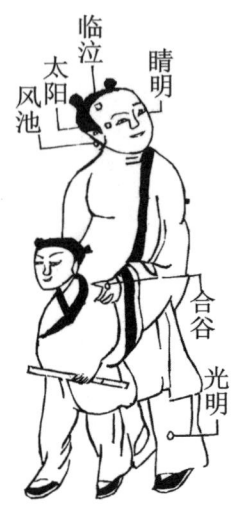

此症乃怒气伤肝，血不就舍，肾水枯竭，血气耗散。初病不谨恣贪房事，用心过多，故得难治。先宜刺临泣、睛明、合谷、瞳子，不愈再刺光明、风池。

偏正头风

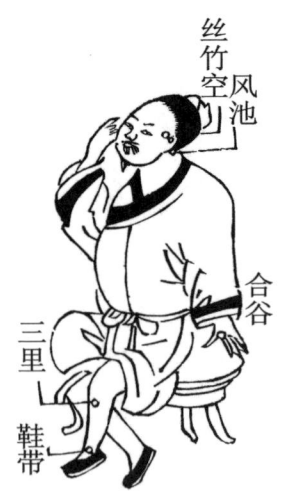

此症乃痰饮停滞胸膈，贼风窜入脑户，偏正头风，发来连半边皮肉疼痛，或手足沉冷，久而不治，变为瘫患。亦分阴阳针之，或针力未到，故不效也，此症宜先针风池，合谷，丝竹空，后可针三里泻之，以去其风。针后穴、前穴、丝竹空、鞋带。

红肿疼痛眼

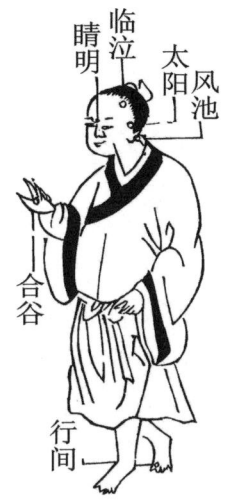

此症伤寒未解，却有房事，上盛下虚，血气壅滞，或头风不早治，则血灌瞳仁，或暴赤肿痛，或怒气伤肝，房事触毒心肝二经；饮食不节，饥饱醉劳，皆发此症。心火炎上故不散，及妇人产后怒气伤肝，产期未满，非一时可疗，渐而为之，无不效也。宜先刺睛明、临泣、合谷，不愈再刺风池、太阳、行间。

百会 一名三阳五会，一名巅上，一名天满。在前顶后一寸五分，顶中尖，旋毛心，容豆许，直两耳尖上对是穴。督脉足太阳之会，手足少阳足厥阴俱会于此，刺三分，灸五壮，甲乙经曰，刺三分，灸三壮。一曰灸头顶不得过七壮。主治头风，头痛。

合谷 一名虎口，在手大指次指岐骨间陷中，手阳明所过为原，刺三分，留六呼，灸三壮。主治偏正头痛，面肿目痛。神农经云：

治鼻衄、目痛不明。席弘赋云："睛明治眼若未效，合谷、光明不可缺"。千金十一穴云："曲池兼合谷可彻头痛"马丹阳天星十二穴云：疗头疼并面肿、体热、身汗出、目暗视茫然。

上星 一名神堂，在鼻上入发际一寸，陷者中可容豆，刺三分，留六呼，灸五壮。一云宜三棱针出血，以泻诸阳热气。主治头风。头痛鼻寒，目眩、睛痛不能远视。三棱针刺之，即宣泄诸阳热气，无令上行头目。

神庭 直鼻上入发际五分，发高者发际是穴，发低者加二三分。督脉足太阳阳明之会，灸三壮禁刺，刺之令人癫狂目失明，一日灸七壮至二七壮止。主治发狂，登高妄走，风癫痫疾，角弓反张，目上视不识人，头风鼻渊，流涕不止，头痛目泪，烦满喘渴，惊悸不得安寝。

瞳子髎 一名太阳，一名前关，在目外去眦五分，手太阳手足少阳三脉之会。刺三分，灸三壮。主治头痛目痒，外眦赤痛，翳膜青盲，远视䀮䀮，泪出多眵。

颊车 一名机关，一名曲牙。在耳下齿颊端，近前陷中，侧卧开口取之。刺三分，灸三壮。一日灸七壮至七七壮，炷如小麦。主治中风，牙关不开，失音不语，口眼㖞斜，颊肿牙痛不可嚼物，颈强不能回顾，凡口眼㖞斜者，㖞则左泻右补，斜则左补右泻。玉龙赋云：兼地仓疗口㖞。

地仓 一名会维，夹口吻旁四分外，如近下微有动脉，若久患风，其脉亦有不动者。手足阳明、任脉、阳跷之会，刺三分，留五呼，灸七壮或二七壮，重者七七壮。病左治右，病右治左。艾炷宜小，如粗钗脚，若过大，口反㖞却灸承浆即愈。主治偏风口眼㖞斜、牙关不开，齿痛颊肿，目不得闭，失音不语，饮食不收，水浆漏落，眼睑眲动，远视眈眈，昏花无见。

后顶 一名交冲，在百会后一寸五分，枕骨上。刺二分，灸五壮。主治颈项强急、额头上痛、偏头痛、恶风，目眩不明。

临泣 在目上进入发际五分陷中，正睛取之。足太阳、少阳、阳维三脉之会。刺三分，留七呼。主治鼻塞，目眩生翳，多眵流冷泪，眼目诸疾。惊痫反视百证赋云："兼头维可治目中出泪。"

足三里 即下陵。出本输篇，在膝下三寸，胻骨外廉，大筋内宛宛中，坐而竖膝，低跗取之，极重按之，则跗上动脉止矣。足阳明所入为合。刺五分，留六呼，灸三壮。千金云：灸二百壮至五百壮。一云小儿忌灸三里。三十外方可灸，不尔反生疾。秋月不宜出血，恐土虚。主治泻胃中脘热，与气冲巨虚，上下兼同。秦承祖曰膝酸痛目不明。外台明堂云：人年三十以外，若不灸三里，令气上冲目，使眼无光，盖以三里能下气也。

风池 在耳后颞颥后脑空下发际陷中，按之引耳。一云：耳后陷中后发际大筋外廉。足少阳阳维之会。刺四分，灸三壮至七壮，炷不用大。主治中风偏正头痛，颈项如扳痛不得回，目眩赤痛泪出。通玄赋云："头晕目眩觅风池。"

丝竹空 一名目髎，在眉后陷中。甲乙经曰：足少阳脉气所发。刺三分，留三呼，禁灸。灸不幸令人目小及盲。主治头痛目赤，目眩，视物㡆㡆，拳毛倒睫，风痫，戴眼，发狂吐涎沫，偏正头风。通玄赋云：治偏头难忍，一傅主眼赤痛，针一分出血。

人中 一名水沟，在鼻下人中陷中，督脉、手足、阳明之会。刺三分，留六呼，得气即泻，灸三壮至七壮，炷如小麦，然灸不及针。主治中风口噤、牙关不开、口眼㖞斜。

承浆 一名天池，一名悬浆。在颐前下唇棱下陷中。足阳明任脉之会。刺三分留五呼灸三壮日可七次至七七壮止。即血脉宣通其风应时立愈，艾不必大但令当脉即能愈疾，主治偏风、半身不遂、口眼歪斜、口噤不开，一云疗偏风、口㖞面肿。

迎香 一名冲阳。在禾髎上一寸鼻孔旁五分。手足阳明之会。刺三分，禁灸。主治鼻塞不闻香臭，喘息不利，偏风口眼斜，浮肿风动，状如虫行。玉龙赋云：能消眼热之红。

客主人 一名上关，在耳前起骨上廉，门口有空，侧卧张口取之，手足少阳、足阳明三脉之会，本输篇曰：刺之则不能欠者即此穴。刺一分，留七呼，灸三壮。甲乙经曰：刺上关不得深，下关不得久。主治口眼㖞斜、耳聋耳鸣聤耳，目眩，齿痛，瘛疭。

角孙 在耳郭中间，上发际下开口有空。手太阳、手足少阳三脉之会。甲乙经曰：主治三阳寒热之病。又曰：足太阳有入頄偏齿者，名曰角孙。则足太阳脉，亦会于此。刺三分，灸三壮。主治目生翳，齿龈肿，不能嚼，唇吻燥，颈项强。

光明 在外踝上五寸，足少阳络别走厥阴。刺六分，留七呼，灸五壮。主治热病。席弘赋云：睛明治眼未效时，合谷、光明不可缺。标幽赋云：兼地五会，治眼痒痛。

地五会 在足小指次指本节后陷中，去侠溪一寸。刺一分，禁灸。主治标幽赋云：兼光明治眼痒痛。

解溪 一名鞋带。在冲阳后一寸五分足腕上，系鞋带处陷中。一曰：在足大指，大指直上跗上，陷者宛宛中。刺疟论注曰：在冲阳后三寸半。气血论注曰：二寸半。甲乙经曰：一寸半。足阳明所行为经，刺五分，留五呼，灸三壮。主治风气面浮，头痛，目眩，生翳。神农经云：治腹胀、脚腕痛、目眩头痛。可灸七壮。

丰隆 在外踝上八寸，下廉胻骨外廉陷中。阳明络别走太阴。

刺三分，灸三壮。主治头痛面肿、风逆癫狂，见鬼好笑。百证赋云：兼强间治头痛难禁。

攒竹 一名始光。一名员柱。一名夜光。一名光明。在两眉头梢穴宛宛中。刺一分，留五呼，不宜灸。甲乙经云：明堂用细三棱针刺之，宜泄热气，眼目大明，宜刺三分出血。主治目视䀮䀮，泪出目眩瞳子痒，眼中赤痛，及腮脸动不卧。玉龙赋云：兼头维治目疼、头痛。百证赋云：兼三间可治目中漠漠。通玄赋云：脑昏目赤泻此。

印堂 在两眉中间。神农针经云：治小儿急慢惊风，可灸三壮艾炷如小麦大。玉龙赋云：善治抽搐。

睛明 一名泪孔。在目内眦。明堂云：内眦头一分，宛中。气府论注曰：手足、太阳、足阳明、阴跷、阳跷五脉之会。刺一分半，留六呼。甲乙经云：刺六分。一曰：禁灸。主治目痛视不明，见风泪出，胬肉攀睛，白翳眦痒，小儿疳眼，头痛目眩。凡治雀目者可久留针，然后速出之。席弘赋云：治眼若未效，并合谷、光明不可缺。百证赋云：兼行间可治雀目。

臣髎 夹鼻孔八分，直瞳子。阳跷足阳明之会。由此入上齿中后出循地仓。刺三分，留五呼，灸七壮。主治：唇颊肿痛，口㖞目痒，青盲无见，远视䀮䀮，面风，鼻头肿，脚气，膝胫脂肿痛。

大骨空 在手大指前二节前尖上，屈指当骨节中。灸二七壮，禁针。主治内障久痛及吐泻。

小骨空 在手小指第二节前尖上，屈指当骨节中。灸二七壮，禁针。主治迎风冷泪烂眩等症。以上大小骨空二穴，宜口吹火灭。

后溪 在手小指末节后外侧，横纹尖上陷中，仰手俯拳取之。一云：在手腕前外侧，拳尖起骨下陷中，手太阳所注为腧。刺一分，留二呼灸一壮。一云：三壮。主治目翳，鼻衄、耳聋。通玄赋云：治头顶立安。捷法云：肺与三焦热病，肾虚头痛，肝厥头晕及头目昏沉，偏正头风，两额眉角疼痛，太阳痛，头项拘急，痛引肩背，醉后头风，呕吐不止，恶闻人言，眼赤痛，冲风泪下不止，一切等疫。

行间 在足大指间动脉应手陷中。一云：在足大指次指歧骨间，上下有筋，前后有小骨尖，其穴正居陷中，有动脉应手。足厥阴所溜为荥，刺三分，留十呼，灸三壮。主治中风口㖞四逆、嗌干、烦渴、瞑不欲视，目中泪出。百证赋曰：兼睛明，可治雀目汗气。

二间 一名间谷。在食指本节前内侧陷中。手阳明所溜为荥。刺三分、留六呼灸五壮。主治目黄、口干、口眼㖞斜。通玄赋云：治目昏不见。

毫式针尖如蚊虻喙，取法于毫毛，长一寸六分，主寒痛痹在络。

或问曰：睛明、迎香、承浆、丝竹空穴皆禁灸，何也？曰：穴近目，目畏火，故禁灸也。以是推之则知，睛明不可灸矣。凡灸头面之艾炷宜小麦大，不宜多灸。盖头面为诸阳之首，故也。若四肢炷，稍大，背腹则又大，不妨多灸。四肢多灸则枯细。瘦人春夏之月刺宜浅，肥人秋冬之月刺宜深。此行针灸之大法也。

古人灸艾炷火洗法：以赤皮葱、薄荷叶煎汤。温洗疮周围，约一时久。令驱风散于疮口出，更令经脉往来不涩，自然疾愈。若灸火退痂后，用东南桃枝青嫩皮煎汤温洗，能护疮。若疮内黑烂，加胡荽煎洗，若疼不可忍，加黄连煎洗神效。

故人贴灸疮不用膏药，要得脓水出多而疾除。资生云：春用柳絮、夏用竹膜、秋用新绵、冬用兔腹下白细毛，或猫腹细毛，今人多以膏药贴之，日两三易，欲其速愈，此非治疾之本意也。但今贴膏药，意在避风，亦取其便，惟久久贴之可也。

针灸人神论

千金云：欲行针灸，先知行年宜忌，及人神所在，不与禁忌相犯即可。故男忌除，女忌破。男忌戌，女忌巳。有日神忌，有每月忌，有十二时忌。有四季人神，有十二部年人神，有九部旁通人神，有杂忌傍通人神，有血支血忌之类。凡医者不能知此避忌。若逢病人厄会，男女气怯，下手至困，通人达士，岂拘此哉。若遇卒暴急患，皆不拘禁忌。许希云：卒暴之疾，须速灸疗，亦不拘此。一日之间，止忌一时是也。千金云：痈疽疔肿，喉痹客忤，尤为急切，凡作汤药，宜速不可避。又曰：凡卒暴急症并中风，卒仆痰厥等症，即用针灸疗，若论忌神，稍缓则不可救，此所以不可拘泥也。若平居从容治病，于未形之时，选吉日避人神可也。

取十二建人神之忌时

建日在足禁晡时，除日在眼禁日入。

满日在腹禁黄昏，平日在背禁人定。

定日在心禁夜半，执日在手禁鸡鸣。

破日在面禁平旦，危日在鼻禁日出。

成日在唇禁食时，收日在头禁禺中。

开日在耳禁午时，闭日在目禁日。

点眼药法

凡治目点眼药，必按时候，每日须过巳至午始点。盖人之阴阳，与天地同，子后一阳生，午后一阴生。正是阳生之际，火亦生焉。若点药犯之，则火势难遏。午后属阴，方宜点药，或膏或散或锭，用犀簪、骨簪。如锭膏必蘸水乳磨化，散者干挑，俱先宜少点些微，若目受药再略多些不妨，不可令患目者疼而怕点，即系仙丹，患者畏惧，要使医者轻手徐徐对病投药，命患者闭目仰面，久坐不睁，切戒妄想多言，轻则可点二三次，重则点三四次，每次必用簪拨净药滓，不可过点，过多点则未必爽快，恐激动其火，又复增其患矣。

验言汇集眼科附方

证治类方
紫金锭子

治眼疾不分远年近日，诸般翳膜，血灌瞳仁，弩肉攀睛，拳毛倒睫，积年赤瞎，暴发赤肿，白睛肿胀，沙涩难开，眊矂紧涩，怕白羞明，眵多虑泪、烂弦风痒，视物昏花，迎烟泪出，目中溜火诸般目疾。

炉甘石煅飞 黄丹各八两 当归 硼砂各五两 川黄连 朱砂各一两 白矾生用 硇砂制 白丁香 轻粉 贝齿 石蟹煅飞 海螵蛸 熊胆 乳香 没药 白珍珠 麝香各一钱二分半 梅花片二钱末二味分成另加入

上除硇、麝外，余各另制为末，称合和匀入，入黄连水碾至千万余下，曰干，次入麝香，研细罗过，又次入冰片，再研复罗，入后膏搜和，作锭子阴干。

猪胰子四枚以稻草揶洗去净油膜，再用布包捣浓 生地黄 当归各四两 黄连一斤 防风 龙胆草 黄柏各二两 诃子八枚 蕤生仁去皮五钱 大鹅梨八枚取汁 冬蜜八两另熬酥干为度

上将黄连等八味洗净锉碎，以水浸三次，取尽药力。以蜜绢绵纸重滤过，澄去砂土，漫火煎熬，槐柳枝各四十九条互换，一顺搅得此药，如饴糖相类，入蜜和匀，磁器盛放，汤瓶口上，重汤蒸炖成膏，复滤净，滴入水中，沉大成珠可以为度，得数日出火烧火燎

毒，再溶化，入末和匀杵捣，为丸锭阴干，镏金银箔为衣，每以少许，新汲水浸化开，鸭毛蘸点眼大眦内，又可以热水泡化作洗眼药，亦可如水冷再暖用，日洗五六洗，日点二三次大效。

无时冷泪症

无时冷泪，水木俱伤，此幽阴之深患，其为病也非常，然斯疾各出不意，非青盲则内障为殃。

阿胶散

治目有冷泪流而不结者，肝轻受风故也。

阿胶　马兜铃各两半　紫菀　款冬花　糯米各一两　白蒺藜炒二钱五　甘草五钱

上为细末，每服二钱，水一盅煎，不拘时服。

菊睛丸

治肝肾不足，眼目昏暗，瞻视不明，茫茫漠漠，常见黑花，多有冷泪。久服补不足强肝肾。

甘菊花四两炒　巴戟一两去心　枸杞捣焙三两　肉苁蓉酒洗二两

上为细末，炼蜜为丸，如桐子大，每服三钱，温酒或青盐汤，空心食前送下。

无时热泪症

无时热泪，其祸幽微，此损耗中之伏隐，乃不足中之有余。服寒凉则伤汁损血，服热药则血壅难舒，当以意中求趣，补益当即消除。

当归饮子

当归身　党参　柴胡　黄芩　杭白芍　甘草　川军各一钱　滑石五分

上剂姜三片，水二盅，煎至八分温服。

眦帷赤烂症

眦帷赤烂，人皆有之。火土燥湿病有轻重，重则眦帷烂而血出，轻则弦赤烂而难舒，以清润而为治，何病治之不除。

防风通圣散

并治中风。一切风热，大便秘结，小便赤涩，眼目赤痛、或热急生风、或成风厉，而世呼大麻风，或肠风为痔漏，或肠郁为诸热，谵妄惊狂，或风刺瘾疹肺风，鼻生赤并皆治之。

防风　川芎　大黄　赤芍药　连翘　麻黄去节　芒硝　苏薄荷　当归　滑石飞　甘草　炒栀仁　白术　桔梗　石膏煅　荆芥穗　黄芩各等分

上剂分两，按症加减，姜三片煎，食前温服。

按防风、麻黄，解表药也，风热之在皮肤者，得之出汗而泄。荆芥、薄荷，清上药也，风热之在巅顶者，得之由鼻而泄。大黄、芒硝，通利药也，风热之在肠胃者，得之由后而泄。滑石、栀子，水道药也，风热之在决渎者，得之由溺而泄。风淫于膈肺胃受邪，石膏、桔梗，清肺胃也。而连翘、黄芩，又所以祛诸经之游火，风之为患，肝木主之，川芎、当归，和肝血也。而甘草、白术，又所以和胃气而健脾。刘守真氏长于治火，此方之旨，详具悉哉。

如目两睑溃烂，或生风粟、白睛红赤、黑睛生翳障，加菊花、黄连、羌活、白蒺藜、名曰菊花通圣散。人弱大便不结燥者，减去硝黄。

敷烂弦眼方

炉甘石煅飞过一两　飞丹五钱　枯矾二钱五分　明朱砂研细一钱　铜绿二钱

共为细末，先用荆芥、陈茶叶，煎水洗患处，乘湿将药敷上，二三次立愈。

诸因

内外诸因，种种不一，有郁七情六淫，伤感过度而致者，其症随愈随复，最难调治。有外受风邪燥火克削，致荣卫失调，而淹滞涩翳，朦昧不清，宜散宜和随症施治，若因他症侵乘，及物伤等症累目，虽内外轻重，各分其类。总之，火郁者宜疏之，气滞者宜导之，燥甚风邪，宜审虚实调之，庶不至客邪延入成痼疾已。

因风症

风兮风兮祸何多，未伤人身先损目，有因睥反烂弦红，有致偏喎并振搐，有成内障目昏盲，有生外障多胬肉，内外轻重皆不同，比之常症犹难逐，驱风活血养阴精，胜似救仙去问卜。

正容汤

治口眼喎邪，仪容不正，服此能正之，故名。

羌活　白附子　防风　秦艽　胆星　白僵蚕　半夏制　木瓜　甘草　黄松节即茯神心木各等分

上味水二盅，姜三片，煎八分，加酒一杯冲服。

半夏茯苓天麻汤

治痰厥头痛，头旋，眼黑，烦心，恶心，气短促，言语心神颠倒，目不敢开，如在风云中，或头痛如裂，身重如山，四肢厥冷。

天麻　黄芪蜜炙　党参、苍术米汤水泡制　橘皮　泽泻　茯苓　炒曲各五分　白术炒一钱　半夏姜制　麦芽炒各钱半　黄柏酒浸制二分　干姜炮二钱一方二分

上味水二盅煎八分食后服。

蝉花无比散

治大小男妇，远年近日，一切风眼气眼攻注，眼目昏暗，睑生风粟，或痛或痒，渐生翳膜遮睛，视物不明，及久患偏正头风，牵搐两眼渐渐细小，连眶赤烂。小儿疮疹入目，白膜遮睛，赤涩瘾痛，

常服驱风退翳明目。

白茯苓　防风去芦　甘草炙各四两　蛇蜕微炒一两　赤芍药十三两　苍术泔水浸去皮切片炒十五两　蝉蜕去头足一两　白蒺藜炒半斤　羌活　当归　川芎　石决明用盐入东流水煮一伏时涝出　如粉另入各三两

上共为细末，再入玄明粉搅均，每服二三钱，食后米泔调下或茶清亦可，忌食发风等物。

槐子丸

治肝虚风邪所攻，致目偏视。

槐子仁二两　酸枣仁去壳　蔓荆子　覆盆子　柏子仁　白蒺藜炒去刺　车前子　牛蒡子　茺蔚子各一两

上为细末，炼蜜为丸，如桐子大，每服四五十丸，空心服白汤送下。

明目大补汤

治气血俱损，眼目昏花，神光不足，及久患眼疾，服凉药多，气血凝滞昏朦，服此以镇阳光壮肾水。

大熟地酒蒸　白术土炒　茯苓　党参　大附子炮　白芍　甘草　归身酒洗　白蔻肉　黄芪炙　川芎　沉香　厚肉桂各等分

上剂生熏枣为引，煎八分，不拘时温服。

磁石丸

治眼因患后起早，元气虚弱，目无翳膜，视物昏暗，欲成内障。

肉苁蓉刮去皱皮酒浸一宿焙干一两　磁石醋煅淬七次杵碎细研末飞过二两　菟丝酒浸五日晒干另研为末三两　巴戟去心　远志肉　熟地黄　石斛　桂心　辽五味　广木香　甘草炙赤色各五钱

上除磁石，菟丝末另入，余共为细末和匀，炼蜜为团，仍捣二三百杵丸，如梧桐子大，每服三四十丸，食前温酒下，或青盐汤亦可。

洗肝散

治风毒上攻，暴作目肿，痛涩难开，眵目不绝。

当归尾酒洗 川芎 苏薄荷 甘草减半 大地黄 羌活 炒栀仁 大黄煨 龙胆草 防风各等分

上为散末，每服三钱，白滚汤调下。

神仙退云丸

治一切翳膜内外等障，昏无光者。

荆芥穗 蛇蜕 密蒙花各二钱，此三味，以甘草同焙干，拣去甘草不用 川芎 当归身各一两半 枳实 苏薄荷不见火 犀角锉末酒 蝉蜕去头足洗 川楝子 家菊花各五钱 生地酒洗焙干 羌活 白蒺藜炒去刺 地骨皮炒各三钱 菱仁生用六钱 木贼去节二两童便浸一宿焙干

上为细末，炼蜜为丸，每一两作十丸，米泔汤调服，日进二三丸，俱食后服。妇人用当归汤化下，有气者木香汤化下，使之在人，消意活变。

天王补心丹

治心血不足，神志不宁，津液枯竭，健忘怔忡、大便不利，口舌生疮、不眠致目疾、久而不愈等症。能清三焦，化痰涎，去烦热，除惊悸，疗咽干，养育心神。

当归身酒洗 天冬去心 柏子仁炒 麦冬去心 酸枣仁炒各二两 丹参微炒 潞党参去芦 玄参炒 白茯苓 远志去心炒 辽五味烘 桔梗各五两 生地黄酒洗四两 辰砂五钱 研细为衣

上为细末，炼蜜为丸，如桐子大，空心每服三钱，白汤送下或龙眼汤俱佳。忌胡荽、大蒜、萝卜、鱼腥、烧酒。

点眼蕤仁膏

治风热眼飞血赤脉，痒痛无定。

蕤仁_{去皮心膜油取霜五钱} 好酥_{一粟子大}

上将仁、酥匀研摊碗内，用艾一小团烧烟出，将碗覆烟上熏，待艾烟尽即止，重研匀，每以麻子大，点眼两角头日二度。

大黄丸

治白睛肿痛，不可忍者。

大黄_炒 蔓荆子_{去皮} 甘菊花 防风_{去皮} 陈皮 土瓜根 川黄连 青皮_{去穰} 前胡 丹参 吴盐

上各等分，共研细末，炼蜜为丸，如梧桐子大，每服三钱，白汤空心送下。

决明子丸

治风热上冲眼目，或因外受风邪疼痛，视物不明，鼻塞头旋等症。

决明子_炒 细辛_{去苗} 蒺藜子_{炒去角} 川芎 青葙子 独活 枸杞子 升麻 茺蔚子 防风_{去皮} 羚羊角 玄参 甘菊花_{去蒂} 川连_{去须}

上味分两酌用，共为细末，炼为丸，如梧桐子大，每服二十丸加至三十丸，淡竹叶煎汤送下。

治眼涩痛方

此肝风热上壅，眼目睛疼涩多泪。

赤芍 当归 黄连_{各等分}

上为末，每用二钱，汤顿调热洗，日三五次。

御药方加荆芥。

三因立胜散

治风热攻眼，隐涩羞明肿痛。

黄连　秦皮　防风　黄芩各等分

上为末，水煎乘热，用新羊毛笔，蘸刷洗眼。

减味槐子丸

治肝虚风邪所攻，致令偏视。

槐子仁二两　酸枣仁微炒　蒺藜各一两

上为末炼蜜为丸，如桐子大，每服三十丸，白汤送下。

决明子汤

治肝脏实热，目眦生赤肉涩痛。

决明子炒　柴胡去苗　黄连去须　防风去皮　苦竹叶　升麻

上水煎，食后温服。

本事针头丸

治男妇，室女，小儿，诸般赤眼。

川乌尖七枚焙　月石一钱　白僵蚕七条焙

上为末，用猪胆汁调成软块摊碗内，荆芥、艾各一两，皂角小者一茎烧着，将药碗覆烟上熏之，常将药膏搅匀转，又摊又熏，以皂角、荆芥、艾尽为度，再搜成块，用油纸裹，入地中出火毒，冬天两日夜，夏天一夜，春秋一日夜、秋与春同，取出丸如针头大，每用一丸，点眼中妙绝。

鱼胆传眼膏

治飞血赤脉作痛，及暴眼涩痛。

鲤鱼胆五枚　黄连去须研米粒大半两

上以胆汁调黄连末，内入磁盒，盛饭上蒸一次，取出，如干即入蜜少许调似膏涂敷目眦，日五七度。

本事方

治眼诸患，因热病后毒气攻眼，生翳膜遮障，服此药遂旋消退，不犯刀针。

青箱子　防风　枳壳　黄连各一两　茺蔚子　生地　泽泻　当归　车前子　枸杞子　石决明各一两五　细辛五钱　寸麦冬二两

上各如法修事，焙干为末，炼蜜为丸，如桐子大，每服三十丸，饮汤吞下，忌一切热毒物。

黄膜上行证，通脾泻胃汤

治眼内黄膜上冲。

防风　大黄　玄参　知母各一钱　天冬　黄芩各一钱五　麦冬　茺蔚各二钱

上剂水二盏煎八分食远温服。

洗肝散

治花翳。

川芎　归尾　　赤芍　　白蒺藜　防风　生地

木贼　苏薄荷　蝉蜕　　羌活　　苏木　甘菊花

红花　甘草

上以松丝十余根煎服，外点通明散、七宝膏、芦甘散。

七宝丸

治内障、冰翳如冰冻坚结睛上，先以针拨取之，以此药散翳。

石决明　党参　琥珀　樟脑　茺蔚子　熊胆　珍珠

上为末炼蜜为丸，如桐子大，每服十五丸加至二十丸，食前茶清送下。

开明丸

治年深日近，翳障昏盲，寂无所见，诸目疾。

菟丝子　五味子　蕤仁　黄芩　车前子　青箱子　防风　泽泻　决明子　葶苈子各一两炒　杏仁去皮尖炒　细辛去叶忌火　地肤子　大熟地两半酒

浸 麦冬去心 官桂半两 枸杞子 茺蔚子各一两炒 羊肝白羊者煮烂和药末捣糊为丸

上为丸如桐子大，每服三十丸，滚水送下，日进三服。仍忌生姜糟酒炙煨等物。

本事治内障方

上药分两炮制俱同前方，惟用白羯羊子肝一片，切薄片新瓦上焙研末和药末，炼蜜为丸，桐子大，每服三四十丸，温汤送下，日三服无时。

罗汉应梦丸

治内障，及因病赤眼，食咸物而得者。

夜明沙淘净 当归 蝉蜕洗去炒 木贼去节各等分

上为末，用羯羊子肝四两，水煮烂如泥，入前药末捣和、丸如桐子大，每服五十丸，食物温汤下，百日眼如故。昔日徐道亨奉母至孝，患眼食蟹，遂成内障，暗诵般若经，于市得钱米即侍母，忽一夕梦罗汉授此方服之，眼得复明，故名应梦。

神仙碧仙丹

治内障。

当归 没药各三分 血竭 白丁香 月石 片脑 元寸各一分 马牙硝 乳香各半分 黄连三分 铜绿一两半为衣

上为末，熬黄连膏和丸，鸡头子大，每用新汲水半盏，于银盒内浸，常用每一丸，可洗四五日，病重不过一月，小病半月，冷泪三日见效。

内外障通治远志丸

清心明目，益肝退翳。

远志姜汁蘸焙 车前子 蝉蜕 熟地 茯神 茺蔚子 川芎 生地各一两 党参 蔓荆子 琥珀 芦荟各半两 细辛七分半 白蒺藜二钱半 全蝎五枚

上为细末炼蜜为丸，如桐子大，每服五十丸，空心米饮，临睡用菖蒲汤下亦妙。

局方明目地黄丸

治男女肝肾俱虚，风邪所乘，热气上攻，云翳遮睛，目涩多泪。

牛膝酒浸三两　石斛　枳壳炒　杏仁去皮尖炒　防风各四两　生地　熟地各一斤

上为末炼蜜为丸，如桐子大，每服三十丸食前盐汤下。

固本回睛丸

治远年近日一切目疾，内外翳膜遮睛，风弦烂眼，及老弱人目眵多糊，迎风冷泪，视物昏花等证。

天门冬　麦冬　熟地　生地各三两　枸杞子　茯苓　党参　山药各一两五　草决明　牛膝　石斛　杏仁　菟丝子酒煮　枳壳　白菊各一两　防风　青箱子　犀角屑　羚羊角屑各八钱　川芎　五味子　黄连　蒺藜　甘草各七钱

上为末炼蜜为丸，桐子大，每服五十丸。盐汤下。

还睛丸

治眼目昏翳

蒺藜子　蝉蜕　苍术　熟地各一两　茺蔚子　羌活　防风　木贼　蔓荆子　荆芥　杏仁　白菊花　菟丝子酒煮　川芎　蛇皮各五钱　石决明

上为末，炼蜜为丸，弹子大，每服一丸，细嚼淡茶下。

仙木散

治眼中翳膜。

蛇皮皂角水洗　木贼　蝉蜕　精草　防风　羌活　川芎　杏仁　甘草各二钱五　苍术一两二钱五分

上为极细末，每服一钱，食后蜜汤送下。

梦灵丸

治内外障眼。

防风蜜炙 灵仙 枸杞子 蕤仁去壳 苍术米泔浸 蛤粉 石决明升水煮干 精草各一两 菊花二两

上为末，用雄猪肝一具，竹刀切去筋膜，和药捣千余杵，入面少许共捣，丸梧桐子大，每服三十丸，食后盐汤下。忌煎、煨、酢、豆腐等毒物。

五退远光丸

治内外障眼。

猪前爪烧存性 蝉蜕炒 苍术泔水浸晒炒 刺猬皮麸炒去麸 枳实 防风 草决明各一两 蝉蜕半两

上为细末，炼蜜丸，如梧桐子大，每服二十丸，茶清送下，日进二服。

空青丸

治肝肾久虚，目暗渐生翳膜。

空青研水飞 真珠各二钱半 犀角屑 羚羊角屑 防风去皮 防己 升麻剉各半两 麦门冬 党参 前胡去芦 茺蔚子 阳起石各一两 虎睛一付 蒺藜子去刺炒

上为细末，炼蜜丸，如梧桐子大，每服五丸加至十丸，麦门冬煎汤送下，温椒汤亦可。

蕤仁丸

治内外障眼。

蕤仁三两 车前子 黄连各二两 黄芩去心 秦艽去苗 青葙子汤浸 生地 羚羊角末 防风各两半 地肤子炒 党参炒 天冬去心 升麻 决明子炒 苦参炒 菊花去蒂 羌活去芦 地骨皮 玄参炒各一两三钱 麦冬去心焙七钱半 丹

砂 炙甘草各一两钱五分

上为末，炼蜜丸，如桐子大，每服二十丸加至三十丸，食后煎百合汤送下，但有瞳人，不拘内外障翳并皆治之。

观音丸

治内外障失明，或欲结青光内障，或赤痛。

血竭 熊胆各二钱 蔓荆子 木贼去节童便浸 骨皮洗晒 黄连去须 茺蔚子 苍术童便浸二宿晒 灵仙 川芎 车前子 当归 羌活 蝉蜕洗去砂去 石决明煅各一两 蚕蜕二十幅焦 党参半两 蛇蜕皂角水洗新瓦焙半两

上为末，用羖羊肝一具，竹刀去筋膜，火烧火燎煮半熟，和药同捣，以粟米粉用肝汁煮糊，丸如桐子大，每服七八十丸，食后温米泔或石菖蒲汤送下。

八子丸

治风毒气眼翳膜遮睛，不计新久，及内外翳并治之。

青葙子 地肤子 麦冬去心 细辛去苗 决明子 茺蔚子 官桂去粗 车前子 五味子 生地洗焙 赤茯苓 泽泻 葶苈子 枸杞子 防风 黄芩去心各等分

上为细末炼蜜为丸，如桐子大，每服二十丸加至三十丸，清茶送下，温米饮亦可，日进三服。

灵圆丹

治男女子妇人攀睛翳膜、痒涩羞明、赤筋碧晕、内外障瘀肉、风亦眼。

苍术四两米泔水浸 川芎 柴胡 远志肉 白附子 羌活 独活 甘菊花 青葙子 青皮 防风 全蝎 灵仙脾酥炙 荆芥 陈皮 黄参 楮实子 木贼 石膏 甘草各一两

上为细末水浸蒸饼，丸弹子大，每服一丸，食后细嚼。荆芥汤或茶清送下，日二服，忌酒麦。

磨翳丸

治眼生诸般翳膜大效。

木贼 黄连 川芎 谷精草 当归 赤芍 白菊花 蝉蜕 防风 蔓荆子 羌活 独活 石决明 黄芩 石膏煅 草决明 龙蜕 栀子 蚕蜕 甘草各等分 青箱子

上为细末，米糊为丸，如桐子大。每服三十丸，食后茶清下。

退翳丸

治一切翳膜。

蝉蜕 白菊花 连翘各五钱 黄连一两 蛇蜕一条炒 车前子五钱 夜明砂五钱五分

上为末，米泔水煮猪肝丸，如梧桐子大，每服三十丸，薄荷煎汤送下。

韩相进实灵丹

去内外障。

防风 石决明 灵仙 蕤仁 蛤粉 谷精草 苍术 菊花 甘草 枸杞各一两

上为末，用雄猪肝一具，竹刀切去膜筋，擂极烂和药为丸，如绿豆大，每服三十丸，盐汤送下。

治内外障有泪

石决明 羌活 甘草 苍术 旋覆花 川芎 木贼 菊花 青葙子 蛇蜕 蝉蜕 石膏煅 蒺藜子 楮实各等分

上为细末，炼蜜为丸、龙眼大，食后清茶嚼下。

甘菊汤

治内外障翳，一切眼疾。

甘菊花 升麻 石决明 川芎 旋覆花 大黄各半两 地骨皮 羌活 青葙子 木贼 煅石膏 黄芩去黑心 车前子 防风 草决明 甘草 栀子仁 芥穗各一两 川黄连去须二钱半

上剉末，每用三钱水一盏，蜜少许同煎，至七分滤去滓。食后临卧温服。

太阴玄精石散

治内外障翳眼。

玄精石一两细研须真者水飞 蝉蜕洗去土 菊花去梗蒂 各一两 石决明煅存性 羌活各半两 甘草四两

上为末，每服一钱，食后麦门冬汤送下。

煮肝散

治内外障翳眼。

青蛤粉 夜明砂 谷精草

上用猪一两批开，以夜明砂末二钱匕掺在猪肝内，麻绳缚定，用水一盏煮，令肝变色白取出烂嚼，用煮肝汤送下，食后温服。

蝉花散

治肝经蕴热，风毒之气内搏，上攻眼目，翳膜遮睛、赤肿疼痛、昏暗视物不明、隐涩难开、多生眵泪，内外障眼。

蝉蜕洗净土 菊花去梗蒂 谷精草洗 白蒺藜炒去刺 防风不见火晒 羌活 蜜蒙花去枝 荆芥穗 草决明炒 黄芩 蔓荆子 山栀子去皮 川芎不见火晒 木贼 粉甘草炙各等分

上为细末，每服二钱，用茶清调服，或荆芥汤入茶少许调服亦可，食后临卧皆可。

洗眼方

治内外障翳膜，赤脉昏涩。

上以桑条，于二三月间采嫩者曝干，净器内烧过，令火自灭成白灰细研，每用三钱入磁器中，以沸汤泡打转候澄，倾清者入于别器内，更澄以新棉滤过，极清置重汤内，令热开眼淋洗，逐日一次，但是诸疾眼皆效。

立应散

治内外障翳，昏涩多泪及暴赤眼，一切目疾，并皆治之，三次嗅鼻立效。

香白芷_洗 当归 附子_{炮各等分} 雄黄_{另研后入} 踯躅花_{减半} 鹅不食草_{洗同前药等分}

上为细末入麝香少许和匀，含水，嗅鼻内，去尽浊涕眼泪为度。

蟾光膏

治远年病目。不通道路，退去云膜。须用十二月开成日合

白砂蜜_{四两，隔年葱根去段皮，切短与蜜同熬去膜候葱熟以绵滤净取蜡面}

黄丹 蜜陀僧_{各水飞三钱生用} 炉甘石_{煅水飞五钱}

以上三味，研细入前蜜中，桃柳各一枝搅匀。

当归 赤芍_{各半两} 黄连_{去芦二两} 杏仁_{汤泡去皮尖} 川芎_{各五钱} 秦皮 防风 诃子皮 石膏 玄精石 玄参 井泉石 无名异 代赭石 石决明_{各二钱}

以上十五味咀，用雪水或长流水五升于银器内熬至二升，滤去滓净再熬一升倾入前药蜜内，银器内慢火熬紫金色，再下后药，勿令过火。

乳香 没药 蕤仁 琥珀 朱砂_{各三钱}

以上五味先研极细，入蕤仁再研，水飞澄清方，入前药一同复熬，以箸点于水中不散为度，勿令过与不及，取下，于埋土中七日取出，置于磁器中，便再添入后细药末，以桃枝搅匀。

硼砂 珍珠 脑片 珊瑚_{各一钱} 元寸_{五分}

上研细，入药中封定，如有取不尽药，用洗渣熬过，另于洗眼或膏子稠了，倾些少调解。

碧霞膏

治内外障并效。

炉甘石 黄丹四两 铜绿二两各七钱半 当归一两 海螵蛸 乳香 没药 朱砂 白丁香 硼砂 血竭 青盐各七钱半 真元寸五分 轻粉一钱

上为末，黄连膏为丸，皂角子大，每用一丸，新汲水半盏于磁器内浸洗，每一丸不过洗四五次，重者一月，轻者半月，冷泪三日见效。

日月精华光明膏

能开一切内障。善治翳膜遮睛及攀睛弩肉，不日扫除，无论年久日深，或一目，两目俱患，但能见人影者悉治之，如云开见日。

黄连四两 当归一两 诃子二个 石决明二两 石膏一两五钱 猪胰二具 黄丹四两炒研 大鹅梨二枚 铜绿 硼砂 没药 真胆矾各四钱 乳香三钱 防风一钱 花粉五分 马牙硝二钱半 轻粉一钱 元寸五分 片脑五分 炉甘石煅四两

上先将黄连等五味浸三日，却用大砂锅一口，纳药水再添满七分熬，重绵纸滤过至四五碗，入梨，猪胰再熬至三碗，再滤过，下锅入炉甘石、黄丹熬至二碗，又滤，下锅马牙硝等八味，以槐柳枝不佳手搅，候成膏仍滤净。入瓶内却下冰、麝、粉三味搅匀，以油纸蜜封，勿令水入，放冷水内浸三日，取出。每用以铜箸点少许于眼大眦内。

济阴地黄丸

治三阴亏损，虚火上炎致目睛散大，视物不明或昏花涩紧，作痛畏明，或卒见非常之处等证。其功效与六味丸、还少丹相似。

五味子 麦冬 当归 山茱萸 枸杞子 熟地加倍 山药 甘菊花 肉

苁蓉　巴戟各等分

上为末炼蜜丸，桐子大，每服七八十丸，空心，白滚汤送下。

补肝丸

治眼昏暗将成内障。

茺蔚子　青葙子　杏仁　茯苓　枸杞子　五味子各一两　大黄　黄芩　车前子　柏子仁　山药　黄连　决明子　地骨皮　党参　细辛各一两半　菟丝子二两　干地黄三两　防风　甘草各一两半

上为细末炼蜜丸，如桐子大，每服二十丸加至三十丸，食后米饮汤送下。

补肾丸

治肾气不足，眼目昏暗，瞳人不明，渐成内障。

磁石煅醋淬七次研细水飞　菟丝子酒蒸二次各二两　五味子　石斛去根　熟地　枸杞子　覆盆子酒浸　楮实子　肉苁蓉　车前子酒蒸各一两　沉香　青盐二味另研各半两

上为末炼蜜丸，桐子大、每服七十丸，空心盐汤下。

瑞竹四神丸

治肾经虚损，眼目昏花，补虚益损及退云翳遮睛。

甘州枸杞一斤，色赤润者以酒润之分四分，一同川椒，一同小茴，一同芝麻，各一两炒，一分独炒用。炒过，将川椒等节去不用再加熟地、白术、茯苓各一两

共为细末，炼蜜和丸，如桐子大，每服五七十丸，空心温酒送下或加甘菊花一两。

龙胆丸

治眼两胞黏糊，赤烂成疮。

苦参　龙胆草　牛蒡子各等分

上为末，炼蜜丸、桐子大，每服二十丸，食后米饭汤送下。

二妙散

养肝气，治目昏视物不明，时时泪下。

当归　熟地各等分

上为细末，每服二钱匕，不拘时，无灰酒调下。

治肝虚，或当风眼泪，镇肝明目。

上用腊月牯牛胆，盛黑豆不计多少，浸候百日开取，食后，夜间吞三十七粒，神效。

洗肝汤

治肝实眼。

党参　黄芩　赤茯苓　山栀仁　川芎　柴胡　地骨皮　甘菊花　桔梗炒各一两　黄连　粉甘草炙各半两

上分五付，入苦竹叶七片水煎，食后温服。

菊花散

治目风泪出。

苍术四两，肥者用银器入河水同皂荚一寸煮，一日去皂荚取起铜刀刮去皮晒干三两　菊花　木贼　草决明　荆芥穗　甘草炙　蝉蜕洗去土　旋覆花各一两　蛇蜕洗炙二钱半

上为细末，磁瓶收勿令走气，每服一钱，腊茶半钱同点，空心临卧时服。

治冷泪方

夏枯草　香附子各等分

上为细末，用麦门冬一钱煎汤食后调下。

又方以胞枣一枚去核，用花椒二十粒入内，湿纸裹熟细嚼，白汤送下。

乳汁煎

治风泪涩痒。

人乳一升 黄连去须研末七钱五分 蕤仁研一两 干姜末二钱半

上除乳外，同研极细，以乳渍一宿，明旦倾入铜器中，微火煎取三合，绵纸滤去滓，每以黍米大点眦中、勿令当风。

东垣龙胆饮子

治小儿疳眼，流脓生翳，属肝经湿热为病。

黄芩 青蛤粉 龙胆草酒拌炒 羌活各三钱 谷精草 升麻二钱 川郁金 蛇蜕各五分 麻黄一钱半 炙甘草五分

上为细末，食后酒调下二钱。

一绿散

治打扑伤损，眼胞赤肿疼痛。

芙蓉叶 生地各等分

上捣烂，敷眼胞上，或为末，以鸡子清调匀敷。

治目被物刺损有翳。

生地 生薄荷 生巨叶 生土 当归 朴硝

上各等分，不拘多少，研烂贴太阳二穴。

茺蔚子丸

治时气后目暗，及有翳膜。

茺蔚子 泽泻各一两半 青葙子 枳壳 枸杞子 生地各一两 石决明 麦冬去心 车前子 细辛各二两 川黄连去须三两

上为末炼蜜丸，桐子大，每服三十丸，食后浆水送下，日进二次。

泻肝散

治天行后赤眼外障。

知母　黄芩　桔梗　茺蔚子　大黄　玄参　羌活　北细辛

上为末，两随症加减，水煎食后服。

蜜蒙散

治小儿痘疹，并诸毒入眼。

蜜蒙花二钱五　青葙子　决明子　车前子各五分

上为末，用羯羊肝一块切作三片掺药末合，一湿纸裹，炭火中煨熟，空心食之。

蛇皮散

治小儿痘疮，入眼成翳。

蛇皮炙　天花粉各等分

上为末，三岁一钱，掺羊肝内，米泔水煮食之。

又方，蝉蜕为末，羊肝汤调下。

地黄散

治心肝壅热、目赤肿痛、红筋白膜遮睛，散于四围易治，若遮睛多致失明，及痘疹入目。

生地　熟地　当归　大黄各七钱五分　木通　黄连　防风　蒺藜子　木贼　玄参　羌活　谷精草　犀角　蝉蜕　粉草各五分

上为末，每服五钱，猪羊肝汁食后调服。

光明丹

治一切眼目翳膜、弩肉、烂弦赤眼，紧涩、羞明、恶日。

炉甘石三钱　朱砂　卤砂各一钱　元寸一分　胆矾五分　泥片三分

上各另制细末，秤准和匀，研千万余转点之。如翳膜加石斛、珍珠各三分、卤砂、白丁香、熊胆、牛黄、琥珀、贝齿各一分，研细和匀点服，要红，外加朱砂一钱。

白龙丹

治一切火热眼，及翳膜弩肉。

炉甘石一钱 玄明粉五分 硼砂三钱 泥片一分

上和匀细研，再研数千转点眼。

炉甘石散

治一切外障。白睛伤破，烂弦风眼，疗湿热，平风烂，住痛明目。去翳退赤除风，大效。

炉甘石一钱 冰片一分 黄连二分半

上研为极细末，乳汁调，用鸭毛刷烂处。

又方：覆盆子根皮，洗砍取汁和乳汁调刷烂处，大效。

开明膏

治眼目昏花，视物不明或生云翳白膜、内外障眼，风赤冷泪一切眼疾。

黄丹 青盐 海螵蛸 朱砂 硼砂各一钱半 诃子二枚去核 蜂蜜四两熬一大沸去沫取净者

上将蜜炼沸滤过，磁器盛放汤瓶口上，入甘石、黄丹、诃子蒸熬紫色，重汤顿成膏，以柳、槐枝各四十九条顺搅不住手，令条尽滴水中不散为度，再滤净入后膏和剂。

黄连研细末二两 槐柳枝各五钱末。昔人入水二碗，熬一碗，去滓以净汁再熬，稀稠得中，入蜜药和匀，磁器盛顿，汤瓶口上成膏，放地上数日出火气，次入前药，昔人曾以此药救人大效。

黄连膏

治目中赤脉如火，溜热炙人，余治同上。

黄连八两 冰片一钱

上以黄连刮净皮锉碎，以水三大碗，贮于铜器内煎，入黄连于中用交武火熬至大半碗，滤去渣。以渣再熬，滤净澄清入磁器盛放，重汤蒸顿成膏，约半盛许，再复滤净待数日出火毒。临用时加冰片酌量之。以少许点眼大眦内。又方加熊胆、蚺蛇胆各少许更妙。

实鉴春雪膏

治风热上攻眼目，昏暗痒痛，隐涩难开，多泪羞明疼痛，或生翳膜。

黄连四两,剉用童便二升,浸一宿,去连以汁淬甘石 炉甘石十二两煅连汁淬 砒砂一钱研水调在盏内顿千为度 好黄丹六两水飞 乳香五钱 乌贼骨煅存性 当归三钱 白丁香五分 元寸少许 轻粉少许

上各另研，用好蜜一斤四两炼过，下炉甘石末不住手搅，次下黄丹，次下诸药末，至紫金色不粘手为度，搓作挺子，每用一粒新水磨化时点眼，忌酒面荞麦。

清凉膏

治眼目红赤肿胀，不能开合，痛如针刺，闷热泪如雨。

生南星 薄荷叶各五钱 荆芥 百药煎各三钱

上为末，井水调成膏，贴眼角上，自然清凉。

又方黄连不拘多少捣碎，人乳浸一宿，以手指沫汁揉点眼，大眦内少时，苦入咽喉自觉清明。

治风火烂眼经验方

冰片一分 煅炉甘石一钱 川黄连一分

上研细末，真麻油调抹黑眼角。

灵飞散

消肿解毒，止泪明目，去翳退赤，收湿除烂，治一切目疾。

炉甘石煅红,用童便淬七次,水浸研细,水飞一两 灵药二钱 朱砂一钱 真琥珀一钱 珍珠末一钱 牛黄一钱 熊胆一钱

上研极细，磁瓶收住。每用牙签挑少许点眼，闭目片时再点，又闭片时，俟药力过后，然后用签拨去药渣，温水洗净，日点二次效。

附灵药方

水银五钱 黑铅五钱 火硝八钱 硼砂二钱

先将铅化开，入水银作一家，再加火硝硼砂研匀，入阳城罐内，盐泥封固，打火三炷香，先文后武，待冷取出备用。

卷 七

胎病论 陈飞霞辑

儿之初生有病，亦惟胎弱、胎毒二者而已矣。胎弱者，禀受于气之不足也。子于父母，一体而分，而禀受不可不察，如禀肺气为皮毛，肺气不足，则皮薄怯寒，毛发不生。禀心气为血脉，心气不足，则血不华色面无光彩，受脾气为肉，脾气不足，则肌肉不生，手足如削。受肝气为筋，肝气不足，则筋不束骨，机关不利。受肾气为骨，肾气不足，则骨节软弱，久不能行。此皆胎禀之病，随其脏气而求之，所谓父强母弱生女必羸。父弱母强生儿必弱。故小儿有头破颅解，神慢气怯，项软头倾，手足痿弱，齿生不齐，发生不黑，行往坐立，须人扶掖者，皆胎禀不足之故也。

胎 毒

胎毒者，即父母命门相火之毒也。命门者，男子以藏精，女子以系胞，道家谓之下丹田也。夫二五之精，妙合而凝，纯粹之精，溶液而成胎。淫佚之火，蓄之则为胎毒矣，盖人生而静，天之性也。

感物而动，人之欲也。成胎之后，其母之关系尤紧。凡思虑火起于心，恚怒火起于肝，悲哀火郁于肺，甘肥火积于脾，淫纵火发于肾，五欲之火隐于母胞，遂结为胎毒，凡胎毒之发，如虫疥流丹，湿疮痈疖结核，重舌木舌鹅口口疮，与夫胎热、胎寒、胎搐、胎黄之类是也。脐风，百日之痰嗽，半岁之真搐，一周之流丹，此又毒之至酷至烈，而不可解者也。

胎　寒

胎寒者，母娠时患热病，多服凉药，或过餐生冷，令儿受之。生后昏昏多睡，间或吮乳泻白，此内因也。或百日之内，忽病寒栗口冷，手足踡曲不伸，腹痛啼叫不止，此生后受寒得之，治宜温中散、指迷七气汤、助胃膏，三方主之为佳。

胎　热

胎热者，母娠时喜食辛热煨炙之物，或患热病失于清解，使儿受之。生后目闭面赤，眼胞浮肿，呢呢作声，或啼叫惊烦，遍身壮热，小便黄涩，此胎热也。若不早治，则丹瘤疮疖，由此而至，宜集成沆瀣丹，徐服解之，以平为度。

胎　搐

胎搐者，母娠时曾因惊恐，气传于子。生后频频作搐，其后身热面青，手足搐掣，牙关紧闭，腰直身僵，睛邪目闭，多啼不乳，此乃胎癎不治之证。如因身有热而作者，必先啼叫。虽曰胎病，由外因也，宜天麻丸，后以六味地黄汤，滋其化源，胎搐自愈。

胎　黄

胎黄者，儿生下后面目浑身皆黄，如金色。或目闭，身上壮热，大便不通，小便如栀子汁，皮肤生疮，不思乳食，啼哭不止。此胎中受湿热也，宜茵陈地黄汤母子同服，以黄消为度。

胎　肥

胎肥者，儿生下遍身肌厚，肉色通红，面色亦红，而黑睛多，时时生痰，自满月以后，渐渐肌瘦五心热而大便难，白睛粉红色，此名胎肥。是亦在胎时，母食甘肥湿热太过，注入胞中，以至形质虚肥，血分壅热也，宜加减大连翘饮，外以浴体法浴之。

胎　怯

胎怯者，生下面无光色、肌肉瘦薄、大便白而身无血色，目无精采、时时哽气多哕者，即胎怯也。非育于父母之暮年，即生于产多之孕妇。成胎之际，元精既以浇漓受胎之后，气血复难长养，以至生来怯弱。若后天调理得宜，十可保全一二，调元散助之。

盘肠气

盘肠气者，幼科称内吊者是也。因胎气郁积，雍结营卫，五脏六腑无一舒畅。其气不能升降，筑隘肠胃之间，抵心而痛，其声辘辘如猫吐恶，干啼口开，手足皆冷，宜疏散通气，调中散及木香丸。

脐 突

脐突者，小儿多啼所致也。脐之下为气海，啼哭不止则触动气海，气动于中，则脐突于外，其状突出光浮，如吹起者，捏之则微有声，用乱发烧灰，枯矾等分为细末，敷突脐上，以膏药贴之自消。

不 乳

不乳者，小儿生下二三日间，忽然不乳。当询问之，勿以不乳作脐风治，盖脐风有多啼撮口之证，此则无之，但不乳耳。有吐之乳，乳之又吐者，或因拭口不净，恶秽入腹也，宜用槟榔、木香、甘草、煎汤与服，如啼哭不乳者，腹痛也，亦胎寒之证，宜木香、丁香、乳香、当归、甘草煎汤与服。如无上诸证，无故不乳，宜问其母之乳汁多少，乳多者，伤乳也，宜少节之，不久自思乳矣。乳少者，必有他证也，当细心察之。

指迷七气汤

一切腹痛、寒热、多啼、不乳等证、皆由阴阳不升降，气道壅塞而然，并宜此方。凡人身内之气，呼吸出入，无刻不与天道阴阳之气通，故六淫外袭，则感而致病，翕受之理也。内气闭塞，则天道不通，升者不升，降者不降，寒热由此而生也，是方疏利脏腑，神化无穷最宜领会。

广陈皮　青皮　藿香叶　桔梗　莪术　香附　法半夏　肉桂　益智　炙甘草　公丁香

上分两随加，老姜三片、红枣三枚、水煎母子同服。

助胃膏

治胎寒内钓、胃气虚弱，胸膈胀满，吮乳便青。

白豆蔻　肉豆蔻煨去油　党参　木香各五钱　公丁香三钱　藿香叶　云苓　白术　真青桂　西砂仁　甘草一两　山药一两五钱　广陈皮一两二钱　沉香二钱

上为细末，炼密丸芡实大，每服一丸，炒米汤化服。

集成沉瀣丹

治小儿一切胎毒，胎热，胎黄，面赤目闭，鹅口口疮，重舌木舌喉闭乳蛾，浑身壮热，小便黄赤，大便闭结，麻疹斑瘰、游风疥癣，流丹瘾疹，痰食风热，痄腮面肿十种火丹。诸般风搐，并皆神效。

此方古书未载，得之异授，微似古之神芎丸。近有能者，妙出化裁而增损之，遂为幼科，有一无二之神方，作三焦之主治，盖凡脏气流通者，必不郁滞或受毒于妊前，或感邪于诞后，遂尔中气抑郁，以致见前诸证也。方内所用黄芩清上焦之热，黄柏清下焦之热，大黄清中焦之热，又兼能推陈致新之功，活血除烦之力，能导三焦郁火，从魄门而出。犹虑苦寒凝腻，复加槟榔，枳壳之辛散，为行气利痰之佐使，川芎、薄荷、引头面风热，从高而下趋，连翘解毒除烦，赤芍调荣活血，牵牛利水，走气分而舒郁，滑石清润，抑阳火而扶阴，又引邪热从小便出，用治以前有余诸证，应如桴鼓。予生平最慎攻伐。惟此方用之最久，功效莫能殚述，真济世之良方也。

川芎九钱酒洗　川军酒洗　黄芩酒洗　川黄柏各九钱酒洗　黑丑头末六钱　薄荷四钱五　滑石飞六钱　槟榔七钱五分童便洗晒　枳壳四钱五分　连翘去心六钱　赤芍六钱五炒

上十一味，依方炮制，焙燥研末，炼密和丸，如芡实大，月内之儿，每服一丸，稍大者二丸，俱用茶汤下。乳母切忌油腻，但觉微有泄泻，则药力行，病即减矣。如不泄，再服之。病重者，每日进三服，以愈为度，切毋疑畏，惟胎寒胎怯，面青白者忌之。

天麻丸

治胎搐，先以此丸通其经络，次服地黄丸。

明天麻姜汁制、法半夏、防风、羌活、陈胆星、直僵蚕、全蝎各五钱

上为细末，蜜丸芡实大，每服一丸，钩藤汤送下。

六味地黄丸

即仲景所制金匮地黄丸，原治肾水亏损，小便淋沥，头目眩晕、腰腿酸软，阴虚发热，自汗盗汗，憔悴瘦弱，精神疲困，壮水之主，以制阳光是也。

钱仲阳以之治小儿胎怯，禀受先天不足，并肝疳白膜遮睛，泻血、失音、身瘦疮疥、肾怯语迟、解颅行迟等证。

薛立齐又以治小儿肝经血虚燥热，肾经虚热作渴，小便淋秘，痰气上壅，或风淫客气，瘰疬结核，或四肢搐搦，眼目瞤动，或咳血吐血，头目眩晕，或咽喉燥痛，口舌生疮，或肾气不足，解颅、失音、五迟、五软、肾肝疳，凡肝肾不足之证，皆宜此方以滋化源其功未能尽述也。

予按钱、薛二翁，能用此方治小儿先天不足，诚卓然有识者，予所敬佩，奈今之小儿，体质元气更不及前，古以地黄丸为补剂，今则实为凉剂矣，此药用于阴虚燥枯者，诚为得宜，倘儿肌肥面白脾弱多痰者，服此必致腻膈，变生他症，其害不小，非方之不良，由今之禀受愈薄也，予故为之，斟酌其炮制，必使地黄阴凝之质稍近阳和，不致沉寒洇渗，始得能免腻膈损脾之患矣。

大怀地四两以砂仁一两、生姜二两，夏布袋盛此二味，同地黄入锅煮二伏时，入好酒再煮一伏，以地黄烂取其袋。茯苓二两乳蒸　山药二两乳蒸　净枣仁二两炒研　泽泻盐水炒焦　粉丹皮酒炒各一两

上依法炮制，一齐焙燥，研末炼蜜丸，重一钱一颗，半周一岁者，每用一丸，三五岁者二丸，俱空腹盐汤下，倘丸一时未备，即以前药十分之一水煎服，名曰六味地黄汤，功效更捷。

调中散

治婴孩盘肠气，腹内筑痛。

青木香　川楝子　没药　茯苓　上青桂　莱菔子　青皮　枳壳　尖槟榔　炙甘草

上各等分，葱白二寸，盐一钱，水煎空心服。

茵陈地黄汤

治初生小儿面目浑身其黄如金，胎中受湿热故也。

生地　赤芍　川芎　当归　天花粉　猪苓　茵陈　泽泻　赤茯苓

上分两随症酌定，水煎，母子同服。

大连翘饮子

治胎肥，解热毒。

连翘去壳　瞿麦穗　滑石水飞　牛蒡子　车前子　木通　荆芥穗　防风　全当归　炒栀子　黄芩　炙甘草　柴胡　蝉退去头足　赤芍

上分两酌定，竹叶十片、灯心十茎，水煎热服。

浴体法

治胎肥

明天麻二钱　全蝎去毒　朱砂各五分　乌蛇肉酒浸　净青黛　枯矾各三钱　元寸一分

上研匀，每用三钱，水三碗，桃枝一握，同煎十余沸，温浴之。

调元散

治胎怯

潞党参　白术　化桔红　茯苓　甘枸杞　当归　炙甘草各二钱　陈米三合

上为细末，每服二三钱，龙眼肉煎汤调下。

八味地黄丸

治先天禀受不足

即前六味丸加青化桂一两，熟川附一两，治禀赋命门火衰。凡齿迟，语迟，行迟，囟门开大，肾疳等症，或火衰不能生土，以致脾土虚寒，不思乳食，脐腹疼痛，夜多溺溺，皆禀先天不足，自晬周时，即有虚病肾病，能从幼填补，亦可多服此方用十分之一水煎，名为八味地黄汤，经曰：益火之源，以消阴翳，此之谓也，凡乳肥身者，母子同服。

痉

痉有刚柔，刚痉无汗，柔痉有汗，小儿刚痉少，柔痉多，而且肌肤薄、腠理疏，不胜发汗。惟宜解肌治痉，当以金匮为主，奈金匮之方，未敢辄用，而世人亦不能用，今之所选，独海藏五方，金匮一方，杂选一方，附血虚寒袭一方，以为婴儿病痉之准则，其随机应变。又在后贤神而明之，予又何敢限量。

痉附方

海藏桂枝葛根汤

治伤风项背强，身热自汗柔痉，此盖邪在太阳兼阳明，用此方通其荣卫，则外受之邪，有出无入，其所全甚太。

嫩桂枝一钱半 白芍二钱 防风 川芎各一钱 炙甘草 干各一钱

上加红枣三枚，为引水煎热服。

予按：此方不专治痉，凡小儿外感初起发热，不论有汗无汗皆宜服之，效捷桴鼓，人所未识。

海藏柴胡加防风汤

治汗后不解乍静乍躁，目直视，口噤，往来寒热，此证太阳阳明已罢，邪尚未解，传入少阳半表半里，故以小柴胡汤加防风和解之，不使之入里也。

防风 潞党参 柴胡 制半夏 黄芩各一钱 炙甘草五分

上加老生姜三片，红枣三枚，水煎热服。

海藏防风当归汤

治出汗多，发热，头面摇，卒口噤，背反张者，太阳兼阳明也，宜去风养血，速救阴荣，以静胜躁自然愈矣。

防风　大熟地各一钱五分　归身一钱　正川芎一钱

上以净水煎剩，热服之。

金匮蒌根桂枝汤

治太阳头痛，身热，身体颈项俱强，无汗为刚痉，此先因伤风自汗，汗多衣湿，湿久寒生，反而入内，故谓重感寒湿。寒湿内闭反令无汗，故见以前诸证，此营卫闭塞也。设不用此通其营卫，则未痉者成痉，已痉者难愈也。

瓜蒌根　白芍各一钱五　嫩桂枝　炙甘草各一钱

上加老姜一钱，大枣三枚，水煎热服，得汗而解。

予按：小儿发热，身体颈项俱强，在幼科必以为惊风矣。孰肯认为太阳阳明之病痉，而用此开通营卫之方，若早知为伤寒能用此方，则未痉者不痉，已痉者可瘳。其如偏执惊风，舍太阳阳明之邪而不知治，反攻其无过之心火肝风，致令外邪愈强，内气愈弱，不至于死地不止，甚可惜也。

凡小儿伤寒无汗者，无论已痉未痉，皆当以此方为主，出入加减，断无不效之理。予非亲履实践，必不敢妄言以误世也。

羚羊角散

治刚痉身热无汗，头项强直，四肢疼痛、烦躁心悸、坐卧不宁。

羚羊角屑　犀角屑　防风　茯神　柴胡　寸麦冬去心　党参　枳壳　粉葛　炙甘草　熟石膏各七钱五　龙齿煅二钱五分

上研末，每用三钱，水一盏，煎至半盏，去渣温服，不拘时予。

予按此证先由风寒湿闭其腠理，不能开通内出之气壅而为热。

则风寒湿不能自强，皆化而为热矣，尚在肌肉之间犹未入里，故以清凉解散之，实治热也，非治风寒湿也。

嘉言谓，此方治伤寒阳痉，深得清解之法。

海藏附子散

治阴痉手足厥冷，筋脉拘急、汗出不止、头项强直、头摇口噤，此由多汗亡阳也。

青化桂 附片各七分 白术 川芎各一钱 川独活八分

上以大枣五枚为引，水煎温冷服。

当归四逆汤

治小儿血虚体弱，寒伤荣卫，以致眼目翻上，身体反张，盖太阳主筋病故也。

当归身 嫩桂枝 白芍各三钱 木瓜 甘草各二钱 北细辛一钱

上以大红枣五枚，水煎热服。

以上所选之方，原为误搐病痉而设其下类搐十条证候不同，各随本门用方，不得与误搐论治。

类搐

曰类搐，幼科所云惊风余证者是也，原非小儿固有，由迁延而致，予故名为类搐。何以言之，盖暑证、疟痢、咳嗽、丹毒、疮痘、霍乱、客忤中恶，其证显然可见，但能识证详确，则一药可愈。医者审视不的，药罔对证，迁延时日，其热愈甚，小儿阴气未足，亦不耐热，热盛则神志昏闷，阳亢必津液受伤，阴血不荣筋，则手足搐掣，此证与内经之诸热瞀瘛皆属于火之类相符，概将以下十证，皆列类搐条下，仍遂证注明，各依本门用方，庶与误搐之寒热虚实，治不相淆矣。

暑　症

经曰：太阳中热，暍是也，其证初起面垢、身热、自汗烦恼不安，唇口舌皆赤，气出如火，小便赤涩、口中大渴，此证常见夏秋。

按此条在藜藿之儿多有之，以其坐卧烈日之中，澡浴寒涧之内，以致暑气入里，内热外寒，故见以前证候。医者见其身热，自汗，口渴烦躁，疑为惊风。妄用风药，反燥其血，以致心中噎闷，昏不知人，甚则反张搐搦，皆由血不荣筋，烦热过甚之故也，若膏粱之儿，不涉长途、不经酷热，暑证尚少，何有暑风，若谓高堂广厦，口食生冷，身纳风凉而得之者，即伤寒之类，又何暑之可称。

古人谓暑伤心，其实心不可伤，伤之必死。盖心为君主之官，虚灵湛寂，神性居之，邪不易犯，止因六气之中，以暑配君火，故曰暑伤心，然所犯者心包络，为心之宫阙，悍蔽外邪不容轻侮，惟由暑热挥撼外郭，故神志为之昏惑，但泻其太阳丙火，则少阴君主神志自宁矣。宜却暑丹。

却暑丹

治小儿伤暑，误用风药致心神昏闷，烦恼不安，甚则搐搦。

白术　茯苓　泽泻各五钱　黄芩　炙甘草各五钱　肉桂二钱　川连三钱　辰砂二钱

上为细末，炼蜜为丸，如芡实大，每服二三丸，量儿大小加减。麦冬汤化下，或十分之一煎服亦可。

疟疾

经曰：夏伤于暑，秋必患疟，其证初起，呵欠烦闷，发热，口渴，面带黄白，头额有汗，一哭汗出，其热渐退二三分，不久复热如故，喉肉痰鸣，一哭即呕，呕吐则痰出，每日如此者，即疟证也。

按《内经》谓十二经皆有疟，究其所因，而大要皆不离乎少阳胆经，夫疟之不离乎少阳，犹咳嗽不离肺也，盖凡寒热往来，总为少阳所主，早能和解表里，分理阳阴，则疟邪霍然而散，由其误认惊风，轻施坠药，以致正邪激搏，荣卫迟留，阳欲入里阴内阻之，阴欲出表阳外遏之，少阳欲升不得升，太阴欲降不得降，乃致神情愦乱，临疟而搐，宜清脾饮解之，其搐乃止。

清脾饮

治小儿热疟作搐，不必治搐，疟愈无搐。

青皮 制半夏 黄芩各一钱 草果仁五分 柴胡 陈皮 白茯苓 白术 川厚朴各一钱 甘草五分

生姜三片，大枣三枚，水煎热服。

痢　疾

经曰：饮食不节，起居不时，阴受之，则五脏下为飧泄，久为肠澼。其症初起，两眉皱而多啼，由腹痛也，烦躁不安，由里急后重也，数至圊而不能便，或赤白相兼，或单红单白是其候也。

按此症虽曰内伤饮食，莫不出于外感而发也，有至妙之治。人所不知，但以人参败毒散升散之，其病即减，设有食饮停滞，轻则消导之，重则疏通之，去其积垢无不愈者。昧此不察，反投诃蔻止涩之药，乃致毒气内郁，腹痛里急欲圊不能，此通因通用之症，而反通因塞用，遂尔神昏扰攘者有之矣，急用沉瀣丹，三仙丹二药同服，疏通之后，其病自去。

集成沆瀣丹

方见胎疾门。

集成三仙丹

治小儿纵口饮啖，食物过多，有形之物填塞肠胃之间，不能转运传送，脾气抑郁，所以发热不退，眼闭难开、人事昏沉、四肢瘫软，俨然虚极之象，古人谓大实有羸状即此证也。味者以为虚证而峻补之，或疑为惊风而镇坠之，百无一救，速以此凡同沆瀣丹同服，待其下后人事即清，予救治既多，剖心相告，凡疾痢误用涩药，闭其湿热，比食物有形之塞，殆有甚焉，速宜下之，不下即死。

五灵脂二两　南木香五钱　巴豆仁四十粒

上将脂香二味研为细末临用，以巴豆剥去皮取净肉刮去嫩皮，纸包水湿入，慢火中煨极热，另以绵纸包之缓缓搥之，纸湿再换以油净成霜为度，入前味和匀，醋打麦糊为丸，绿豆大以朱砂为衣，晒干收贮，每服五丸或七丸九丸量，小儿大小加减合沆瀣丹三二丸同研烂，茶清调下，待其下后其病立愈，此起死回生之圣药，勿以常方视之。

咳　嗽

经曰：咳嗽上气，厥在胸中，过在手阳明太阴，其证初起，面赤唇红、气粗发热，咳来痰鸣，或眼胞微浮、额上汗出，此外感风寒，急宜疏解。

按：咳嗽致搐，其证尚少，盖外感以咳嗽为轻，内伤以咳嗽为重，大凡春温夏热秋燥冬寒，四时正病，与乎时行疫疠，即至重至危之候，但有咳嗽，便是生机。盖外感一传手六经断不致死，故谓外感以咳嗽为轻，至于酒色狂荡之辈，平素嗜欲不节，耗费过伤，但逢咳嗽，即为可虑。倘治不如法，则虚劳肺痿，跂足而待，故谓内伤以咳嗽为重。婴儿知识未开，内伤何有，所有咳嗽，无非寒热二者而已矣。寒故伤肺热亦伤肺，医者能的辨其寒热，对证用方，效无不捷。其如不识阴阳，罔分寒热，应辛散者而反用凉泻，应滋润者而反用升浮，乃致寒者愈寒，燥者愈燥，欲不声音不转，眼翻手搐，其可得乎，治宜集成金粟丹。

集成金粟丹

此丸专能疏风化痰，清火下气，并治咳嗽上气，喘急不定，嗽声不转眼翻手搐。凡诸家截风定搐之方，皆不及此方之圣，倘前医用药不当，误而致搐，昏沉不醒，即以全身灯火醒之，用此丸一服即痊。

制胆星 二两　明天麻 姜汁炒　附子 白姜汁炒　全蝎 净身泡　乳香 去净油　僵蚕 炒一两　梅花片 二分　上元寸 三分　代赭石 煅淬七次研细末水飞晒　金箔 五十张

上为细末，炼蜜为丸皂角子大，金箔为衣，每用一丸，姜汤化服。此方比抱龙、金液、保命、至宝、定命等方功倍十百。惟虚羸之痰，无根之气，绝脱之证，不可用之，以其降令重也。

附制南星法

用川生南星半斤，研末盛于碗内，取牛胆一枚倾出胆汁于碗内，将星末和匀，复装胆皮内，悬有风无日之处阴干，再取牛胆一枚，将胆割开倾出，南星研末，仍以胆汁匀包，如此九次，诚为至宝，任彼真正牛黄莫能及此，且今之牛黄切无真者。若市肆胆星，一胆而已，不可幸用。

丹 毒

《千金》曰：丹毒一名天火，皆风热恶毒所为，入腹则杀人，其症由心火炽盛，热与血搏，或传于手足，或发于头面胸背，游走上下，其热如火，赤如丹砂，形如锦纹，其痛非常，凡自腹胸而散于四肢者易治，自四肢而入于腹者难治。

按：丹毒虽曰风热，而由胎毒而发者，十之八九。小儿最多方脉无此。世有丹毒伤生而不知者，盖此毒每发于隐密之处，倘父母不觉遂至伤儿。

大凡小儿头面胸背，四肢胁腋，忽有红晕一点，渐次散开，色如锦纹，外带黄色，即是火丹，速宜砭去恶血，内服沉㵆丹，庶不致内攻作搐，倘医者不知针砭，妄用搽敷，逼毒入内，必致作搐而死，每见丹毒之祸儿者，比比矣。

集成定痫丸

治小儿痫症，从前攻伐太过，致中气虚衰，脾不运化，津液为痰，偶然有触，则昏晕卒倒，良久方苏，此不可见证治证，盖病源深固，但可徐图，惟以健脾补中为主，久服疾自不生，痫自不作矣。倘系年深日久者，与河车八味丸间服自愈。

党参　白茯苓_{姜汁拌蒸}　广皮_{酒洗}　法半夏　龙齿_{煅水飞}　当归　白豆蔻_{去壳酒炒}　白芍_{酒炒}　漂苍术_{黑芝麻炒，以上九味各一两}

白术_{一两五钱}　青桂_{去皮}　木香　石菖蒲_{九节各五钱}　镜面砂_{三钱}　赤金箔_{三十张}

上药共研细末，炼蜜为丸，龙眼核大，以朱砂为衣，贴以金箔，磁器收贮，每服一丸日三次，姜汤化下，痫症未久者服此，倘年深者，早服河车八味丸，午晚服此，无不愈者。

河车八味丸

治小儿痫症，年深日久，肝肾已亏，脾肺不足，心血耗散，证候不时举发，此总归脾虚，不可以为有余而攻逐之，致成不救，但以此丸早服，以救肝肾，前定痫丸午晚服，以定心健脾生肺，则治属万全，真神法也。

紫河车一具，男者白矾煎汤洗净，用姜汁同酒煮烂 大熟地三两姜汁砂仁酒煮 寸冬一两去心米炒 嫩鹿茸二两 茯苓一两半乳汁蒸晒 怀山药一两半酒炒 净枣皮一两 五味子一两 泽泻盐水拌炒 粉丹皮各五钱 青桂去粗皮 熟附子各七钱半

上依法炮制，共研细末，炼蜜为丸，龙眼核大，每早一丸，用淡盐汤化下，以饮食压之。

幼科预宜修制应用丸药七方

以下七方皆宜预为修制，以备急需，凡古方截风定搐之药，无所不用之，不必留意。

消风丸

凡治小儿诸般痫证，先服此丸七服。此非治痫之药，用以疏散外感，开通经络，庶后药得以流通故耳。

薄荷 川羌活 独活 防风 天麻 川芎 荆芥穗 细辛各一钱 胆南星二钱

上为细末，炼蜜为丸，一钱重一丸，每日一丸，薄荷、苏叶煎汤化服，服七日丸，方服后药。

集成沆瀣丸

凡导滞，清热，降火，利膈，解胎毒，去积热，通利二便用之。方见胎疾门。

泻青丸

凡退热，平肝，清表里，定痉搐，解烦躁用之。

川羌活　川芎　龙胆草　栀仁炒　全当归　防风各一两　锦大黄五钱

上共焙为细末，炼蜜为丸豆大，青黛为衣，每服一二丸，茶汤送下。

集成金粟丹

凡开关通窍、下气、利痰、醒脾、定痉，一切危急之症用之。

方见咳嗽。

理中丸

凡脾虚中寒，面青腹痛，寒呕寒泻、四肢厥冷，一切虚寒之症用之，方见下乳子伤寒即理中汤加增分两为丸便是。

三仙丹

凡饮食过多，有形之物填塞中焦，及痢疾大便不通，一切宜攻下者用之。

方见痢疾。

太极丸

凡遇年岁疫疠流行，小儿发热昏沉，甚则作搐者，时疫也，宜用此。

天竺黄五钱　腥南星五钱九制　大黄酒浸二钱　僵蚕直者三钱　真元寸二分　梅花片二分

上研细末，端午日午时，修合炼蜜为丸，芡实大，朱砂为衣，凡遇疫证，姜汤化服一丸，神效。

乳子伤寒症治

幼科谓小儿八岁以前无伤寒，不知此语出于何经？夫风寒暑湿燥火，为六气政令，乃阴阳伐谢之机，岂伤人之物，只因人之脏气不足者，各从其类而禽受之，因其偏受而致病，所以谓六淫之邪。其来自天，决无择人而入之理。今谓八岁前无伤寒，岂知寒邪不伤小儿乎，抑小儿不受寒邪之伤乎？若谓八岁以前天癸未足，则八岁以后天癸仍未足，即应云十六岁以前无伤寒，又何独以八岁为言乎？夫癸肾内藏真阳与壬水为表里，今癸水真阳未足，则壬水清寒，故寒邪之来各从其类，竟趋太阳寒水之经，以寒召寒，诚莫能御。所以小儿伤寒为最多，今谓其伤寒，不几令小儿之患伤寒者，束手待毙，皆死于非命乎！非小儿无伤寒，因其荣血未充，易于生热，治之不当，即变而为痉。幼科指为惊风者，即此是也，然小儿伤寒，贵于急治，但不宜发表，由其肌肤薄腠理疏恐致汗多亡阳。若能于初起之时，即为解肌祛其表邪从外而出，则必无变痉之虞矣。

或曰：伤寒同一病耳，而乳子与小儿治各有异同何也，曰：乳子筋骨柔脆，不耐伤寒，初入太阳，即人事昏沉，浑身壮热，筋脉牵强。医不详辨，误认惊风，其祸立至。所以乳子伤寒贵于急治，故辨证不繁，用方宜简，若迁延时日，则无力耐之矣。是以与小儿之传经论治者，缓急不同。

其证初起，男体重面黄而带惨色，女面赤而带惨色、喘急恶寒、口中气热、呵欠顿闷、项急者是也。

如恶风寒，心偎藏其身于母怀者，是藏头伏面，此为表证，可与解肌桂枝防风汤。

如恶热，出头露面，扬手掷足、烦渴、便秘、掀衣气粗是为里证，证略疏通之，小柴胡汤加川军，中病即止。

如头冷、手足冷、口中气冷、面色暗淡、大便泻青，此为阴证里虚，当救其里，宜理中汤。

如大热大渴自汗，此表里实热，宜和里解，柴胡白虎汤清之。

又有先伤风寒后伤饮食，或先停饮食后感风寒，名夹食伤寒，其证壮热，头痛，嗳气，腹胀，大便酸臭留连不解，大柴胡汤下之。体素怯者，惺惺散。

桂枝防风汤

治半周一岁以至三五岁幼儿，伤寒初起，恶寒发热，体重面黄或面白喘急、口中气热、呵欠顿闷，速用此方，解散肌内之邪，此方有汗能止，无汗能发，不致过汗亡阳，为幼科解表之第一良方也。

嫩桂枝一钱半　白芍　炙甘草各一钱　防风一钱半

上加老姜三片，大枣五枚，水煎服。有痰加芥子，呕吐加陈皮、半夏，热多加柴胡，胸满气急加枳壳、桔梗均各一钱。

小柴胡加大黄汤

治小儿里热，恶热，出头露面，扬手掷足、烦热燥粪、掀衣气粗，微利之。

党参　黄芩　法半夏　川大黄各一钱　柴胡一钱半　炙甘草五分

上以生姜三片红，枣三枚为引，水煎热服。

理中汤

治阴证里虚，头额冷，手足冷，口中气冷，面色暗淡，大便泄青。

党参　白术各二钱　炮姜灰一钱半　炙甘草一钱

上以大枣三枚，水煎冷凉服。

柴胡白虎汤

治表里皆热，大渴自汗。

党参　熟石膏各二钱　知母　柴胡各一钱　炙甘草五分

上以梗米一撮为引，水煎热服。

大柴胡汤

治夹食伤寒，壮热、头痛、嗳气、腹胀、大便酸臭，延绵不解。

柴胡　小枳实一钱半　大黄　法半夏　赤芍各一钱

上以生姜三片，大枣一枚为引，水煎热服。

惺惺散

治小儿真元不足，血气怯弱，内伤外感，热不能受。

党参　茯苓　白芍　桔梗　花粉酒洗　川芎　防风各一钱　白术一钱五　细辛五分

上以生姜三片，红枣三枚为引，水煎服。

痢疾证治

经曰：饮食不节、起居不时，阴受之则入五脏，填满闭塞，下为飧泄，久为肠澼。夫飧泄者，水谷不化也。肠澼者，下痢是也。小儿之病，伤食最多，内有宿食积停，更受外感则成痢矣。古今方书，以其闭滞不利，故又谓之滞下，其症里急后重，或垢或血，或见五色，或多红紫，或痛或不痛，或谓呕或不呕，或发热或恶寒，此证阴阳虚实，最宜详审，庶不致误，仍当以脉证辨之。凡身热作渴，脉数有力而能食者为热，身凉不渴，脉沉无力而不食者为寒。

初起腹中苦痛，里急后重者为实，宜急下之，集成沆瀣丹、集成三仙丹二药同服立应。

如兼外感者，必身有寒热，不可遽下，凡痢由外感而发者最多，急宜发散，若下之早，必致引邪入里，而为绵延之症，以仓廪散疏解之。

因伤风得之者，则纯下清血，盖由风伤阴络，致血不循经，所以血妄下，宜胃风汤。

赤白相兼者，心主血，因伤热得之，则心移热于小肠，故赤者从小肠来，肺主气，因伤热得之，则肺移热于大肠，故白者从大肠来，皆以芍药汤治之。调血则便脓愈，行气则后重除，此治痢之要法也。又法以黄连阿胶丸，加当归、木香，治血痢于血中行气。以胃苓丸加当归、白芍，治白痢于气中养血。有积者，以治痢保合丸。

痢久不止，名休息痢，切不可止涩和中丸最妙，后有集成至圣丹，专治久痢，百不失一。

有泄泻变痢者，有痢变泄泻者，先泻后变痢者，脾传肾也，为贼邪难治，先痢后变泻者，肾传脾也，为微邪易治。盖初泻变痢者，此气病传入血中，宜养血为主加调气之药，不可误下以伤胃气，初痢变泻者，血病传入气中，以调气为主，加养血之药，不可收涩，恐毒气留而不去，复成痢也。泻变痢者，加味四物汤。痢后泻者，加味四君子汤。

痢久不止，脾胃受伤，中气下陷则成脱肛。热毒上逆，则食入便吐，不思乳食，谓之禁口，久痢阴伤阳肾气虚败，则两膝红肿，谓之鹤膝。

脱肛者，胃气下陷，后重不除，弩挣太过，故肠头脱出，宜养血调气，微加升提之品，则痢止脱自收矣，宜内服升麻汤，外用洗法托法。

禁口者，乃胃虚逆上冲而吐也，有不思饮食，皆虚损也，宜参苓白术散米汤调服。

凡痢疾能食者吉，不能食者凶。

鹤膝者，两膝红肿如鹤之膝。小儿痢后多有此症，乃肾虚之极，宜补肾地黄丸，加牛膝、鹿茸。

痢疾腹胀，中气虚也，胃苓丸调之，倘因毒气未尽，误投涩药而致腹胀者，为实也，不可作虚治也，宜用和丸消导之。

痢疾不证治，痢见五色，五脏俱败，如烟尘水，如屋漏水。下痢久肛门如竹筒，如鱼腥，久痢唇红舌苔，心烦坐卧不安，大渴饮水，面容似朱皆死证也。

焦成沆瀣丹

方见前。

集成三仙丹

方见前。

仓廪汤

即人参败毒散加陈仓术米一撮，治伤风痢疾及时行疫痢，大小相似者，宜先服此药。喻嘉言曰，此方为治痢之圣药，无论新久，必用此药升散之，深得逆流挽舟之法也。予常用之，轻者三四剂即愈矣，不必另方，重者服药后外证悉去，惟腹痛里急后重未除者，以沆瀣丹、三仙丹同服，推去积滞，无不愈者。盖仓廪汤治痢，与四逆散治痢同意，后肾宜深究焉。

胃风汤

治风冷客于肠胃，泄下鲜血，及肠胃湿毒，下如豆汁，或下瘀血。

党参　白术各一钱半　白茯苓　当归　白芍各一钱　川芎　上桂心各五分　仓米一撮陈者嘉

上加生姜一片，枣一枚，水煎温服。

河间芍药汤

调血便脓愈，行气后重除，此方是也。

白芍药一钱半　大当归　槟榔各一钱　黄芩八分　黄连　川大黄五分　木

香 桂心各三分

上以净水浓煎，热服。

黄连阿胶丸

治血痢，于血中行气。

东阿胶二钱 黄连 茯苓 归身各一钱 南木香三分

上为细末，水滴成丸，每服二三钱，米饮送下。

胃芩丸

治白痢，于气中养血。

即前方倍当归加白芍、白术各一钱。

治痢保和丸

治痢疾积滞未尽，或在先原未得下，今已脾虚不可下者，宜服此。

广陈皮 法半夏 茯苓 枳壳 川厚朴 六神曲 黄连 麦芽各一钱 南木香 尖槟榔 炙甘草各五分

上共研细末，另以神曲煮糊为丸，每服于一二钱，米饮送下。

和中丸

治休息痢，及疳痢。

党参 炙甘草 当归 川芎 神曲 猪苓 车前子 泽泻 麦芽 建连肉各二钱 茯苓 肉豆蔻 白芍 炮姜灰各一钱五分

上共为末，酒煮麦糊为丸，每服三钱米饮下。

加味四物汤

治先水泻而变痢者。

归身 川芎 白芍 生地 茯苓 黄连 木香

上各等分，水煎空心热服。

加味四君子汤

治先痢而后泻者。

西党参 白术 茯苓 当归 炙甘草 白芍各等分

上以生三片,大枣三枚水煎温服。

升麻汤

治虚痢脱肛,仍调气养血;微带升提。

绿升麻一钱半 党参 白术 茯苓 荆芥穗 北防风 真广皮 归身 白芍各一钱

上以水二盅煎八分,食后温服。

脱肛洗药方

五倍子五钱 白芒硝一钱 荆芥穗一钱半

上煎汤薰洗,仍以五倍子末敷之,方用软绵托入。

参苓白术散

治脾胃虚弱、饮食不进,或呕吐泻痢,及大病之后,补救脾胃,此方如神。

潞党参 白术 怀山药 茯苓 薏苡仁 桔梗 建莲肉 炙草

上各等分为细末,每服一二钱,姜枣汤调下。

补肾地黄丸

治先天不足,肝肾虚者通用。

大熟地 山药 山萸肉 茯苓 嫩鹿茸 补骨脂 牛夕 五味子 丹皮 泽泻各一两

上研细末,炼蜜为丸,每服三钱,淡盐汤空心送下。

胃苓汤

治中湿头重体重,往来寒热,和水土,调脾胃。

苍术二钱 炒厚朴 广陈皮 炒白术 白云苓 猪苓 泽泻各一钱 炙

甘草　肉桂各五分

生姜三片，水煎，食前服。

保和丸

治饮食停滞，胸膈痞闷，腹胀等证。

神曲　真广皮炒　半夏　白云苓炒各一两　山楂肉　连翘炒　萝卜子炒各五钱

上共为细末，炼蜜为丸，每服一二钱，姜汤下。

痢疾简便方

治痢疾，用干马齿苋煮烂，红痢以蜂蜜拌，白痢以砂糖拌，红白相兼者，蜂蜜砂糖各半同拌，日食一二次，连汤服之更佳。

按马齿苋名五方草，其叶青、梗赤、根白、花黄、子黑五行俱备，故寒热红白皆治。

六一散

此方取天一生水，地六成之之义，为北方壬癸之精，以其清暑毒去湿热，分阴阳利小便，泻丙火从小水而出，故为治痢妙方。白滑石研末，以清水调飞，其重浊滓质而不用，待水清晒干，每滑石末六两加粉甘草末一两研匀，痢白者以散七钱入干姜末七分，红痢者，以散七钱入红曲末七分，俱用姜汁打麦糊和丸桐子大，每服一二钱，白汤下，久痢不止者，用红、白、饧三糖各四钱，甘草一钱，陈茶叶三钱同煎露一宿，次早温服，热送药神效。

又方　治禁口痢不思饮食，以腊猪肉去肉取骨，砂涡内煎汤，浓汤徐徐服之百发百中。

又方　治白赤相兼者，用焦楂末三钱，赤者蜜拌，白者，红砂糖拌，赤白相兼者，蜜糖同拌，空心白汤调下，此方不问虚实，不分久近，皆效，甚稳甚验。

集成至圣丹

治冷痢久泻，百方不验者，一服即痊。

凡痢初起，实热实积，易知而易治，惟虚人冷积致痢，多医多不以为意，盖实热之证属外候，身热、烦躁、唇干口渴、腹疼窘迫、里急后重，舌上黄苔，六脉洪数，证既急治者亦急。轻则疏利之，重则寒下之，积去而和其阴阳无不愈者。至于虚人冷积致痢，外无烦热躁扰，内无肚腹急痛，有赤白相兼，无裹急后重，大便流利，小便清长，此由阴性迟缓，所以外证不急，人遇此切不可姑息。俱以集成三仙丹下之，以去其积。倘不急下，必致养虎贻患，其积日久，渐次下坠，竟致大肠下口，直肠上口交界之处有小曲折处，隐匿于此，为肠脏最深之处，药所不到之地，其证则乍轻乍重，或愈或发，便下乍红乍白，或硬或溏，总无一定，任是神仙妙丹分毫无济。盖此积不在腹内，而在大肠之下，诸药至此，性力已过，尽成糠秕，安能去沉匿之积，所以冷痢有至三五年，十数年不愈者，由此故也。古方有用巴豆为丸下之者，第恐久病神虚未敢轻用，今以至捷至稳，鸦胆子一味治之，此物出闽省云贵，虽诸家本草未收，而药肆皆有。其形如益智仁而小，外壳色苍褐，内肉白而有油，其味至苦，用小铁锤轻敲其壳，壳破肉出其大如米，敲碎者不用，专取全仁用之。三五岁小儿二十余粒，十余岁者三十多粒，大人则四十九粒。取天圆肉包之，小儿一包三粒，大人一包七粒，空腹吞下，以饭食压之，使其下行，更籍此天圆包裹，可以直至大肠之下也。此药并不峻厉，复不肚痛矣。大便行时，有白冻如鱼脑者，即冷积也，若未下白冻，过一二日再进一服，或微加数粒，此后不须再服。服药后忌酒荤三日，戒鸭肉一月，从此除根，永不再发。倘次日肚痛，用白芍、甘草各一根，俱重三钱，纸包水湿，火内煨熟，取起捣烂，煎汤服之立止。此诚奇效，方也不忍隐秘，故笔之于书，以公世用。

小儿吃生米茶叶

凡小儿好吃生米，好吃茶叶者，乃胃腑热也。

茅山苍术_{米泔水浸一日炒二钱} 山栀_{炒二钱}

共研细末，蒸饼为丸，如桐子大，米汤吞服每三四十丸，一日三服。

小儿两腮硬

凡小儿生月内两腮肿硬，有核或只在一边名曰痄腮，儿面必黄，鼻端起黑疹，啼哭不乳。用蜒蚰一条、银朱一钱，同研极烂搽肿硬处，勿令擦去即消，或用桑柴灰少许，入雄鸡冠血二三滴，再加盐卤一滴，匙和匀，频擦患上亦消，不若，用蜒蚰一方更妙。

脐　风

独蒜头蒜切片安脐上以，艾灸之，口中有蒜气出即止，或用蜂房，煅研末敷之，或用杏仁去皮，研末敷之，或用川连三钱、胡粉三钱、龙骨三钱、煅灰共为细末，敷脐疮神效。

脐突

凡小儿脐眼红肿突出，名曰脐突。赤小豆一钱，淡豆豉一钱、天南星一钱、白蔹一钱、共为末，以芭蕉汁调敷脐两旁，自愈。

脐湿不干

艾叶烧灰填脐中，或用熟明矾、龙骨、麝香共少许研末，敷脐上，此中屡效。

治小儿各症

小儿变蒸

凡小儿变蒸，不必服药，自生下之日算起，至三十二日为一变，六十四日为一蒸，再过三十二为一变，再过六十四日又为一蒸，至五百七十六日而止，变则长其形骸，蒸则增其智能，每当轮变蒸之日，必身微热，两耳冷，尾骨冷，余无别重病状，皆不必服药也。

小儿胎毒

生甘草不拘多少煎浓汤，以绵缠大人手指，蘸水放小儿口中，随小儿吮之，诸毒俱解。

小儿疮毒

凡初生小儿剃头后，即用杏仁三个，薄荷叶三条，共研细末，以麻油调搽头上，即避风永无疮毒。

小儿初生落地不啼

五爪葱三根、向儿背上连敲之，自啼。若天寒，将儿抱怀中，切莫剪断脐带，用细纸条点油火，于脐带下，往来熏之，其声自出，如气绝面青，指甲黑者，无救。

如数日不啼，用白当归心，蒸绍酒，搽口效。

小儿脐风等症

凡小儿初生七日内，或月内，若有脐风等症，小腹必发青筋一条，直行至肚生两丫叉，急以陈艾揉熟作圆三七壮，灸其甘筋头上并两丫叉尽处，青筋消去即活，若青筋行至心胸，便不治矣。

小儿初生三急病

凡小儿，初生有三病，一口噤，一脐风，一撮口。名虽有三病，确为一类，皆急症也，口噤尤甚，过四月方免口噤。凡口噤者，又名噤风，其病眼睛闭，口噤不乳，啼声如鸦，或舌上肉如米状，大小便皆通，但口噤，面赤，多啼，口不吐白沫，与撮口异。用牛口噍草（牛口中嚼过百草）、绞汗灌之，或用鸡屎白如枣大，绵裹以水一杯煮半杯，分作二服灌之，或用雀屎涂口中。

撮口，凡撮口者，唇撮聚而不开，面目青黄，啼声不出，气常喘急，口吐白沫，其或肚胀青筋呷肠卵疝，内气引伸，皆肠胃不通所致。若舌强、唇青、聚口撮面、四肢厥冷者，皆不救也。

脐　风

凡脐风者，脐肿腹胀四肢柔，啼不吮乳，甚则发搐，若脐边青黑，手拳口噤，不治。

以上口噤、撮口、脐风三症，皆因胎中热毒，以及风湿所伤，总宜先行败毒，并取下胎毒，不可因循姑息以致悞事，方用天麻丸、定命丹、朱银丸俱可图生。

天麻丸

凡断脐后，为水湿风冷所乘，肚胀、脐肿、四肢柔直、直啼哭不止，不能吮乳，并治钓肠、撮口、锁肚。

南星炮二钱　白附子炮一钱　牙硝一钱　天麻煨一钱　五灵脂一钱　全蝎一钱　轻粉五分　巴豆去油净二分半

共为末，稀糊丸麻子大，每服三丸，薄荷一二分，煎汤调下。

定命丹

治惊风天钓撮口，通利痰热。

全蝎七个　天麻煨一二钱　南星一二钱　白附子二钱　朱砂一钱　青黛一钱半　轻粉五分　麝香一钱二分　冰片二分

上共为末，粟米为丸如绿豆大，每服一丸，荆芥三五分、薄荷三五分煎汤调灌，先研半分吹入鼻中。

朱银丸

治脐风壮热、痰盛、翻眼、口噤，取下胎中蕴受之毒。

全蝎一钱　白附子炮一钱五分　天南星炮二分五厘　朱砂二分　牛黄五分　芦荟五分　天浆子五分　麝香一二分　冰片二分　白僵蚕炒十条　水银五分和黑枣肉蒸烂研如泥　铅霜五分和水银研

上为末，粟米为和丸，如芥子大，每服一丸，薄荷冲汤调灌，如未泻，加至二三丸。

以上三方似嫌太霸，父母气血充足信有胎毒者，可照方合用，以救小儿口噤等症，或北方人亦可用，惟南方人宜酌而用之，但实有胎毒遇此急症，亦不可废用也。

口噤撮口擦药

天南星去皮脐、研为细末，龙脑少许合和，用指蘸生姜汁，同药末于大牙根上擦之能开。

又方神仙退

即父母指甲三分、炙灰，以乳调灌，或用好烧酒，对脐呎之。

小儿病后不言

凡小儿病事及惊风后，聋哑不能言者，大天南星一个，泡去皮脐，研为细末，用猪肝汁调成稀糊，冲淡姜汤少许调开，食前服之，每用二三分或用四五分量，儿大小酌服，服即能言。

初生无皮

凡小儿初生遍身无皮，俱是红肉，因母受胎后，久处楼不沾地气故耳。纯黄土不拘多少，研极细末，盛软绢袋内，在儿周身扑之，一日三四次，皮自生。或用白籼米粉亦可。若焮热发赤者，母之火盛也，用石膏末敷之。

小儿虾蟆瘟

凡小儿生下，胸腹忽如水晶色，脏腑俱见，名虾蟆瘟，用大虾蟆六双，将四足扎起，以肚皮在水晶色处抚摩几次，再换一双，亦如前法行之，换遍六双，其病即痊，但虾蟆眼内有蟾酥，须防其迸出射人，宜以绢遮其眼，用毕将虾蟆放旷野池塘。

小儿夜啼症

凡小儿夜啼不安，有寒热惊滞四因，寒啼者，脾气寒冷，阴盛于夜，腹中作痛，面青手冷，腰曲而啼也，黄芪炙一钱，当归一钱，生甘草一钱，赤芍一钱，木香五分，研极细末，涂乳头上，令儿吮之。热啼者，面赤昏红，手足俱暖，身口皆热，仰身而啼，见灯火则更啼哭不止，宜用钩藤一钱、茯神一钱、生甘草一钱、灯心草一钱、辰砂一钱、木通一钱、淡竹叶七瓣煎汤灌服。滞啼者，乳食停滞作痛，啼而不哭，连声无泪者是也。生麦芽一钱，山楂炒一钱，煎汤灌服。惊啼者，心气不足，神情恍惚，睡不安宁，哭而不啼，连声多泪者是也，宜从惊治，服天王补心丹，大药铺合卖、用钩藤勾二钱、煎汤调灌，外治以伏龙肝一两，蚯蚓泥一两，水调涂儿头颠顶及五心上最良，两手心两足心心窝谓之五心。或用朱砂磨新汲水涂心窝及两手足心，五处亦验，或用牛屎一块，或鸡窝中草，安放席下勿令母知，或用蝉蜕五个去头足研末，薄荷三小条，煎汤调服，若各种单方不效，仍复夜啼者，宜照前四因方药，随症煎服立效。

小儿猝惊啼哭

凡小儿猝惊啼哭，似有痛处者，雄鸡冠血刺出少许，滴入口中，或用燕窠中粪，不拘多少煎汤浴之。

小儿吐乳

凡小儿呕吐长久必成慢惊，不可不慎，若吐自口角出，乃乳哺太过满而溢出大病也，只宜节乳。若直出而不停留，才谓之吐乳，用炒麦芽三钱，桔线一钱，丁香三分煎服可止，乳母服调气之药。

小儿吃泥吃炭

凡小儿喫泥喫炭，乃脾家湿也，宜服神机丹，绵黄芪拣肥润软者蜜炙二两、野术米泔水浸切片土炒三两、百茯苓一两、扁豆肉炒一两、建莲肉去心炒一两、山楂肉一两、清炙甘草六钱、九节菖蒲用一寸九节者，以铜刀割去黑黄硬节皮一层，以嫩桑枝条拌匀，蒸热晒干切用，或但去毛微炒不可一两六钱、新会陈皮六钱、薏苡仁炒一两、共研极细末，重罗节过，月内小儿每服一分，逐月递增至期岁，足服一钱，二岁足服一钱五分，三岁足服二钱七，四岁足服三钱九，五岁足服四钱十二，六岁足服五钱，总以开水调下。

初生小儿噤口脐风

凡小儿初生七日内，面赤喘急，啼声不出者，牙龈上必有小泡如米者，急以温水蘸青软布，或用帛裹指头轻轻擦破，即开口矣，或用白僵蚕直者四个炒去嘴丝，研极细末，调敷唇内，或用生犀角，真羚羊角磨汁，和蜜饮之，立效，遇急用大黄一钱，生甘草一钱，同煎服。

赤游风

韭菜连根，捣烂汁擦之，或用菘菜捣散，或用千脚泥一两晒干焙干俱可，加珍珠三分，同研细末，以青菜油调敷，或用马兰头叶冬月无叶用根，水洗去泥捣烂，绞汁搽患处，燥则再搽，或用风菱壳不拘多少，烧灰存性，研极细末，麻油调搽，或用生大黄三钱，黄芩三钱、黄柏三钱，共研末，芭蕉根捣汁调搽。

初生小儿口泡

凡儿生次日，即看口中，上腭有白泡点者，即用银挖耳轻轻刮破，以陈墨磨搽此泡，泡老便不能乳。

小儿马牙

须用银针挑破，以墨搽之。

小儿重舌木舌

凡小儿初生，看舌下重舌有膜如石榴子，若啼声不出者，速以指爪，或银针微刺舌线，有血出自活，即用桑树枝调蒲黄炒黑研末涂之，若血出过多，烧发炭和猪脂涂之，或嚼小粟哺之，或用竹沥浸黄柏，时时点舌。

小儿牙疳

白矾研盛于五倍子内，合烧为末敷之。

走马牙疳

凡走马牙疳，多属痘疹余毒所中，又有杂病热甚而成者，其病初起急用，人中白，溺壶者佳，二两、儿茶一两、黄柏六钱、薄荷六钱、青黛六钱、冰片五分，共研极细末，先用温汤漱口干净，吹药牙疳上，日吹六七次，吹药后涎从外流为吉，涎毒内收为凶。再服芦荟三分、银柴胡、胡黄连、川黄连、牛蒡子、元参、桔梗、山栀、石膏、薄荷、羚羊角（各五分）、生甘草、升麻各三分、淡竹叶十片，水二盅，煎六分，食后服此方（芦荟消疳饮）。虽穿腮破唇亦治，或用铜青五钱、滑石五钱、杏仁五钱，共研末擦之，如臭烂出血者，雄黄如豆大七粒，每粒以淮枣七个去核包之，用铁丝穿于灯上，烧化为末时，掺少许去涎，以愈为度，如透骨穿腮者，大天南星生一个当心挖空入雄黄一块，麦裹烧生雄黄作汁，以盏合定，出火毒，去麦为末，入麝香少许，掺之即瘥，或用鸡肫皮不落水者，焙干五个，桂矾五钱，共研末搽之。

小儿口疳

人中白煅五钱、黄药蜜炙焦五钱，共研细末，入冰片少许，青布拭净掺之，或甘蔗皮烧研掺之。

小儿疳症仙方

凡小儿腹内积聚，生疳作痞，发热口渴，面色黄瘦、腹大积痛、饮食少进者、雄黄三钱、麝香五分、胆星二钱、全蝎炒去足一钱、羌活炒一钱、巴豆纸打去油净五分，共研细末，以神麦糊丸如菜子大，朱砂为衣飞过二钱，每服一丸，白开水调下，此方智荣和尚得秘传方，济人千万屡试屡验。或用芜荑仁炒去衣二钱五分、胡黄连二钱半、党参三钱、白术二钱、芦荟二钱、鸡肫皮炙二钱半、五谷虫二钱五分、使君子生熟各半一两、夜明砂淘洗一两、共研细末，蒸饼为丸如弹子大，清晨米汤调下，空心服之，午后再服，如眼内有膜，猪肉煮汤调化一丸服之，其病自愈。

疳积生虫

雷丸一钱、槟榔一钱、黑丑头末五分，使君子肉五个切片，焙炒研末，每用三分，鸡蛋一个，空头打破数眼纳药于内，以纸封固，饭锅上蒸熟令儿食之，药完病去。

疳积坏目

谷精草一两、小青草炒一两、刺蒺藜一两、青黛一两、海粉一两、共研细末，每早用三钱，以羊肝七片，拌药蒸熟食之，药完自愈。

小儿腹内虫疼

乌梅一个、老姜三片、榧子十枚、花椒十四粒、黑糖少许煎服，虫尽出矣。

小儿火丹

凡火丹从背上头上起者，瓦葱捣汁敷之。

走马牙疳生肌

红枣三个，每个去核，入红砒，如黄豆大，一粒扎好于炭火上，炙去白烟尽为度，出火气，研末再加后药，人中白煅五分、冰片五厘、共研细末，搽口内生肌甚速，加芦荟三分更妙。

鹅口白疮

凡白疮在邪根者，谓之鹅口白俗谓之马牙，鸡肫皮烧研五分乳调服之，或用马牙研搽舌上亦妙。

初生肛门封闭

用金银针挑开一孔，以苏合香丸作枣核形，纳入孔中自能开窍，内服黑牵牛、白牵牛、大黄、陈皮、生甘草各一钱，焙干同槟榔一钱、元明粉一钱、共研细末，每用三分，蜜水调服。

小儿囊肿

蝉蜕五钱，水一盏煎汤洗肿处，一日二三次，或用薄荷、生甘草煎汁，和蚯蚓泥涂之。

三岁不能行走

五加皮研五钱、牛膝研二钱、木瓜研二钱五分、米汤加绍酒少许调服，每服五七分。

小儿呕吐泄泻

车前子一钱、肉豆蔻三分、砂仁五分、广皮五分炒，干葛一钱炒、子丁香三分、生甘草五分、白芍酒炒一钱、麦牙炒一钱、山药炒一钱、共研细末，每服五分，生姜汤送下。或用糯米粉三钱，鸡蛋清调摊纸上，贴囟门泻止去药，如呕吐不止，亦用此药贴脚心，其吐即止。

小儿麦米食积

白灰麦十两、青矾一两、水调成作十小饼，炭火煅研，入枣肉随数仍作小饼，日常食之，食积自愈，名快活饼，或用锅巴炒焦黄三片，神曲炒四两、砂仁炒二两、山楂蒸四两、莲肉去心四两、鸡肫皮焙干二两、共研细末，以白霜米粉和作饼常食，永免积病，且健脾无比。

太和丸

凡小儿内伤乳食、呕吐腹胀、外感风寒，头疼发热，苏叶、香附炒酒炒、苍术米泔水炒、羌活、川芎、神曲、山楂、枳壳、广皮、麦牙各一两、生甘草五钱共炒研细末，炼密为丸，如芡实大，每服一丸，开水化服。

囟门肿

黄柏研末，井水调涂足心。

小儿中恶

雄黄水飞研末、桃枝煎汤调灌立生。或用灶心土五钱，蚯蚓粪研细五钱，水调，涂儿头上及五心处。

小儿肝脏受疳

凡肝脏受疳，积热眇目，成盲蒙眼方用鸡肝散，夜明砂水飞净一钱、雄黄一钱、威灵仙一钱、谷精草一钱、蛤粉一钱共研细末，用鸡肝一具，入药末五分，砂锅内煮，服七次自愈。

小儿肾脏受疳

凡肌体瘦极，遍身疮疥，或作寒热、头热脚冷，或齿肿龈宣，牙龈溃脱，此肾脏受疳也，方分外吹内服，人中白煅二两、儿茶一两、黄柏、薄荷、青黛各净末一钱、冰片五分，共研极细末，先用温水漱净口，然后以药吹牙龈，日吹六七次，吹药后涎从外流以为吉，涎毒内收不吐为凶。

又内服方：芦荟、银柴胡、川黄连、胡黄连、元参、桔梗、山栀炒黑、石膏、牛旁子、薄荷、羚羊角各五分、生甘草、升麻各三分、淡竹叶十片、水二盅煎六分，食后服，此方穿腮破唇皆治。

小儿痞块

凡小儿腹大肌瘦、面黄痞块等症，白芙蓉花阴干研末，入鸡肝内扎合饭上蒸，热食之，数次即愈。

小儿痢疾
香茵五钱，红糖，白糖各二钱半，煎汤服，立愈。

又外治方
土木鳖半个，母丁香四粒、麝香一分、研烂唾津和丸，如芡实大，纳一丸于脐中，以暖脐膏贴之自愈。

小儿疟疾

凡小儿疟疾过多欲断去者，蛇蜕塞鼻，男左女右，未发疟前一时塞之，过时即去，神效。

小儿虫疾

史君子炒十枚、榧子十枚去壳、槟榔、生甘草各一钱、共为细末，饭和捣为丸，如桐子大，每日服十丸，五日虫尽下。

小儿痘入眼

黑狗耳上血刺一滴，点眼内，其痘即去。

小儿防痘入眼

凡见小儿眼内似有痘形，即嚼牛旁子贴囟门，则痘不入眼，细叶菖蒲捣汁灌下，韭菜汁亦可。或明雄共五钱、砂仁六分、栀子五枚炒、冰片五厘共研细末，以鸡蛋清调涂肚子四围，如碗口大，空心脐眼入麝香五厘，上用绵纸盖好，再以软绢扎之，一昼夜后温水洗去，神效。此二方急惊可用，慢惊不可用。

急惊痰迷

凡急惊痰迷，不省事者，藜芦根、猪牙皂角各五钱、麝香五分，共为末，用少许吹鼻中，得嚏即苏。

慢　惊

朱砂、麝香各五厘，透明雄黄三厘，共研末以蒸水白水对半同煎，滚将药送下。

急惊神方

用灯心二十根，长五六寸，蝉蜕七个，去头足翅，盖只用肚皮明壳，上好辰砂三钱，以新白纱扎紧，用线系物坠于砂罐两边，悬空放水中，量小儿大小，用水一盅半煎一盅，或水一盅煎七分，服下即愈。

小儿痰热方

乱发同鸡子黄熬良久出油,与小儿服之。

小儿疳痢垂死

新羊屎一升、水一升,浸一夜,次早绞汁炖服,日午乃食,极重者,三服愈。

小儿冷疳

凡小儿冷疳,腹大吐食,面黄腿缩,母丁香七枚,为末,乳汁和蒸三次,姜汤服。

小儿脐肿

枯矾、黄柏同研末,见黄水者治。

儿中蛊毒

凡面目青黄,腹内坚痛,形枯骨露,用桃寄生研末,每日服五六次效。

小儿火毒

忽然热痛，或发出成块如红癣，或肚痛是也，用瘦猪肉切片贴之效。

小儿秃疮

蜂房、白矾入火同煨过，研末麻油和搽。

小儿肥疮

黄牛皮烧灰，麻油和，搽头面，兼治热疮。

小儿痄腮

赤靛花涂，或赤小豆四十九粒研末，醋和搽。

小儿耳烂

正铜绿一钱五分、枯矾一钱，孩儿茶一钱五分，冰片八厘，共为细末，清油调搽。

小儿重舌

蝉蜕肚六个、甘草五分、珍珠一分、云连六分、正琥珀一钱五分、牛黄一分、钩藤五分、正朱砂飞净一钱、冰片二分、青黛五厘枯硼砂五厘,共为末,每用二分蜜糖调搽患处,数次即愈。双单鹅喉亦治。

小儿锁喉

用芙蓉叶捣汁煎鸡蛋,贴囟门及肚脐即愈。

急慢惊风

取芙蓉花嫩叶约五六块,男双女单,切碎煎鸡蛋角三只,乘热敷儿脐上,冷即换之,三四次愈。

初生开乳药方

凡小儿落地时,烧橄榄核一枚,存性研末,朱砂五分和匀,嚼生芝蔴一口,津唾和药丝棉包如乳头大,安儿口内,待咂一时,顷取出丝棉包,方可与乳,此药下肠胃秽毒,令儿少疾,即出痘亦可稀少也。

月内胎惊

凡新产小儿，或月内，或月外，忽发惊搐，一二周时不愈，诸医无药可治，惟取鼠卵两枚，伴以朱砂悬挂阴干研末，用开水调送二三起，其搐立瘥，能乳神效。

小儿迟语

凡小儿四五岁，只会叫人不能言语者，以赤小豆研末，酒调涂于舌下，二三次即能说话矣。

小儿夜哭

灯花五朵，研烂涂娘乳上，令小儿吃乳。又以朱砂研末，写子午二字于脐上。

小儿阳物受蚯蚓毒方

凡小儿阳物忽肿，系受蚯蚓毒之故，用公鸭口含吹即消，若起泡以鸭血涂之。

洗儿方法

初生下地，用猪胆汁入汤浴之，不生疮疥。后以益母草煎水浴之无病。又将产之后，预备黑鱼大者一尾，破开水洗，俟儿下地即将洗，鱼血水炖热浴儿，出痘稀少，但须遍身及头面均宜洗到，如有未洗到处，他日出痘必密，此诚稀痘之良方，且简而易辨，缘黑鱼败毒祛风，不独稀痘神验，并治游风惊风等症。

卷 八

寿春载绪安筱轩选注　平阿宋之炎灼五参订

肿疡门

神授卫生汤

治痈疽、发背、对口、丹瘤、瘰疬、恶毒、疔疮、湿痰流注，及外科一切疮症。但未成者即消，已成者即溃，能宣热散风，行瘀活血，解毒消肿，疏通脏腑，且药性平和，功效甚速，诚外科之首方也。

羌活　防风　白芷　川山甲　沉香　红花　连翘　石决明各一钱　皂刺　归尾　金银花　花粉　甘草节各一钱二　乳香五分　川军酒炒二钱

脉便利者，不用。

水二碗，煎八分，病在上部先服药，随后饮酒一杯，病在下部饱酒一杯，随后服药，以行药势。

内消沃雪汤

治发背、内痈、尻臀诸肿，肛门毒实，但未脓，坚硬疼痛洒不可忍者，并服。

青皮　陈皮　乳香　没药　连翘　黄芪　当归　甘草节　白芷梢　射干

花粉 穿山甲 浙贝 白芍 金银花 皂角各五分 木香四分 川军三钱

酒水各半煎，量病上下，食前后服之。

内疏黄连汤

治痈疽肿硬，发热，作呕，大便秘涩，烦躁，饮冷，口苦舌干六脉沉实有力，此邪毒在脏也，急服之，使邪毒不得传变经络。

木香 黄连 山栀 当归 黄芩 白芍 薄荷 槟榔 桔梗 连翘各钱 甘草五分 川军二钱

以水煎，临服加蜜二茶匙。

保安万灵丹

治疮疽、疔毒、对口、发颐、风痰、风温、湿痰流注、附骨阴疽、鹤膝风症、左瘫右痪、口眼歪斜、半身不遂、气血凝滞、徧身走痛、步履艰辛、偏坠疝气、破伤风、牙关急闭、截解风寒，无不应验，神效。

茅术八两 全蝎 石斛 明天麻 当归 炙草 川芎 羌活 荆芥 防风 麻黄 北细辛 川乌 草乌 何首乌各一两 明雄六钱

上共为末，炼蜜和丸，每两分作四丸者，作六丸者，作九丸者，三等做下，以备年幼老壮少，分病势急缓取用。朱砂为衣，磁灌收贮。如恶疮初起，二三日间，或痈疽已成，至十天前后，但未出脓者，状若伤寒；头疼，烦渴，拘急，恶寒，肢节酸痛，呕吐，恶心，恍惚闷乱，坐卧不宁，皮肤壮热。并治伤寒、四时感冒，传染疫症。凡恶寒身热，表症未尽者，皆宜服之。莲须葱白九茎，煎汤，化服一丸，被盖出汗为效。如汗迟再饮，葱茶摧之，汗后，听其自收，不可骤去衣被。患者自然其病如失，若无表症相兼，不必发散，只用热酒化下此方。原载瘫痪，予用以发散疮毒，其功甚捷者，何也？盖疮之生也，皆由荣卫不调，气血凝带，此药性专发散，又能顺气搜风，通行经络，所谓结者，开之。况疮毒乃日积月累，结聚所发，苟非辛温之品，以汗疏通，安能得效。所谓发散不远热，正合此方之意无谬矣。服后，避风，忌冷物、房事。孕妇勿服。

内消散

治疽，发背，对口，疔疮、乳花，一切肿毒恶疮，此药能令内消化毒为水，从小便而出。势重者，虽未全愈，亦可转重为轻，移深居浅。

金银花 知母 贝母 天花粉 穿山甲 白芨 半夏 皂角刺 乳香各一钱

酒水各半煎，随病上下，食前后服。留渣捣烂，加秋鞭叶一两为末，白蜜五匙，调敷患上，一宿自消，重者再用一服。

清热消风散

治痈疽诸毒，疮肿已成，疮肿未成之间，外不恶寒，内不便秘，红赤高肿，有头，焮痛，宜和解之。

防风 川芎 当归 黄芩 白芍 天花粉 金银花 甘草各五分 连翘 红花 柴胡 苍术 陈皮 黄芪 皂刺各一钱

如妇女，加香附一钱童便浸炒。以上七方，凡疮毒七日以前，疮势未成，表里相合之症，宜之，病退即止。如过七日，形势已成，宜用后方（托里消毒散），催毒外用，以速其脓，禁服前方，恐伤元气，致生他变也。

托里消毒散

治疮毒已成，不得内消，宜服此托之。令其速，腐肉易去，新肉易生。不可玉石眼有寒凉，致伤脾胃也。

党参 川芎 白芍 黄芪 当归 白术 茯苓 二花各一钱 白芷 甘草 皂刺 桔梗各六分

水煎，食远服。脾弱者，去芷倍党参。

排脓内托散

治痈疽，并脑项诸疮，已溃流脓，宜此。

当归 白术 党参各二钱 川芎一钱 白芷项之上加三分 白芍 黄芪 陈皮 茯苓各一钱 香附 甘草各五分 桔梗胸之上加五分

以生姜三片，水煎食远服。

神功内托散

治一切诸疮，凡上部者，至十四日后，不作腐溃，疮不高肿，脉细身凉者，宜之。

当归二钱 白术 黄芪 党参各二钱半 白芍 茯苓 陈皮 附子各一钱 木香煨 甘草各五分 川芎 川甲各一钱

以炮姜三片、大枣二枚、水煎食远服。

透脓散

治诸疮，内脓已成，不穿破者，服之即破。

黄芪四钱 川山甲二钱 川芎一钱 当归二钱 皂刺三钱

水煎成，量病上下，食前后服，临服入酒一杯。

竹叶黄芪汤

治痈疽发背，及诸般疔疮。表里热甚，口干大渴者，服之。

黄芪 甘草 黄芩 川芎 当归 白芷 白芍 党参 半夏 石膏 麦冬 淡竹叶各八钱 生地一钱 灯心二十根 生姜三片

水煎食远服。

回阳三建汤

治阴疽，发背初起，不疼不肿，不热不红，硬若牛皮，坚如顽石。十日外，脉细身凉，肢体倦怠，皮如鳖甲，色似土珠，粟顶多孔，孔孔流血，根脚平散，软陷无脓，手热走冷者，俱服之。

附子　党参　黄芪　当归　川芎　茯苓　枸杞　陈皮　萸肉各一钱　木香　甘草　紫苏　厚朴　苍术　红花　独活各五钱　姜三片　皂角树根上白皮二钱

水二碗，煎八分，入酒一杯，随病上下，食前后取用，绵帛盖暖，疮顶勿令走泄元气为要。

按：背疽，凡属阴者，皆由脏腑先坏，而内毒不得发越也。有用鸡冠剪血，滴搽者，有醋煮雄艾敷者，有用猪脑和热药涂者，有神灯火气灼照者。此皆阴疽之治法，予虽常用，未见其效，但阴疽不起者，如村木根坏，强培枝叶，而终无发生之理。须要疏其上焦，通其地脉，助其根本，回其阳气，四者缺一不可。用苍术、厚朴、茯苓、陈皮、疏其土。川芎、当归、紫草、红花，通其脉。人参、黄芪、枸杞、山萸助其本。附子、木香、甘草、独活，回其阳。如此用之，阴自转阳矣。又验其手足温暖，疮便发热，渐作焮肿，疼痛、色暗，得活。坚硬变软，胃气得回。此是效验。在三付为吉，外兼照法，接助回阳，此通治阴疽之大法也。

薰发背奇方

治发背初起七日前后，未成自消，已成自溃，不起发者即发，不腐者即腐，真良法也。

雄黄　硃砂　血竭　没药各二分　元寸四分

五味研为细末，每用三分，绵纸裹药为然，长药尺余。以真麻油浸透、灼火半寸，自外而内，周围徐徐照之，火头向上，熏蒸疮毒，火解散自不内侵。初用三条，加至四五条，候疮势渐消渐减，再用敷药。如溃脓已发泄，不必用此照敷。只宜用膏药盖贴。

敷药方

车前草连根叶　豨莶草　五龙草　金银花各等分

四味，鲜草药各一处捣烂。加三年陈米粉一撮，仍加食盐末二三分，共打为糊，敷疮上。中留一顶，以膏贴避风。然拔出，出疮毒。冬月，草无鲜者，顶采阴干为末，用陈米醋调敷。如前法并效，又恐五龙草随地或缺，取用不便，以如意金黄散代之，亦效。

如意金黄散

治痈疽，发背，诸般疔毒，跌打损伤，湿痰流柱，大头时瘟，漆疮，火丹，风热天泡，肌肤赤肿，干湿脚气，妇女乳疮，小儿丹毒，凡外科一切诸症，无不随手取效。诚为疮家良便方也。

天花粉_{上白者十斤} 黄柏 大黄 姜黄_{各五斤} 白芷五斤半 紫厚朴 陈皮 天南星 甘草 苍术_{各二斤}

以上共咀片晒干，用大磨连磨三次，方以密锣筛出，磁器收盛，勿令泄气。凡遇红赤肿痛，焮热未成脓者，俱用茶汤同蜜调敷。如微热微肿，及大疮已成，欲作脓者，并夏月火令，俱用茶调蜜敷。如漫肿无头，皮色不变，湿痰流注，附骨痈疽，鹤膝风症，俱用葱酒煎调。如风热所生，皮肤亢热，红色光亮，形状游走不定者，俱用蜜水调敷。如天泡，火丹，赤游风，黄水漆疮，恶血政注等症，俱用马蓝根叶，捣汁调敷。如汤泼火烧，皮肤破烂，麻油调敷。以上诸引法，取寒热温凉制之。又在临用之际，顺合天时，洞窥病热，使引为当也。

四虎散

治痈疽，肿硬厚如牛皮，不作脓腐者。

南星 草乌 半夏 狼毒_{各等分}

为细末，用猪脑同捣，遍敷疮上，留顶出气。

回阳玉龙膏

治阴疽不高肿，不焮痛，不发热、不作脓，及寒湿流注，鼓风久损，冷痛痹风，诸湿脚气，手足顽麻，筋骨疼痛，及一切皮色不变，漫肿无头，鹤膝风等。但无皮红肌热，用之皆效。

草乌炒 军姜煨各三两 赤芍炒 白芷 南星煨各一两 肉桂五钱

上制毕，共研细末，热酒调敷。此有姜桂，能生血热血。即然，恐不能散而反为害，故用草乌南星，可以破恶气，祛风毒，活死肌，除骨痛，消结块，回阳气。用白芷，赤芍，足以散滞血，止痛苦。加酒以行药性，通气血，虽十分冷症，未有不愈者也。

冲和膏

治痈疽、发背，阴阳不和，冷热不匀者，宜之。

紫荆皮五分 独活三两 赤芍二两 石菖蒲一两半各炒 白芷一两

为细末，葱汤、热酒俱可调敷。

桶膏

治发背将溃已溃时。根脚走散，不收束者。

铜绿 白芨各五钱 胆凡各四钱 轻粉 郁金各一钱 五倍子微炒一两 元寸三分

为末，用陈米醋一碗，勺内慢火。熬至一小杯，候起。金色黄泡为度。待温，入药末一钱，搅成膏。每用时，顿温，以新笔涂疮根，绵纸盖之。其疮处生，皱纹渐收渐紧，不至开大为效。

加味太乙膏

治一切恶疮，及跌朴损伤，湿痰流毒，风湿风温，遍身筋骨，走注作痛，内伤风郁，心腹胸背，攻刺作疼，腿脚酸软，腰膝无力，汤火刀伤，五损内痈，七伤外症，俱贴患处。又男子遗精，妇人白带，俱贴脐下。脏毒肠痈，亦可丸服。并诸般疮疖，血风癫痒，诸不效者，用之皆效。

肉桂 白芷 当归 元参 赤芍 生地 大黄 土木鳖各二两 真阿魏二钱 轻粉四钱 槐柳枝各百段 血余一两 东丹四十两 乳香 没药各五钱

十味，二枝，用真蔴油五斤，将药浸内。春五、夏三、秋七、冬十，候日数满足，入净锅内熬。药枯浮起为度，住火片时，滤净渣，将锅拭净，入油再熬。投下血余，温火熬至血余浮起，为度。以槐柳枝，挑看似膏溶化之状，方算成功。每油一斤下，飞过黄丹六两五钱。徐徐投入，渐加火大，夏秋亢热，每油一斤，加丹五钱。不住手，搅以烟净为度。膏滴水中，试软硬得中。召第，加热。油嫩，飞丹，撑匀。以不老不嫩为度。端下锅来，方下阿魏，切下薄片，撒油面上化尽。次下乳没，轻粉调匀，倾水盆内，以柳棍搂成一块，再换冷水浸片时，乘温每膏半斤扯拔百转成块，又换冷水浸，一时取收。用时取一块铜器内溶化，随便摊贴至妙。

生肌玉红膏

治诸般溃烂，棒毒等。疮流脓时，先用甘草汤，甚者用猪蹄汤淋洗。患上软绢拭净。挑膏温化，遍搽腐上。外尽太乙膏，早晚洗换二次。内服太补脾胃之药，以祛腐生肌，疮口自敛。此乃外科中收敛之神方也。

白芷五钱 甘草一两二 归身二两 瓜儿血蚶 轻粉各四钱 白占二两 紫草二钱 蔴油一斤

先将芷草归紫四味入油，内浸三日勺内温火熬至药枯，细绢滤清，复簇勺内熬。滚下血蚶，化尽。次下白占，亦化。用茶盅四个，预顿水中，将膏分倾四处，候片时，方研极细轻粉末，每盅投入一钱和匀，不得加减，致取不效。

溃疡门

十全大补汤

治诸疮溃后，或热、恶寒、或疼痛不休，或脓多清稀、或自汗、盗汗，及遍身流注，瘰疬便毒，久不作脓、或脓成不溃、或不敛。此气血不足故也。宜服此补之。

党参三钱 黄芪 白芍 肉桂 川芎 熟地 当归 白术 茯苓各二钱 甘草一钱

水二盅，姜三片，枣二枚，煎八分。食前服。若虚人，结肿未成脓者，宜加陈皮、香附、半夏、连翘，服之自消。

八珍汤

治溃疡诸症。调和荣卫，顺理阴阳，滋养气血，进饮食，和表里，退虚热。为气血两亏之大药也。

当归 白芍 川芎 熟地 黄芪 党参 茯苓 白术各二钱 炙甘草八分

以姜三片，枣二枚，水煎。食前服。

补中益气汤

治疮疡元气不足，四肢倦怠，口干发热，或头疼而恶心，恶寒，或声高而喘，身热烦躁，脉洪大而无力，并宜服之。

黄芪二钱半 甘草 党参 当归 白术各一钱 升麻 柴胡 陈皮各三钱 麦冬六分 五味子五分 炒

姜三片，枣二枚，水煎，空心热服。

人参养荣汤

治溃疡。发热恶寒，四肢倦怠，肌消萎黄，呼吸短气，饮食无味，气血不足，不能收敛。若大愈后，多服之不变他症。

白芍_{二钱半} 人参 陈皮 黄芪 桂心 当归 白术 甘草_{各一钱} 熟地 茯苓 五味子_{各分} 远志_{五分}

以生姜三片，大枣二枚，水煎。食远服。

人参黄芪汤

治溃疡虚热，不睡，少食，时作疼痛。

党参 黄芪 白术 麦冬 归身 苍术 甘草 陈皮 升麻 神曲_{各五分} 黄柏_{酒炒三分} 五味子_{炒五分}

以姜三片，枣二枚，为引，食前服。

内补黄芪汤

治溃后虚弱，四肢无力，体倦懒言，精神不爽，饮食无味，自汗，口干，不睡，脉涩。

黄芪 党参 茯苓 川芎 归身 白芍 熟地 肉桂 麦冬 远志_{各一钱} 甘草_{五分}

姜三片，枣二枚，食前服。

托里清中汤

治溃后脾胃虚弱，饮食少思，痰气不清，咳嗽喘急。

党参 白术 桔梗 陈皮 半夏 茯苓_{各一钱} 麦冬 五味子 炙甘草_{各五分}

以姜三片，枣二枚，为引，食前服。

托里和中汤

治溃后中气虚弱，饮食减少，肿不消，溃不敛者，并效。

半夏 白术 党参 茯苓 陈皮 炮姜_{各一钱} 广木香 炙甘草_{各五分}

以姜三片，枣二枚为引，食前服。

托里建中汤

治痈疽元气素虚。因服寒凉伤及脾胃，饮食少思，呕逆泄泻等症，宜服以建中气。

党参　白术　茯苓各三钱　半夏　炮姜各一钱　甘草五分　熟附子八分

以煨姜三片，大枣二枚，不拘时服。

托里温中汤

治痈疽阳弱阴寒，脉虚身冷，或疮为寒变反致不疼，或脓水清稀，心下痞满，肠鸣腹痛，大便微溏，短气呕逆，不得安卧，时发昏愦者，服之。

白术　茯苓　丁香　木香各五分　附子二钱　半夏　陈皮　羌活　益智　干姜炒　党参　白豆蔻　炙甘草各一钱

以姜枣为引，不拘时服。

按：方与古不同，予制此，专治痈疽阴症，及杂症，阳气脱陷，寒气逼阳于外。发热、烦燥、口干作渴，服之津液顿生，烦热即退，其应如响。

圣愈汤

治溃疡脓水出多。气血虚极，脉细无力，以致心烦，眠睡不安等症。

熟地　生地　川芎　党参各五钱　归身　黄芪盐水炒各一钱

作一剂，水煎，食前服。

保元大成汤

治溃疡元气素虚，精神怯弱。或脓出太多，神无所主，以致倦怠嗜卧，六脉虚细，足冷身凉，便溏或秘，胸膈不宽，舌胎虽润而少津液，饮食如常，而口无味。脉弦不紧，肉色微红，总由不足所臻。宜服此补之。

党参　白术　黄芪蜜水拌炒各二钱　茯苓　白芍　陈皮　归身　炙甘草　附子　山萸肉　五味子各一钱　木香　砂仁各五分

以煨姜三片去皮，大枣入煎，食远服，至精神爽，手足暖，脾胃醒，肉色红为度。

香砂六君子汤

治溃疡脾胃虚弱。恶心呕吐，不思饮食等症。

党参　白术　茯苓　陈皮　半夏各一钱　甘草　藿者　砂仁各五分

姜三片，枣二枚，为引，食远服。

醒脾益胃汤

治溃疡脾胃虚弱，过食生冷，以致胸膈不宽，面目浮肿及小水不利等症。

党参　陈皮　茯苓　半夏　山药　白术各一钱　苍术　厚朴　泽泻　麦芽　木香　山楂　苏子　猪苓各五钱　老黄米炒黄三钱

以生姜三片，灯心二十根，食前服。

托里定痛散

治溃后血虚疼痛不可忍者，急服之。

归身　熟地　乳香　没药　川芎　白芍　肉桂各一钱　粟壳去筋膜蜜炒二钱

以水煎，量病大小，食前服之。

归脾汤

治同上。

白术　茯神　黄芪　枣仁　龙眼肉各一钱　木香　党参　炙甘草各五分　远志八分

生姜三片，大枣二枚，水煎食远服。

神应异功散

治溃疡阴盛阳虚，发热作渴，手足并冷，脉虚无力，大便自利，致饮沸汤而不知其热者必服之。

木香 官桂 归身 党参 茯苓 陈皮 白术各一钱 半夏 丁香 厚朴 肉豆蔻 白附子各六分

以姜五片，枣三枚，水煎不拘时服。

八仙羔

治溃后脾胃虚弱，精神短少，饮食无味，食少，呕泄者，服之并妙。

党参 山药 茯苓 芡实 莲肉各六两 糯米三升 粳米七升 白糖霜二斤半 白蜜一斤

上五味各研细末，二米为粉，同药末和匀，将糖蜜汤中顿化，乘热入药，粉和均摊笼内，切成糕条蒸熟，火上烘干，磁器收盛。每早用白汤泡食数条，或干用亦可。食至百日，轻身耐老，壮阳养精，常用妙难尽述。

胃爱丸

治溃后脾胃虚弱，不喜饮食，用过开胃，进食之不取效者，此脾崩之象。服之甚妙。

云白术鲜者，米泔浸去涩水，切片晒干，两同麦芽拌炒 怀山药一两肥大者，切片，用男乳拌透晒干微焙 白茯苓一两砂仁二钱拌匀，饭上蒸熟只用茯苓 真人参一两 白蔻三钱 陈皮六钱，用陈米炒黄色再入陈皮同炒，以焦为度去米 小紫草蜜拌，透晒干蒸片时，连叶切碎五钱 莲肉去皮心五钱 甘草炙焙三钱

共为细末，用老米一合微焙为粉，泡荷叶汤，打糊，丸梧子大，每服八十丸，米饮送下，不拘时服。

二神丸

治溃后脾胃虚弱，饮食不消，大便溏泄，必服之。

破故纸四两炒香 肉果肥大者二两，裹煨切片汤去油

为末，用大枣四十九枚、老生姜四两，切片同煮。水干为度，取枣肉和药为丸，梧子大，每服七十丸，清米汤空心送下，兼治寻常肾虚脾泄。

加减八味丸

治痈疽已发未发，口干作渴，舌胎黄硬者，宜之。

茯苓　山药　丹皮各四两　山萸肉五两　泽泻蒸　五味子炒各三两　肉桂二两熟地捣膏酒煮八两

除熟地外，共研细末，炼蜜和熟地膏为丸，梧子大，每服二钱，空心盐汤送下，酒下亦可。此渗湿润燥之大药也。

三品一条枪

上品，去十八种痔。中品，去五漏，翻花，瘿瘤，气核。下品，治瘰疬，疔疮，发背，脑疽等症。此古之三品锭子。但药同而分两不一，故治病有分别，今注一条枪。本方三品以下之症，并皆用之，是有三品一条枪之说也。

明矾二两　白砒一两五钱　雄黄二钱四分　乳香一钱二分

砒、矾二味共为细末，入小罐内，加炭火煅红，毒烟已尽，旋起白烟，片时约上下，红彻住火。取罐顿地上一宿。取出约有砒矾净末一两，加前雄黄二钱四分，乳香一钱二分，共研极细，厚糊调稠，成如线条阴干。凡遇前症有孔者，插入孔内。无孔者，先用针放孔窍。早晚插药二次，插至三日后。孔大者，每插十余条，插至七日，患孔药条满足方住。以后所患四边，自然裂开大缝，其至四十日前后，其疔核，瘰疬，痔漏诸管，自然落下，随用搽上玉红膏，虚者，兼服健脾之药。

硫黄散

治风癞顽癣，及白屑风等症奇效。

石硫黄四两　海螵蛸五钱　铁线粉五钱　金生五钱　泥片一钱

共研细末，洗沿后干搭。每晚搽一次，五日全愈。

灵应丸

治杨梅神效。愈后服良怕数十剂，永不再发。

轻粉一钱　大黄二钱　百草霜二钱　苦参二钱　川连一钱　土茯苓二钱

共为细末，米饮汤为丸，桐子大。每服三十丸，白开水送下。

清咽利膈汤

治积热咽肿，痰涎壅盛，及乳蛾，喉痛，喉痹，重舌，木舌、或胸膈不利，烦躁饮冷，大便秘结等症。

连翘　黄芩　甘草　桔梗　荆芥　防风　山栀　薄荷　金银花　牛旁子　川黄连　元参各一钱　大黄　朴硝各二钱

连翘散

治积饮停痰，以致咽喉肿痛，胸膈不利，咳吐痰涎，舌干口燥，无表裹症相兼者，服之。

连翘　葛根　黄芩　赤芍　山栀　桔梗　升麻　麦冬　牛子　甘草　木通各八分

水二盅，竹叶二十片，煎八分，食远服。

凉膈散

治膈间有火，咽肿痰甚，大便秘涩。

防风　荆芥　桔梗　山栀　元参　石膏　薄荷　黄连　花粉　牛子　贝母　川军各等分

水煎食远服。

金锁匙

治喉闭、缠喉风、痰涎壅塞，口噤不开，汤水不下。

硝一两五钱　硼砂五钱　片脑一字　雄黄三钱　僵蚕一钱

上研细末，以竹筒吹患处，导出痰涎，即愈。

理中汤

治中气不足，虚火上攻，咽干作痛，吐咽妨碍，及脾胃不健，食不少作呕，肝腹隐疼。

党参一钱　甘草八分炙　干姜五分炒　白术二钱

水二盅，煎八分，食远服。

吹喉散

治缠喉风，及乳蛾、喉痹、重舌、木舌。

薄荷　姜蚕　青黛　朴硝　白凡　火硝　黄连　硼砂各五分

为末，吹之。

少阴甘结汤

治咽痛、头眩、脉沉细，而身犹热者。此阴火甚也，宜服之。

桔梗二钱　甘草一钱　陈皮　川芎　黄芩　柴胡　元参各六分　羌活　升麻各四分

小二盅，葱白一根，煎八分，不拘时服。

清音噙化丸

治肺气受伤，声音雌哑，或久嗽伤音。

诃子　真阿胶　天门冬水拌炒　知母各五分　麦冬去心　白茯苓　黄柏蜜炙　当归　生地　熟地各一钱　党参三钱　乌梅肉十五个　藕汁　乳汁　牛乳　梨汁各一杯（共熬稠膏）

共为细末，和入前膏，加炼蜜捣成丸，每用一丸，仰卧噙化，日用三丸。

治暴失音

用雄猪板油一斤，入锅炼成油，下白蜜一斤，再炼少顷滤净。磁器内冷，定成膏。不时挑服一茶匙，其音渐复，无疾时，亦可常服，润肺。

噙化丸

治梅核气于喉中，吞之不下，吐之不出，如毛草常刺作痒。初则吐酸妨碍，久成闭塞。

胆矾　硼砂　明矾　牙皂　雄黄

共研细末，以管吹喉中。

冰硼散

治喉口肿痛，及久嗽痰火，咽哑作痛。

冰片五分　朱砂六分　元明粉　硼砂各五钱

共研细末，吹之。

五利大黄汤

治时毒焮肿，赤痛烦渴，便秘，脉实有力者，宜服之。

川军酒炒　黄芩　升麻各二钱　芒硝　栀子各三钱五分

水二盅，煎八分，空服心，未利者，渣再煎服。

防风通圣散

治时毒，恶寒发热，烦躁口干，脉实者。

白芍　防风　薄荷　川芎　桔梗　山栀　黄芩　白术　当归　连翘　荆芥　麻黄　滑石　石膏各一钱　甘草五分　芒硝一钱五分　川军酒炒二钱

水二盅，煎八分，空心温服。

普济消毒饮

治时毒疫疠初起，憎寒壮热，四肢沉重，次传头面发肿，口舌干燥，咽喉不利等症。

黄连　黄芩各二钱　党参一钱　陈皮去白　元参　甘草　柴胡　桔梗各一钱半　连翘　牛子　马勃　板蓝　升麻　僵蚕各五分

水二盅，煎八分，食后服。

芩连二母丸

治心火妄动，逼血沸腾，外受寒凉，结为血瘤。其患微紫，若红、软硬间杂，皮内隐缠红丝，如破流不止，急宜服之。

黄连　黄芩　知母　贝母　川芎　当归　白芍　生地　熟地　蒲黄　翔羊角　地骨皮各等分　甘草减半

为细末，炼蜜为丸，梧子大，每服三钱，灯心汤下。

通气散坚丸

治忧郁伤肺，气浊不清，结而成瘤，色白而软。由阴阳失度，随喜怒消长。

陈皮　半夏　茯苓　甘草　枳实炒　石菖蒲　党参　香附米　胆星　花粉　桔梗　川芎　当归　贝母　海藻　黄芩各等分

上为末，荷叶煎汤，跌为丸，寒豆大，每服一钱，食远灯心二十根，姜三片，泡汤送下。

调元肾气丸

治房欲劳伤，忧恐损肾，肾气弱而骨无荣养，遂生骨瘤，肾硬如石，形色或紫、或红，如常推之不移，日渐消瘦，皮肤枯槁。甚至寒热交作，饮食无味，举动艰辛，脚膝无力，并宜服之。

生地酒煮鹅膏四两　萸肉　山药　丹皮　茯苓各一两　党参　归身　地骨皮　泽泻　麦冬捣用　龙骨各二两　木香　砂仁各三钱　黄柏盐水浸炒 各五钱

上共为末，以地冬二膏，同炼蜜和丸，梧子大，每服三四十丸，量病上下，食前后服。日三次，空心温酒送下。

海藻玉壶汤

治瘿瘤初起，或肿、或硬、或赤、或红紫、或皮色如常，但未破者，俱宜此。

海藻　贝母　陈皮　昆布　青皮　川芎　当归　半夏　连翘　甘草节

独活各一钱 海带五分

水煎服。

六军丸

治瘿瘤已成未溃，不论新久，并宜服之。

蜈蚣四条去头足 蝉蜕五钱 全蝎 僵蚕炒去丝 夜明砂 穿山甲各一两

共研细末，以酒煮面糊为丸，梧子大，每服二十丸。

琥珀黑龙丹

治同上。

琥珀一两 血竭二两 京墨 五灵脂 海带 海藻 天南星姜汁浸炒各五钱 木香三钱 元寸一钱

丸服亦如前方。

麦冬平肺散

治肺痈初起，咳嗽气急，胸中隐痛，呕吐脓痰者，服此。

党参 麦冬 赤芍 槟榔 陈皮 赤茯苓 桔梗各一钱 甘草五分

元参清肺饮

治咳吐脓痰，胸膈胀满，喘急热甚。

元参八分 银柴胡 陈皮 桔梗 白茯苓 地骨皮 麦冬各一钱两 薏苡仁二钱 党参 甘草各五分 槟榔三分

宁肺桔梗汤

治肺痈胸膈隐痛，胁肿咽干，烦闷多渴，自汗盗汗，眠卧不得，时吐稠痰腥臭者服之。

桔梗 贝母 当归 蒌仁 黄芪 枳壳 草节 桑皮 防己 百合 薏苡仁各八分 五味子 甜葶苈 地骨皮 知母 杏仁各五分

清金宁肺丸

治咳嗽日久，脓痰不尽，身热虚羸，渐转劳瘵，服之甚效。

陈皮 茯苓 桔梗 贝母 党参 黄芩各五钱 麦冬 地骨皮 银柴胡 川芎 白芍 胡黄连各五钱 五味子 天门冬 生地酒浸 熟地 归身 白术各一两 甘草三钱

除生熟地共为细末，将二地捣膏，同炼蜜和匀为丸，如桐子大，每服三钱，蜜水送下，食后临卧各一服。

紫苏茸汤

治膏梁厚味，饮食过度，致伤肺气，咳嗽喘急，吐痰唾血，胁痛不得安卧。

紫苏茸 犀角 炙甘草 党参各五分 桑叶 款冬花 百合 杏仁 阿胶 贝母 半夏 蒲黄生各七分

知母茯苓汤

治肺痿咳嗽，喘吐痰涎，自汗盗汗，寒热往来。

茯苓 黄芩各一钱 知母 甘草 桔梗 薄荷 党参 柴胡 五味子 款冬花 半夏 川芎 白术 阿胶 麦冬各六分

涤痰汤

治心火灼肺，久而不愈，传为肺痿。咽嗌嘶哑，胸膈痞闷，呕吐痰涎，喘急不能卧。

陈皮 半夏 茯苓 甘草 麦冬 胆星 枳实 黄连 党参各五分 桔梗 竹茹各一钱

清金二母汤

治肺痿干嗽无痰，午后发热，口干烦躁。

知母 贝母 桔梗 茯苓 当归 白术 陈皮各一钱 桑皮 紫苏 杏仁 柴胡 蒌仁 黄芩 五味子 炙甘草 麦冬各五分

金鲤汤

治肺痈已成，胸中隐痛，咳吐脓血者，服之。

金色活鲤鱼一尾约重四两、贝母一钱研细末，右将鱼割去肠，不洗，入贝母于腹，白煮食之。

疮科流气饮

治流注及一切郁怒凝滞气血肿痛、或胸膈痞闷，或风寒湿毒搏于经络，结成肿块。

当归 甘草 紫苏 党参 白芍 官桂 黄芪 防风 枳壳 乌药 桔梗 厚朴各七分 槟榔 木香 川芎 白芷各五分

牛蒡子汤

治乳痈、乳疽、结肿疼痛。毋论新久，但未成脓者，服之。

陈皮 牛子 山栀 金银花 瓜蒌仁 甘草 黄芩 天花粉 皂角刺 连翘各一钱 柴胡 青皮各五分

清肝解郁汤

治忧郁气滞，乳结硬核。不疼不痒，久渐作痛，胸膈不利，肢体倦怠，面黄食减。

陈皮 白芍 川芎 当归 生地 半夏 香附子 远志肉 白茯神 贝母 苏叶各一钱 桔梗六分 甘草 山栀 青皮 木通各五分

鹿角散

治乳痈初起，结肿疼痛，憎寒发热，未成脓时，以鹿角尖三寸，炭火煅红，存性研末，每服三钱。食后热酒一茶盅调下。甚者二服必消。

回乳加物汤

治产妇无儿吃乳，以致肿胀坚硬，疼痛不可忍。

川芎 当归 白芍 熟地各二钱 麦芽二两

共炒为末，水二盅，煎八分，食远服。

乳肿妙方

治气恼劳伤寒，寒热不调，乳忽肿痛。

用盆碗各一个，灯草四根，十字排匀。碗内灯草头各露寸许，再用平山纸裁成寸半宽纸条，用水湿纸，贴盖碗内，灯草与碗口相齐，将碗覆于肿乳上，留灯草头在外，将艾大圆置于底，点火灸之，艾尽再添，灸至碗口出水气，内痛觉止。甚者，再一次则消。

治乳便用方

治乳痈初起，肿痛未成脓者。

用蒲公英开花似黄菊者。取连根二两捣烂，用好酒半斤煎数沸，热服。渣敷肿上，盖被睡一时许。如无汗，以连须葱白汤一茶盅催之。

下乳天浆散

治乳母元气虚弱，乳汁稀少。

川芎　当归　白芍　熟地　茯苓　花粉　甘草　王不留行　麦门冬　川山甲　漏芦　通草各一钱

内托羌活汤

治尻臀患痈，坚硬肿痛，两尺脉数无力。

羌活　黄柏　防风　归尾　藁本　肉桂各一钱　黄芪一钱五分　连翘　甘草　苍术　陈皮各六分　花粉五分

当归拈痛汤

治湿热下注，腿脚生疮，赤肿作痛，或腰膝酸痛，遍身沉痛，或作麻痒，或成血风。

羌活　当归　防风　茵陈　苍术　苦参各一钱　升麻　白术各七分　葛根　甘草　黄芩　知母　泽泻　猪苓　党参　黄柏各五分

内托黄芪汤

治湿热腿内近膝患痛,或附骨痛初起肿痛,脉细而弦,按之有力。此太阴厥阴分也。

黄芪盐水拌炒 当归 紫胡 木瓜 连翘 羌活 肉桂 黄柏 生地各一钱

附子六物汤

治湿气流注于足太阴经。骨节酸痛,四肢拘急,自汗短气,小便不利,或手足浮肿。

附子 甘草各一钱 防己 白术 茯苓各八分 桂枝五分

麻黄佐经汤

治风寒暑湿流注足太阳经。腰膝挛痹,肢节肿痛,憎寒发热,无汗恶寒,或自汗恶风,头痛等症。

麻黄 葛根 羌活 防风 苍术 茯苓 防己 桂心 细辛 甘草

大防风汤

治三阴不足,风邪乘之,两膝作痛,久成鹤膝败症也,非此方不可。又治附骨疽,及大腿肿痛,脚痛缓弱不能行。

党参二钱 防风 白术 附子 当归 白芍 川芎 杜仲 黄芪 羌活 牛膝 甘草 熟地各一钱

独活寄生汤

治肝肾虚弱,风湿内攻,足胫缓纵,或膝痹挛重。

独活二钱 茯苓 川芎 当归 防风 白芍 细辛 党参 桂心 杜仲 秦艽 牛膝 熟地 甘草 桑寄生各一钱二

三因胜骏丸

治真元虚弱,及诸虚损,被寒湿气侵,致手足挛痹,脚趾连脚面拘急,走注疼痛,筋脉不伸,行走不便。服此益真元,壮筋骨,黑胡须,滑皮肤,并治走注诸肿,鹤膝风、附骨疽等俱效。

大附子一个一两之外者帛用 当归 明天麻 生牛膝 酸枣仁 大熟地捣膏 防风各三两 木瓜四两 全蝎净身一两 麝香一钱 乳香 没药 广木香 羌活 甘草各五钱 槟榔 川草薢 肉苁蓉 破故纸 巴戟去心 苍术各一两

共研细末，以熟地膏同炼蜜和匀为丸，桐子大，服二钱，每日早晚二次，淡盐汤送下。

健步丸

治好饮烧酒致伤脾肺，膝中无力，伸屈不遂，腿脚沉重，行步艰难。

苦参酒洗 防己酒浸焙 羌活 柴胡 滑石 花粉 甘草各五钱 防风 肉桂各三钱 泽泻两半 川乌泡去皮尖二两

共为细末，酒和为丸，桐子大，每服三十丸，空心温酒送下。

雷火神针

治风寒湿毒袭于经络。为患漫肿无头，皮色不变。筋骨疼痛，起坐不便，不得安卧者用此。

靳艾三钱 丁香五分 元寸二分

上药与艾揉和。先以纸作筒，如手指粗大，将药艾塞满收用。临用以肖山纸七层，平放患上，将灯点着一头，对患上隔纸捻探，待不痛方起。甚者再灸一次，七日后，疮头大发，自取功效矣。

黄连除湿汤

治脏毒初起，湿热流注，肛门结肿，小水不利，大便秘结，身热口干，脉数有力，里急后重。

黄连 黄芩 川芎 当归 防风 苍术 厚朴 枳壳 连翘各一钱 甘草五分 川军 朴硝各一樽

水二盅，煎八分，空心服。

凉血地黄汤

治脏毒已成。肛门疼痛，大便坠重，或泄，或秘，常时便血，头晕眼花，腰膝乏力。

川芎 当归 白芍 生地 白术 茯苓各一钱 黄连 地榆 党参 山栀花粉 甘草各五分

水二盅，煎八分，食前服。

防风秦艽汤

治痔疮不论新久，及大便坠重，肛门作疼者，并效。

防风 秦艽 当归 川芎 生地 白芍 赤茯苓 连翘和叶二钱 槟榔 甘草 栀子 地榆 枳壳 槐角 白芷 苍术各一锃半

如大便秘者，加大黄二钱，水煎食前服。

三黄二地汤

治肠风我诸痔。便血不止，痿黄无力。

生地 熟地各二钱半 厚朴 陈皮 黄连 黄柏 黄芩 归身 白术 党参各一钱 甘草 防风 地榆 乌梅炒各六分

水煎，食前服。

田螺水

治痔疮坚硬作痛，及脱肛。肿泛不收，并效。

以大田螺一枚，用大冰片五厘，研末，用尖刀挑起螺盖，将冰片入内放平，待渗出了清水，用鸡瓴蘸搽患上，勤勤扫之，其肿痛自消。

唤痔散

凡内痔不得出，用此药填入肛门即出。

生草乌 刺猬皮烧存各一钱 枯矾 食盐炒各三钱 元寸五分 冰片二分

上研细末，用温汤洗净肛门，以唾津调药三钱，填入肛门片时，痔出去药，上护痔膏。

护痔膏

痔出之后，再用此膏，围护四边好肉。

白芨　石膏　黄连各三钱　冰片　元寸各一钱

共研细末，鸡蛋清调膏，护住四围好肉，再上枯痔散。

枯痔散

凡痔出上护药之后，用此药之。年浅者，五七日。年久者，八九日。痔即干黑后，以落痔汤洗之。

天灵画

用童子者佳，以青线水浸片时，出火煅红再入青线水内淬之。如此七次净，四钱、砒霜、白凡各二两、驾粉四钱、蟾酥二钱、共研细末，入小铁锅内，上用粗碗盖好，盐泥封固，炭火煅三炷香，待冷揭开，将药研末，搽痔上。每日辰午申三时，先用温水洗净上药。

生肌散

治痔上用枯药之后，脱落孔窍不收者。用此。

乳香　没药各一钱　海螵蛸水煮五钱　黄丹飞炒上钱　赤石脂煅七钱　龙骨煅　血竭　熊胆各三钱　轻粉四钱五分　冰片　元寸　珍珠煅各二钱

共研极细末，磁罐收贮。早晚搽二次，渐次敛平。

脏连丸

治痔无拘新久，但发时，便血作痛，肛门坠重者，用黄连净末八两，公猪大脏尽头一段，长一尺二寸，温水洗净。将药装入，两头以线扎紧，以酒二斤半同入沙锅内，慢火煮至酒干为度。取起去扎线，捣如泥为丸。桐子大，每服七十丸，空心温酒下，久服除根。

龙胆泻肝汤

治肝经湿热，玉茎生疮。或便毒，小便赤涩。或久烂不愈。又治阴囊肿痛，红热甚者俱效。

龙胆草　连翘　生地黄　泽泻各一钱　车前子　木通　归尾　山栀　甘草　黄连　黄芩各五分　大黄一钱便秘加

莲子清心饮

治心经蕴热，小便赤涩，玉茎肿痛，房事茎窍作痛。及上盛下虚，心火上炎。口苦咽干，燥渴烦闷，小便白浊，夜则安静，昼则发热者。

石莲肉　黄芪　黄芩　赤茯苓　西党参各一钱　甘草　泽泻　地骨皮　麦冬各五分

水二盅，煎八分，空心服。

八正散

治肝经积热，小便不通，及一切淋症。

大黄　车前子　瞿麦　扁蓄　山栀子　木通　甘草各一钱

滑石二钱。

鲜毒木通汤

治男妇房术热药所伤致，至玉茎，阴户痒痛，小便涩滞，白浊滑精。夜则阳举不得眠者，并宜服之。

木通　黄连　龙胆草　瞿麦　滑石　山栀　黄柏　知母各一钱　芦荟　甘草各五分　灯心二十根

水煎，食前服。

芦荟丸

治下疳溃烂作痛。又治妇人阴蚀作痒，及小儿疳积发热，口鼻生疮，牙龈蚀烂等症。

胡连　黄连　芦荟　白芜荑　白雷丸　青皮　鹤虱风各一两　麝香一钱　木香三钱

为细末，蒸饼糊丸，如麻子大。每服一钱，空心白汤送下。

珍珠散

治下疳皮损腐烂，痛极难忍。及诸疮新肉已满，不能生皮。又渴泼火烧，皮损肉烂，疼痛不止者，用之并效。

青缸花五分如无以头靛花代之　珍珠一钱　真轻粉一两

三味，共研细末，入罐内固封。凡下疳初起，皮损搽之即愈。腐痛者，以甘草水洗净，猪脊髓调搽。诸疮不生皮者，用此干掺。又妇人阴疮，或嫁妇内伤疼甚者，用此即效。汤火伤痛者，以玉红膏调抹之。

山甲内消散

治鱼口便毒，骑马痈，横痃疽等症。未成脓者，服之即效。

当归　甘草节　生军各三钱　穿山甲三片　僵蚕　黑丑各一钱　土木鳖三个

以水酒各一碗煎八分，空心服。渣再煎服俟。大便行三四次，方吃稀粥。饭食俱以味淡为妙。

九龙丹

治同上

儿茶　血竭　乳香　没药　巴豆连油　木香

上各等分研末，生蜜调成块，磁器盛之，勿令泄气。遇此症旋丸寒豆大，每服九丸，空心热酒一杯送下。不饮酒者，白汤代之。服后如前。

清肝渗湿汤

治囊痈肝经湿热结肿，小水不利，发热焮痛者，服之并效。

川芎　当归　白芍　生地　柴胡　龙胆草　山栀　天花粉　黄芩各二钱

泽泻一钱　木通　甘草节各五分

以灯心二十根为引，水煎食前服。

导水消肾丸

治囊痈内伤生冷，外受风寒，以致寒湿浸入囊中，小者如升，大者若斗。皮肤顽厚，阳物缩小，小水不利，宜服此引导水气，日久渐消。不至终身为废疾也。

苍术一斤米泔水浸透切成片炒焦　木通半斤　肉桂一两刮去皮　黑牵牛二两炒　木香一两

共研细末，陈米糊为丸，如桐子大，每服百丸，空心白滚汤，清米汤任下。忌生冷面食。虽夏月炎热，亦以衣被覆之。

木香补肾丸

治偏坠，一名木肾。不疼不痒，渐渐而大，最为顽疾。行动多致不便，宜服此方可以内消。况此方功效不独治疝。中年后宜服之，益寿延年，黑发乌须，聪耳明目、壮筋补肾，助元阳、调饮食，其功不可尽述。妇人服久，颜如童女、肌肤莹洁润如美玉。又治精寒血冷，无嗣息者，服之更妙。

怀生地四两酒煮捣膏　菟丝子　肉苁蓉　黄精　黑枣肉　牛膝　蛇床子炒　白茯苓　远志肉各一两二钱　当归身二两四钱　丁香五钱　大茴香六钱　木香七钱　枸杞子一两半　巴戟天　杜仲各一两　青盐　党参各五钱

为细末，炼蜜和丸，桐子大。每服七十丸，空心温酒送下，又诸疝并治。

还元保真汤

治悬痈已溃，疮口开张，脓水淋漓，久不收敛者。

当归　川芎　白芍　熟地　白术　茯苓　党参　黄芪各一钱　丹皮　枸杞子各八分　甘草　熟附子各五分　肉桂　泽泻四分

以炮姜三片，大枣三枚，水煎服。

加味遗粮汤

治杨梅疮初起，筋骨疼痛，及已成数月，延绵不已，并误服轻粉，瘫痪骨疼，不能步履者。

川芎　当归　防风　薏苡仁　宣化木瓜　金银花　白鲜皮　木通　苍术　威灵仙各一钱　甘草五分　皂荚子五个切片微炒　仙遗粮二两　党参疮久气虚方加

水煎，量病上下，食前后服，腿脚多者，加牛膝一钱。轻者一月，即愈。重者，百日可痊，忌牛驴马鹅等肉，海味煎炒。

解毒天浆散

治杨梅疮不问新久，遍身溃烂，及筋骨作疼，动履艰难者。

天花粉二钱　防风　防己　皂角刺　白鲜皮　连翘　川芎　当归尾　海风藤　木瓜　金银花　蝉蜕　苡仁各一钱　甘草五分　土茯苓二两　牛膝一钱下部方用

水二盅，煎八分，临服以烧酒为引，上下服之。

归灵汤

治杨梅经久，元气虚弱者，宜之。

川芎　当归　白芍　熟地　苡仁　木瓜　防己　天花粉　金银花　白癣皮　人参　白术各一钱　甘草五分　威灵仙六分　土茯苓二两　牛膝一钱　下部方用

水三盅，煎二盅二次。

防风必效散

治杨梅疮湿热太盛，疮高稠蜜，元气素实者。宜用此方。

防风　防己　荆芥　连翘　槐花　白鲜皮　苍术　皂刺　木通　海风藤　白芷　金银花　宣木瓜　天花粉　蕃白草各一钱　土茯苓四两　大黄初起三钱

水三碗，煎二碗，分二次。临服冲酒一杯，或服后饮酒一大杯。静睡一时许更妙。

翠云散

治杨梅疮已服内药，疮势已退者，用之。

铜绿 胆矾各五钱 轻粉 黄柏炒 各一两

共研细末，掺烂上即可生疤。再湿再掺，毒尽乃愈。此解毒、止痛、收干之效药也。

仙遗粮汤

治杨梅结毒，初起筋骨疼痛，肌肉溃烂者。

仙遗粮四两 防风 荆芥 川芎 天花粉 当归 金银花 白蒺藜 薏似仁 威灵仙各一钱 山栀 黄连 连翘 干葛 白芷 甘草 黄芩各六分 牛膝下部五分

水三碗，煎二碗。量病上下，食前后服。渣再煎一碗，服后饮酒一大杯。忌牛肉、火酒、海味煎炒，及房事等件。

消风脱甲散

治杨梅结毒，筋骨疼痛，腐烂作臭，血气肚实者，服之。

蕃白草 红花 甘草 威灵仙 山栀 蝉退 连翘 皂角刺 薄荷 大枫肉 海风藤 金银花 冬木瓜 木通 冬瓜皮 苍术各一钱 土茯苓四两

以水三碗，煎二碗，二次服。服后饮好酒一大杯。渣再煎服。

神仙碧玉膏

治结毒溃烂，臭秽不敛，疼痛不堪，及风湿癣等疮皆效。

轻粉一两 杭药二两 白占五钱 乳香 没药 冰片各三钱

以上用公猪熟油五两，同白占熬化，倾入碗内，入上药末和匀，水内顿一时取起，临用挑膏手心中温化，摊油纸上，先用葱汤洗净疮，对患处贴之。

五实散

治结毒筋疼痛，腐烂，口鼻臭秽不堪，诸药不效者，服此即效。

盅乳石如乳头下生破易碎似蜻蜓翅者方真。四钱　琥珀　珍珠　明净朱砂各三钱　冰片一钱

各研极细，共为一处。再研千转，磁罐密收。用药二钱，加飞罗面八钱，研匀。每用土茯苓一斤，水八碗，煎五碗，分五次，每次加药一分，调匀服。一日服完，十日自愈。如鼻子腐烂，每日土茯苓内加辛荑三钱，同煎引药方上行。忌海腥煎炒发物及房事等。

结毒紫金丹

治远年近日杨梅结毒。筋骨疼痛，日渐腐烂，臭败不堪闻者，或喉鼻破坏，诸药不效。

败龟板炭火，上焦用酒酱反复涂七次，以焦黄透为度，研二两　石决明用九乳大者，煅红童便内淬之一次　朱砂（亮者）各一钱

各研细合一处，再研匀，米饭为丸，麻子大。每服一钱，量病上下，食前后服。筋骨疼痛酒下，腐者，土茯苓汤下，至重者，四十日愈。

结毒灵药

治结毒腐臭，或咽喉唇鼻腐坏并效。

水银一两　朱砂　雄黄　硫黄各三钱

共研细，入阳城罐内，泥固铁盏梁兜固紧封口，点三香为度，用水擦盏内，火毕，次日取出盏底灵药，约有一两五、六钱。治寻常腐烂之症，灵药五钱，加轻粉五钱和匀，研细小罐盛，以纱封口，临用甘草汤洗净患处纱眼，内筛药患上，再用单油纸，上膏药盖之，一日一换，自效。又治诸烂疮，及治男妇咽烂者，灵药一钱，加人中白二分，研细吹之，日用三次。内服不二散，其疼即止。

硫磺不二散

治杨梅结毒发于喉内，腐溃疼痛，汤水不能得，服之能下。

硫磺一钱　靛花五分

共为细末，凉不一大杯调下，其疼立止，饮食可进。

单油膏

治结毒溃烂，既上灵药之后，再用此膏盖于药上。

用麻油二斤熬至滴水成珠，续下杭粉十二两，炒黄搅匀成膏。倾水内片时，取起临时摊用。

通鼻散

治结毒溃破，鼻塞不通，或鼻梁崩塌，俱以此散吹之。

壶芦壳烧灰存性　石盅乳　胆矾　冰片各等分

共研细末，吹入鼻内，黄水注出。日吹二三次，不过三四日，即通。

铜加散

治结毒溃烂，日久不愈，筋骨疼痛，曰轻夜重，诸药不效者，服之有功。

硫黄黑铅半斤，铜久化开倾中，取起再化再倾以铜化尽为度，澄云水将入过铜灰倾在三重纸上，下用青灰收干水气，放日中晒干

上二味各等分，共研细末，每服一钱，温酒下。重者，不过三五次，即愈。

又方

治结毒溃烂多年不愈者，百药不效者，服之。

土茯苓一斤　老米醋四两

上二味同煎八碗，作茶饮之，十日十付自愈。

固本养荣汤

治骨疽已成，骨不吐出，或既出不能收敛，由气血虚，脾胃弱也，宜服之。骨不出者自出，不收敛者自敛。

川芎 当归 白芍 熟地 白术 山药 党参 丹皮 山萸肉 黄芪各一钱 甘草 肉桂 五味子各二分

以生姜三片，红枣二枚，水煎，食前服。

生肌散

治腐骨既脱，肌肉生迟，不收口者，用之。

石膏 轻粉 赤石脂各一钱 黄丹（飞净）二钱 煅龙骨 血竭 乳香 樟脑各三钱

上为末，先用甘草、当归、白芷各一钱煎汤，洗净掺上药末。软油盖扎，二日一洗换。

清肝渗湿汤

治肝经郁滞，邪火流行。致阴肿痛，或风热作痒。

川芎 当归 白芍 生地 山栀 黄连 连翘 胆草各一钱 柴胡 泽泻 木通各六分 滑石二钱 芦荟五分 甘草三分 防己八分

以淡竹叶、灯心各二十件，水煎，食前服。

凉荣泻火汤

治妇人忧郁，致生内热。小水涩滞，大便秘结，及阴中作痛，如淋者宜之。

川芎 当归 白芍 生地 黄芩 黄连 山栀 木通 柴胡 茵陈 胆草 知母 麦冬各一钱 甘草五分 川军二钱

灯心为引，空心服。便利去川军。

银杏散

治妇人湿热下注，阴中作痒，及内外生疮。

杏仁去皮尖研 轻粉 铅精（水银） 雄黄各一钱

各研共一处，再研匀。每用五分，枣肉一枚，和丸以丝绵包裹。留一线条，先用塌痒汤熏洗，将药丸纳入阴内，留线在外，小便时取出，便后再入，一日一换。重者，四五枚全愈，兼服前药。

塌痒汤

治前症以此熏洗之。

苦参 威灵仙 蛇床子 当归尾 狼毒各五钱 鹤虱草一两

以河水十碗，煎数滚，滤清，盛盆内，乘热先熏后洗。入公猪胆汗二三枚同洗更妙。

雄黄藜芦散

治妇人阴中突出如蛇头，或似鸡冠菌样者。名曰阴挺。此方主之。

明雄黄葱管藜芦研细末各一钱 轻粉 鳖头焙黄焦透各一钱 冰片二分

以上各研细末，和匀再研。磁礶盛收，先用芎归汤熏洗，随搽此药，早晚二次自收。

苦参丸

治大麻风毋分新久老幼。但穿溃破烂者，皆可服之。

苦参一斤 大枫子肉 防风 白芷各六两 荆芥二两 全蝎 何首乌 白附子 枸杞子 威灵仙 当归 胡天麻 藜薐子 川芎 川牛膝 皂角 牛子 独活各五两 蔓荆子 海风藤 羌活 连翘 苍术 天麻 杜仲炮丝 草乌泡去皮尖 甘草各二两 党参一两 杏仁 白花蛇切片 各二两

研细末，老米醋打糊为丸，梧桐子大。每服三四十丸，温酒送下，食前服，避风，忌口为妙。

雄硫散

治大麻风眉毛、须、发脱落作痒，以此散搽之甚效。

雄黄、硫黄、凤凰衣、烧黄存性各五钱、穿山甲十片、滑石一两

以上共研细末，有笠油核桃肉一两，捣碎，同公猪胆汁一个，同药和匀。用青纱包药搽之。日三次，其发渐生如故。

清阳散火汤

治牙根结肿，连及耳项作痛，名曰骨槽风。

升麻　白芷　黄芩　牛子　连翘　石膏　防风　当归　荆芥　白蒺藜各一钱　甘草六分

水煎，食后服。

中和汤

治骨槽风已经穿破，流浓臭秽，疼痛不止者，服之甚效。

党参　白术　黄芪　白芷　川芎　当归　甘草　桔梗　白芍各一钱　肉桂　麦冬　藿者各五分

以姜三片，枣二枚为引，临服入酒一杯。

雌雄四黄散

治紫白癜风，皮肤作痒，日渐开大者，宜用此药搽之。

雄黄　雌黄　石黄　硫黄　白附子　川槿皮各等分

以上共为细末，紫癜风，醋调用，木毛头沾　药搽患上。白癜风，以生姜切开，沾药搽后，三日不可见水。忌食鸡、鹅、牛、羊之煎炒，海腥火酒等物。一月不复发。

又方

治白癜风及诸般风。

雄黄　朱砂等分研末，同茄蒂捣膏搽患上。不消三日，有神功。若加蛇壳同来擦。管教前患，影去无踪。

又制有肥皂方

治紫白癜风，及诸般风癣，燕雀斑。

皂角　甘松　山柰　白芷各一钱　樟脑　白附子　蜜陀僧各一钱二　楮实子　绿豆粉各三钱

为细末，用去净皮弦肥皂一斤，搋匀洗搽患上，日久自效。

凉膈散

治阳明经湿热上攻，致牙根、腮、项作肿多痛者。

连翘　山栀　黄芩　薄荷各一钱　甘草五钱　大黄二钱　朴硝　石膏各一钱半　淡竹三十片

水煎，临服入蜜三匙和匀。

清中散

治胃热牙痛，或牙根肿牵引头脑作痛，或面热耳红，并皆治之。

当归　黄连　生地　山栀各一钱　升麻八分　丹皮六分　甘草五分

水煎，食远服。

荜拨散

治风湿虫牙肿痛。如阳明内热，勿用。

荜拨　真阿魏各三钱　冰片　麝香各一分

为细末，每用少许，放牙根痛缝中，吐出热涎，温汤漱之。

又附牙疼方

荜拨一钱　蟾酥二分　川椒五分　飞盐一分

共为末，用甘草节咬毛，沾药搽痛牙根上妙。

玉真散

治破伤风，牙关紧急，角弓反张，甚则舌缩。

南星、防风、白芷、天麻、羌活、独活、白附子各等分

为细末，每服二钱，热酒一盏，调服。更敷伤处，若牙关紧急，角弓反张，每服三钱，热童便调下，虽至昏死，心腹尚温者，连进二服，亦可保全。若疯犬咬伤，用漱口水洗净，搽上亦效。

大成汤

治跌打伤损，或从高坠下，以致瘀血流入脏腑昏沉不醒。大小便秘，及杖后瘀血内攻，胸腹胀闷，不思饮食，恶心干呕。大便燥结者宜之。

陈皮　当归　苏木　木通　红花　川朴　甘草各一钱　枳壳　朴硝各三钱　大黄三钱

水煎，不拘时，临服，加白蜜三匙。如服后一时不行，渣再煎服，仍不行，再加大黄。

调中二陈汤

治前症已行之后。当进此二三服，以调和元气。

陈皮　半夏　茯苓　甘草　枳壳　大腹皮　红花　川芎　当归　白芍各八分　防风　槟榔　黄芪　桔梗　青皮　乌药　苏木　枳实　黄芩　紫苏各六分　木香四分

以姜三片、枣二枚，水煎不拘时服。

如圣金刀散

治刀刃所伤，皮破筋断，流血不止。

松香研成净末七两　枯矾　生矾各一两五钱

共研极细末，磁罐蜜收。掺伤处，纸盖绢扎。至三四日后，必焮痛作脓，换掺生肌散，三日三次，其疼即止，再以葱汤洗之，换搽玉红膏长肉生肌。避风为要。

桃花散

治金疮出血不止。用陈石灰半斤，同大黄一两五钱，切片，同炒，石灰变红色为度。去大黄研细掺患上，纸盖捐扎，止血后，用葱汤洗净，搽玉红膏，生肌收敛，兼戒口味、房事为要。

铁布衫丸

治情不由己，事出不虞受害，一身重刑难免，当预服之。受刑不痛，亦且保命。

自然铜煅红醋淬七次研　当归酒洗捣膏　无名异洗去土　乳香　没药　木别子香油抹壳上灰焙透用肉　地龙去头泥上晒干焙焦用　苏木各等分

以上八味共为细末，炼蜜丸，如茨实大。每服三丸，预用白汤送下，纵非刑辱拷，可保无虞。

清凉甘露饮

治茧唇。膏粱所酿，暴怒所结。初起。高突坚硬，或损破流血，或虚热生痰，或渴症久作。

犀角　银柴胡　茵陈　石斛　枳壳　麦门冬　甘草　生地　黄芩　知母　枇杷叶蜜去毛各一钱

以淡竹叶、灯心各二十茎为引，水煎食后服。

乾坤一气膏

治痞疾，毋分新久，立效。又治诸风瘫痪，湿痰流注，各样恶疮百般怪症。男子夜梦遗精，妇人赤白带下，又男女精寒血冷，久无嗣息者。

当归　白附子　赤芍　白芍　穿山甲　白芷　生地　熟地　木别子　巴豆仁　麻仁　三棱　蓬术　五灵脂　续断　肉桂　元参各一两　乳香　没药各一两二　元寸　真阿魏各三钱

咀片，用香油五斤，存留后四味，余皆浸入油内。春三、夏五、秋七、冬十期至，以桑柴火熬至药祜。细绢滤清，每净油一斤，入飞丹十二两，槐枝紧搅，候其膏成，端下锅来，坐水盆上，渐下阿魏片。候化已尽，方下乳、没、麝香搅匀。乘热倾入磁罐内，分三处盛之，临用，汤中顿化。痞病，红缎摊贴，余者绫绢俱可。若有肿处，对患贴上，男子遗精，妇人白带，俱贴丹田。诸空瘫痪，贴肾俞穴并效。

三圣散

治男妇头痛，不论偏正新久。但夏月欲重，绵包裹者，并效。

闹杨花　槿树花各用净米一钱　大风子肉去油五分

共研细末，每服六分，葱酒调下，洗浴出汗，自愈。

羚羊清肺汤

治鼻中无故出血不止，及寻常吐血。并咳嗽吐血俱效。

羚羊角一钱　黄连　柴胡　元参　生石膏　川芎　当归　白芍　生地　蒲黄　地骨皮　山栀各一钱　芦荟　粉甘草各五分

以上用茅根汁一大碗，加藕节三个，煎七分，入童便一杯，食后服。

绣球丸

治一切干湿脓疮，疥痒无度者，皆效。

樟片　轻粉　川椒　枯矾　水银　雄黄各等分

共为细末，同大风子肉二钱再碾匀，加柏油一两化开，和药作丸、圆眼大。洗浴后，放手心内，向疮上捺之。

诸疮一扫光

治一切疮疥，不论新久，及身上下，或干或湿，异类殊形。但多痒少痛，并宜用之。

苦参　黄柏各一斤　烟胶　樱子　木别子　蛇床子　红椒　河子肉　明矾　枯矾　樟片　水银　轻粉各三两　白砒石五钱

共为细末，熟猪油二斤四两化开。入药末搅匀，作丸龙眼大。磁瓶收好，用时取一丸，擦患上。

三香膏

治臁疮初起。多疼少痒，其色紫黑者，此未经受风宜用之。

乳香、松香、轻粉，三味等分为末。

香油调稠。夹纸一面，以针蜜刺细孔，将药夹内，先以葱汤洗净，以纸有孔面，对疮贴之。三日一换。忌房事煎炒发物。自效。

土大黄膏

治干湿顽癣。不论新久，但皮肤顽厚、串走不定、惟痒不痛。

硫磺八两　生白矾四两　点红川椒二两

上为细末。用土大黄根捣汁和药，调成膏碗盛。新起者，抓损擦之。

顽癣必效散

治多年顽癣，诸药不效者，搽之即效。

川槿皮四两　轻粉　雄黄各四钱　百药煎四饼　斑蝥金用一钱　巴豆去油一钱五分　大黄二两　海桐皮一两半

上共研末。用阴阳水调，抓损擦上，必待自落。

又治顽癣方

川槿皮二钱、轻粉五分、斑蝥、大枫子肉各七个，用河、井水各一盅，煎一半滤清，露一宿，以新笔涂患上。

化斑解毒汤

治三焦风热上攻，至生火丹，及遍身痒痛不止者。

元参　知母　石膏　黄连　升麻　人中黄　连翘　牛蒡子各一钱　甘草五分

水二盅，以淡竹叶二十片为引，煎八分不拘时服。

柏叶散

治三焦火甚，致生火丹，或痒或疼，延及全身。

侧柏叶炒黄为末　蚯蚓粪韭菜地内者佳　黄柏　大黄各五分　赤豆　轻粉各三钱

共为细末，新汲水调搽。

石珍散

治天泡疮。三焦风热，所生日久作烂，疼痛不止，脓水淋漓者。用此掺之。

煅石膏　轻粉各一两　青黛　黄柏末各三钱

上研细末。甘草汤洗净，掺之其疼即止。

玉容丸

治男妇雀斑，酒渣，及皮肤粗糙，以此洗之。

甘松　山奈　细辛　白芷　白蔹　白芨　防风　荆芥　姜蚕　山栀　藁本　天麻　羌活　独活　陀僧　枯矾　檀香　川椒　菊花各一钱　红枣七枚

共为末。用肥皂一斤同捣匀，作丸弹子大。加蜜五钱，秋冬用。皮肤粗槁，加牛骨髓三钱。早晚洗之，肌肤自然荣洁，温润细腻。

祛风换肌丸

治白屑风、紫癜风，及诸般顽风顽癣，湿疥，一切痒疮日久不绝，愈而又发，并宜服之。

威灵仙　石菖蒲　何首乌　川牛膝　苦参　苍术　胡麻仁　天花粉各等分　甘草节　川芎　全当归各减半

为细末，新安酒和丸，绿豆大。每服三钱，白汤送下。

忌牛肉、火酒、鸡、鹅、羊等发物。

珠红绵散

治耳内流脓，肿痛已消，流脓不止者，用此方掺之。

煅枯白矾三钱　干胭脂三钱　麝香一分半

共研极细末，磁瓶收盛，先以绵裹绞净耳肉脓水，再以湿绵裹占药送入底自愈。

三白散

治臁疮

杭粉一两　石膏三钱煅　轻粉五钱

共为细末，韭菜汁调敷，纸盖。如无韭菜汁，凉水亦可。

黄连救苦汤

治脑疽、发鬓发颐，天行时毒，初起憎寒壮热，头面耳项俱肿服之，未成者自消，已成者自溃。

黄连　升麻　葛根　柴胡　赤芍　川芎　归尾　连翘　桔梗　黄芩　羌活　防风　金银花　甘草节等分

以烧酒一杯为引，食后服。

解毒天浆散

治脑疽积毒日深肿硬。口燥咽干，恶心烦渴、大便闭结，六脉沉实有力者，并宜服之。

石决明　白僵蚕　川山甲　金银花　防风　连翘　羌活　乳香　甘草　黄连　归尾　川军各等分

以花粉净汁一碗半，同药煎至八分，入酒一杯，空心热服。行三四次，方进饮食。忌煎炒、发物。

内托千金散

治脑疽，发背，诸毒，恶疮已成不能消者，服之易溃。

白芍　黄芪　川芎　当归　防风　桔梗　花粉　金银花　党参各一线　肉桂　白芷　甘草各五分　乳香　没药二味痛甚加入

以酒一杯为引，水煎食远服。

廻毒银花散

治脑疽，及诸发阴疮不起，色变紫黑者，急宜服，以廻其毒。

金银花　黄芪　粉甘草等分

用绍酒二十两，同药入小口砂罐内密封，重汤内煮，尽三炷香为度。取起滤清，服之。盖暖患上，其疮渐渐高肿，此转阴为阳，是为吉兆。后用托药，摧其溃脓。如服不痛不肿，疮头流出黑水，此真阴亏损，不治之症也。

大保安汤

治脑项诸发痈疽，恶疮，一切大毒已溃之后，脓水出多，气血虚弱，精神短少，不思饮食，烦躁不宁，日则安静，夜则发热，及阳虚焦渴等症。

白术　当归　党参　茯苓　川芎　白芍　山萸肉　黄芪　怀山药　丹皮　大熟地　五味子　肉桂　麦门冬　甘草　熟附子　莲肉各等分

以煨姜三片，大枣二枚为引，食后服。

阳春酒

治脑疽，及诸毒溃后，腐肉已尽，因脾胃虚弱，肌肉生迟。或气血不足，不能收敛，宜服此酒，生长生肌，强脾健胃。凡大毒后饮之，不惟祛病，亦且可以延年益寿，悦色怡颜。

党参　白术　大熟地　当归身　天冬　枸杞子　柏子仁　远志肉

咀碎绢袋盛，缝口。以好酒五斤，入内浸一伏时，每早、午、晚各饮一杯，热服。

蟾酥丸

治疔疮、发背、脑疽、乳痈、附骨臀腿等疽。一切恶症，及疮起不痛者，或麻木，或呕吐，病重者必多昏愦。此药服之不起发者即发，不痛者即痛，痛甚者即止，昏愦者即苏，呕吐者即解，未成者即消，已成者即溃。真有回生之功，乃恶症中至宝丹也。

真蟾酥　轻粉　枯矾　寒水石　铜绿　乳香　没药　真胆矾　明雄　当

门子 蜗牛 明净硃砂

各为末，称准于端阳日午时，在净室中，先将蜗牛捣烂，再同蟾酥和，研稠粘，方入各药末。共捣极匀，丸如绿豆大。每服三丸。用葱白五寸，自嚼烂，吐于手心男左女右，包丸在内，以热酒一茶盅送下，被盖出汗为效。甚者，再进一服。修合时妇人、鸡、犬等，忌见慎之。

立马回疔丹

治疔疮初起，已用针刺后。或悮灸失治，以致疔毒走散，此险恶症也。急宜用此。

蟾酥酒化 硼砂 轻粉 白丁香各一钱 蜈蚣一条炙 雄黄 朱砂各二钱 乳香六分 元寸 金顶砒五分

以上共为细末，糊丸，如米粒大。凡遇针破，以一丸插入孔内膏药盖之。次后，追出脓血疔根为效。

黄连解毒汤

治疔毒入心，内热口干，烦闷悄惚，脉实者，宜用。

黄连 黄芩 黄柏 山栀 连翘 甘草 牛蒡子各等分

以灯心二十根，水煎不拘时服。

疔毒复生汤

治疔走黄，头面发肿，毒气内攻，烦闷欲死者。

牡蛎粉 山栀 金银花 木通 牛旁子 连翘 乳香 没药 皂刺 花粉 地骨皮各八分

水酒各一盅，煎半，食远服。不饮酒者，用黄酒一杯，冲服。脉实便秘者，加朴硝。

七星剑

治十三种疔疮初起，寒热交作，恶心呕吐，麻痒非常，心烦口燥，急宜服之。

野菊花 苍耳头 荠苎草 半枝莲 紫地丁 麻黄 紫河车

用好酒一斤，煎至一碗，滤清热服。被盖出汗为度，冬月无鲜草，干者亦效。

化疔内消散

治疗疮初起，已针之后，能令内消。

皂角刺 金银花 知母 贝母 天花粉 穿山甲 白芨 乳香 紫河车 赤芍 半夏 生甘草_{各一钱}

水酒各一碗，煎八分，量病上下食前后服。

束毒金箍散

治疗疮针刺之余毒散肿，此药箍之。

郁金 白芨 白敛 白芷 大黄_{各四两} 黄柏_{二两} 轻粉_{五分} 绿豆粉_{一两}

为细末，酸米将调箍四连。

补遗

唇风，因阳明胃火上攻，其患下唇疮肿不痛，破裂流水，轻久不愈，宜用铜粉丸泡洗，内服六味地黄丸，自痊。

铜粉丸

铜青_{五钱} 官粉_{三钱} 胆矾 轻粉_{各一钱五} 元寸 冰片_{各一分半} 黄连_{二两 切熬稠膏}

共为细末，黄连膏和丸，如芡实大，每用一丸，汤泡纸盖，每洗时，顿热蘸上面，清水勤洗之。

鼻疔：生于鼻内，痛引脑门，不能运气，胀塞鼻窍，甚者肿及唇腮。

牙疔：生于牙缝之中。顶高突起，痛连腮项，破则流血，血后脂水不绝。

黑疔：生于耳窍内。黑硬腐烂，破流血水，疼及腮破。以上之症，俱先针刺，次行发汗。仍照疔类调治。

喉痈：生于喉外正中。肿痛防碍饮食，红肿发热，必欲溃脓。软而胀痛者，内服之药，玉红膏搽贴长肌完口。又有腐溃内通，汤水随孔出者，会以此法治愈数人。

臑疽：生在膊上，连肩通肿胀，而坚硬。

兑疽：生于当手动脉之处，肿痛寒热，疼彻手膊，举止不便。

凤眉疽：生在两目之间，形长皮赤，痛引脑户。二目合缝，光肿发热。

透脑疽：生在额上，发际之间，多发寒热，头疼如斫，不可忍耐。先用万灵丹发汗，解散风邪，次宜清托。

附阴疽：生在内踝上三寸。初起小泡，渐成赤肿，破流血水，痛不能步履。

咬骨疽：生在大腿内股，不红不肿，痛彻骨髓。初宜用雷火神针，内服万灵丹酒调。

阴疽：生于右腿夹缝之下三寸。痛连小腹及阴子。

元疽：生于左腿夹缝之下三寸。漫肿连阴囊，疼及大腿。

渊疽：生在胁下，初起不红，坚硬。久则破溃，有声如婴儿啼状。膏盖即无，去则复响。此难治之症也。

玉枕疽：生于脑后，枕骨中。坚而难溃，痛引肩项，鼻塞气粗，此太阳膀胱经湿热凝而成。

大抵以上之症，有名而生者鲜矣。有表症者，便宜解表。有里症，即以通利，溃后宜补托。久则宜收敛。此是一定不可移之法，不得混乱，妄投药饵，致其危亡也。

取蟾酥法

用蟾不拘大小,其酥俱有,以阔铜镊蟾眉棱高肉上,微紧拔出酥来,凝聚镊里,多则刮下,阴干听用。取过之蟾,避风二日,仍送青草园中,自然不至伤生。如取后,见风下水,俱成破伤风而死。

逐日人神歌

初一十一廿一起,足拇鼻柱手小指。
初二十二二十二,外踝发际外踝位。
初三十三二十三,股内牙齿足及肝。
初四十四廿四又,腰间胃脘阳明手。
初五十五廿五并,口内遍身足阳明。
初六十六廿六同,手掌胸前又在胸。
初七十七二十七,内踝气冲及在膝。
初八十八二十八,腕内股内又在阴。
初九十九二十九,在尻在足膝胫后。
初十二十三十日,腰背内踝足跗觅。
此为太古人神歌,针莫犯之方为吉。

十二时人神所在歌

子踝丑头寅耳边,卯面辰项巳乳肩。
午胸未腹申心主,酉背戌腰亥股端。

十干日不宜用针

十干日不宜用针,犯之病多反覆。
甲不治头乙耳喉,丙肩丁背与心求。
戊己腹脾庚腰肺,辛膝壬当肾胫收。
癸日不宜针手足,十干不犯则无忧。

九宫尻神歌

尻神所在有根由，坤内外踝圣人留。

震宫牙口分明记，巽位远居乳口头。

中宫肩骨连尻骨，背面目从干上游。

手膊兑宫难砭灸，艮宫腰项也须休。

离膝胁肋针难下，坎肘还连肚脚求。

为医精晓尻神诀，万病无干禁忌忧。

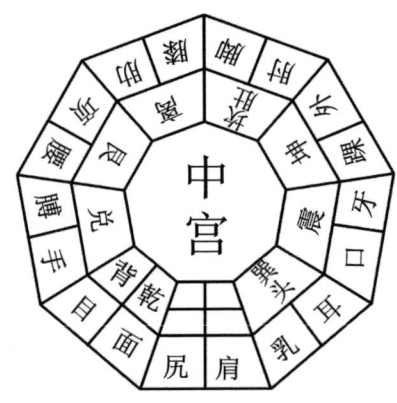

此神农所置一
岁起坤二岁震
逐年顺飞九宫
周而复始行年
到处则所主症
切忌针灸切勿
犯之否则变生
他病慎之慎之

《验方汇集》注疏

戴绪安,字筱轩,为清末名医。生卒年月无从考证,具体生平事迹亦无详细记载。其出身于安徽合肥的富庶人家,自幼对中医学便有浓厚兴趣,对医者济世救人的高尚医德颇为敬仰,及长精研医术,凭借精湛的诊疗技术和对中医学术孜孜以求的精神对中医学的发展作出了杰出的贡献。

戴绪安治中医学术始终强调以《黄帝内经》等中医经典医籍为根本,旁及历代名医著作中丰富的理论与临证经验,形成坚实的理法方药学术框架。并在长期的临床实践中不断积累和总结,逐渐形成了独特的医学见解和诊疗方法。在清末时局动荡、西学东渐的影响下,中医受到了来自现代科技文明的挑战,民众对中医临床疗效的审视和要求也达到了前所未有的高度,在这个时代背景下,戴绪安的医术能够得到广泛的认可和赞誉,在一定程度上表明其卓越的临床疗效引发的社会关注度较高。

同治九年(公元1870年),"天津教案"事件震惊中外,英法美三国舰队集结天津大沽口,形势危急。为应对这一危机,同治皇帝紧急诏令李鸿章率领淮军进驻天津,并任命其为"直隶总督"。李鸿章麾下的周盛传部,约九千人组成的"盛字军"于1872年从临汾开拔至天津,驻扎于天津东部地区(今津南区一带)。由于士兵们初来乍到,难以适应新环境,每到春夏之交,便常有传染病肆虐。为了解决这一问题,部队出资在小站设立了"华洋医馆",以提供及时的医疗服务。此时,戴绪安来到天津在"华洋医馆"担任军医。在繁忙的医疗工作之余，他广泛阅读各类医书，搜集并整理了大量的医方和医论。多年行医的经历，让他深知民间验方的珍贵，因此特别注重对这些验方的整理和研究。正如其所言："在临症之余，我会将那些经过验证有效的古方，以及经过改良后依然有效的方剂记录下来，以免遗失。久而久之，这些记录便汇聚成了一部部著作。"

在天津的这段时期，戴绪安积累了大量的医学知识和临床经验，为他日后编著《验方汇集》和《注礼堂医学举要》等医学著作打下了坚实的基础。他深谙中医学的精髓，同时也意识到古方未必完全适用于现代。因此，他在研读医书的过程中，不仅注重学习药物经验和处方精髓，还结合自己多年的临床经验，对古方进行了改良和创新。

《验方汇集》是戴绪安医学成就的重要体现之一。该书共八卷，内容涵盖了内科、妇科、眼科、儿科和外科等多个领域。书中对各类病证进行了详细的分类，并对方剂的功效、药物组成、临证化裁及煎服方法进行了系统的阐述。该书一经问世，便得到了"盛字军"总帅周盛传的高度赞誉，并资助其出版。周盛传还嘱托儿子周家驹为其作序，称赞该书"祖述《内经》，羽翼《本草》，……倘若此书能够广泛流传，那么那些身处偏远地区、难以找到良医的人们，便可以通过查阅此书来自行诊疗，这无疑将为人们的健康提供极大的帮助。"

此外，戴绪安还编著了《医学举要》一书，又名《注礼堂医学举要》。该书成书于光绪十二年（1886年），是清代中医临证综合类的重要文献，在中医学术史上具有重要地位。全书共四卷，分卷讲述中医基础知识。第一卷论述脉学，详细阐述了中医脉诊的方法和技巧；第二卷涉及运气学说，探讨了天人合一的中医哲学思想；第三卷着重于处方，介绍了中医临床常用的方剂及其适应证；第四卷记述药性等方面的知识，详细记载了常用中药的性味归经和功效。书中附录汪昂《医方集解》中每类方剂前的引言，进一步丰富了中医方剂学的内涵，体现了戴绪安对中医经典文献的重视与传承。该书不仅内容丰富，而且结构清晰，条理分明。戴绪安在撰写过程中，注重理论与实践的结合，既保留了中医经典理论的精髓，又结合了自己的临床经验，使得该书既具有理论价值，又具有较强的实用性，为初学者提供了系统的学习路径。此外，书中所涉的医学理论和临床实践经验对后世的中医教育与研究也产生了深远的影响。

在临床用方方面，戴绪安非常注重对方剂的考辨。他深知传统中医处方历经数千年的传承和发展，其中不乏名方良药。然而，由于历代医家根据临床需要对方剂进行了不同程度的改良和创新，导致许多方剂虽然名称相同，但药物组成和剂量却大相径庭。因此，他在选择和使用方剂时总是深思熟虑、精益求精，确保所选方剂既符合中医理论又能够取得显著的疗效。

值得一提的是，戴绪安非常强调脉诊在中医诊疗中的重要性。他认为：医生要想准确地判断病人的病情并制定出有效的治疗方案，就必须首先进行精确的脉诊。《医学举要》中首列"脉学"篇，详细阐述了中医脉学的相关理论和知识，强调："寸关尺三部总谓之寸口，本肺家太渊脉也。以肺朝百脉而脉会太渊，故于此可以诊五脏脉焉。"这一观点既承袭了古人的理论精髓又结合了临床实践经验，为中医脉诊的传承和发展做出了重要贡献。

综上所述，戴绪安作为清末时期的一位杰出医者，不仅在医术上取得了卓越的成就，更在医学研究和传承方面做出了巨大的贡献。他汇集名方、阐发脉学，既承袭前贤之旨又有所创新和发展，其医学思想和临床经验至今仍具有极高的参考价值。

（王　蕾）

《验方汇集》藏书线索

清光绪十年甲申（1884）天津文利堂刻本：中国科学院、中国医学科学院、首都图书馆、中国中医研究院、军事医学科学院、天津医学高等专科学校、吉林省图书馆、上海中医药大学、南京中医药大学、广西中医药大学。

清光绪十七年辛卯（1891）刻本：中国中医研究院。

跋

中医学是一门防病、治病、养生和延年益寿的科学，与西医学同属于生命科学范畴即医学科学，这是中医学的根本属性；但由于中医学在形成和发展的漫长历史过程中，具有特殊的历史背景，使中医学具有浓厚的中华民族传统文化底蕴和内涵，赋予了中医学文化属性；同时，一个地区的历史、地理、人文环境，又赋予了中医学地域属性。这不仅契合了中医因地制宜的学术思想，也产生了诸如津沽、岭南、钱塘、齐鲁、中原、川蜀、吴中、绍兴等医派，各具特色，这些医学流派对于当地的中医学发展起到了积极的推动作用。

津沽中医在数百年来，不断地发展和融合，形成了具有地方文化特点的医学流派，也有人称为"津沽医派"，其中"汇通学派"影响甚广。它根植于中华传统中医文化沃土之中，又繁殖之于津沽大地上，是中医优秀传统文化的重要部分，也是本市中医药文化的宝贵财富；所以我们必须重视津沽中医文化的收集、挖掘和整理。

在弘扬津沽中医药文化方面，天津市中医药研究院、天津中医药大学等本市各级中医机构，响应2020年天津市卫生健康委员会关于"挖掘中医古医籍"的具体要求，做了一些具体工作。

津沽中医传统文化历史悠久，有着丰厚的文化底蕴。自建卫筑城以来，中医药就保驾这里的人们繁衍生息。同时，也不断涌现出一批蜚声杏林的大家，如宋代窦默，以针术及外科闻名于世；明代蒋仪，有"津人之善医者"之称谓；清代高憩云，以外科见长，能治愈一般外科医家所不能治之大症；近代名医张锡纯，在津创立中西汇通医社，力主中西汇通等。同时，也刊行了大量的中医药书籍，如洪吉人《补注瘟疫论》、寇兰臬《痧症传信方》、丁国瑞《治痢捷要新书》《说疫》、窦默《窦太师外科全书》、高思敬《高憩云外科十种》、徐士銮《医方丛话》、戴绪安《验方汇集》、张锡纯《医学衷中参西录》、毛景义《中西医话》等，彰显了津沽中医在疫病、外科、中西汇通等方面之特色。

这些书籍作为系列丛书出版，我认为有其历史意义和现实意义。

一、有助于厘清津沽中医药历史文化的发展脉络，通过研究津沽医派的形成、发展和演变，可以更好地理解中医药文化的传承和发展过程，从而为中医药文化的保护和传承提供历史依据。

二、有助于总结和传承各家中医的特色理论与临床经验，通过研究津沽医派的学术特点，可以更好地提升本市中医药的临床疗效和学术水平。

三、有助于深化中医学与地方传统文化交融互进关系的客观认识，通过研究津沽医派与津沽传统文化关系，可以更好地推动本市中医药文化的创新性发展和创造性转化。

四、有助于提升研究"津沽医派"的现实意义，通过研究"津沽医派"，可以制定现代中医学术流派评价要素体系，提出发展现代中医学术流派的方略与建议，从而推动中医药教育、学术传承、文化传播等有的放矢地开展。

在此谨祝《津沽中医珍籍》系列丛书陆续问世,并愿中医同道,勤求古训,博采众方,传承精华,守正创新!为中医药事业贡献绵薄之力。

国际欧亚科学院院士
中国中医科学院学部执行委员
国医大师
中央文史馆馆员

张大宁

2025年元月

《津沽中医珍籍》系列丛书总书目

洪天锡《补注瘟疫论》

寇兰皋《痧症传信方》

蒋仪《医镜》《药镜》

戴绪安《验方汇集》《注礼堂医学平举要》

窦默《窦太师外科全书》《针经指南》

徐士銮《医方丛话》

刘济川《外科心法真验指掌》

朱耀荣《三指捷编》

唐载庭《温病析疑》

丁良甫《增补瘟疫论》《治痢捷要新书》《说疫》

张相臣《蘡薁轩丸散真方汇录》《经验良方》

陈曾源《伤寒课义》《温病讲义》《国医正言》

沈肖卿《伤寒问答》

白之纪《增补痘科辑要》

张砚农《砚斋心悟》（残卷）

房陆　《痘科温故集》

高憩云《外科医镜》《逆症汇录》《外科三字经》《外科问答》
　　　《六气感证》《五脏六腑图说》《运气指掌》

陈微尘《舌苔新诀》《脉决提纲》《伤寒简要》《温病抉微》
　　　《洴澼良规》

王静斋《养生医药浅说》《王氏家传疹科心法》

毛景义《中西医话》

吴卫尔《中华新药物学大辞典》

尚未收集津沽医家之书目

（以下津沽医家之书目，据《中医古籍联合目录》《中国分省医籍考》《津门医粹文物图集》等书籍的记载，并查阅相关地方志所得。此乃珍籍矣，至今不知所处，如能获之，补录其中，何其幸哉。）

窦默《流注指要赋》《六十六穴流注秘诀》《铜人针经密语》
　　《医论》

洪天锡《素问解》《灵枢解》

华光炜《引痘略》《引痘新略》

王春园《针灸学编》《咽喉指掌》

张相臣《白喉忌表征驳义》《张相臣增按亟斋居士达生篇》
　　　《医药卫生格言汇编》《民国新本草拾遗》
　　　《丸散真方续录》《时证简要》《医案草》

白之纪《刘氏辑要》《自订痘科心法要略》

毛景义《喉科选粹》《本草分经解》《素问注解》《运气指掌》

丁子良《竹园医话》《竹园白话报》《天津竹园报》《竹园丛话》
　　　《济世良方》《敬慎医室集效方》《养生简易法》

陈曾源《伤寒注解》《伤寒析经》《方脉讲义》《温痧验方汇编》
　　　《疫病翼经》《喉科心经》《瘟病析义》《女科阐经》

赵沛霖《小儿育疗法》

王静斋《古杂病篇诠释》

王绍荫《验方选编》《王氏妇科》

尉稼谦《新国医讲义十四种》《时疫科》《内科杂病学科》
　　　《临症实验录》

陈微尘《四言脉诀》

程介三《医学三字经集注》《痘疹辑要補正》《产宝浅注》
　　　《医库点滴》《治病药方》《广瘟疫论浅注》《医学杂记》
　　　《医学辑要》

杨如候《医学新论》《素灵生理新论》《灵素气化新论》
　　　《温病讲义》《五色诊钩元》

杨达夫《集注叶天士温热论》《温病研究》《内经研究》
　　　《达夫医话》《灵素生理新论》《灵素气化新论》
　　　《温病讲义》《五色诊钩元》《脑病新论》《医学新论》

陆观虎　陆观豹《食用本草学》

王趾周《国医伤寒新解》《传染病中西汇通三篇》
　　　《中西时方妙用》

孙静明《中国医学约编十种》

（2025年春整理）